CT 血管造影图谱
——正常影像与病理影像对照

·第二版·

主编　〔罗〕格拉蒂安·德拉戈斯拉夫·米克劳斯
　　　（Gratian Dragoslav Miclaus）
　　　〔罗〕霍里亚·普尔斯（Horia Ples）
主译　陆骊工

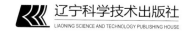
辽宁科学技术出版社
LIAONING SCIENCE AND TECHNOLOGY PUBLISHING HOUSE

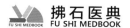
拂石医典
FU SHI MEDBOOK

图书在版编目（CIP）数据

　　CT血管造影图谱：正常影像与病理影像对照 /（罗）格拉蒂安·德拉戈斯拉夫·米克劳斯 (Gratian Dragoslav Miclaus)，（罗)霍里亚·普尔斯 (Horia Ples) 主编；陆骊工主译. -- 沈阳：辽宁科学技术出版社，2021.5

　　ISBN 978-7-5591-2030-4

　　Ⅰ. ①C… Ⅱ. ①格… ②霍… ③陆… Ⅲ. ①血管造影－计算机X线扫描体层摄影 Ⅳ. ①R816.2

　　中国版本图书馆CIP数据核字(2021)第071069号

First published in English under the title

Atlas of CT Angiography: Normal and Pathologic Findings (2nd Ed.)

by Gratian Miclaus and Horia Ples

Copyright © Springer Nature Switzerland AG, 2019

This edition has been translated and published under licence from

Springer Nature Switzerland AG.

著作权登记号： 06-2020-85　　　　　　　　　　　　　　**版权所有　侵权必究**

出版发行：辽宁科学技术出版社

　　　　　北京拂石医典图书有限公司

地　　址：北京海淀区车公庄西路华通大厦 B 座 15 层

联系电话：010-57252361/024-23284376

E - mail：fushimedbook@163.com

印　刷　者：青岛名扬数码印刷有限责任公司

经　销　者：各地新华书店

幅面尺寸：185mm×260mm　　　　　　　　　印　　张：29.75

字　　数：743 千字　　　　　　　　　　　　印刷时间：2021 年 5 月第 1 次印刷

出版时间：2021 年 5 月第 1 版

责任编辑：李俊卿　　　　　　　　　　　　责任校对：梁晓洁

封面设计：咏　潇　　　　　　　　　　　　封面制作：咏　潇

版式设计：咏　潇　　　　　　　　　　　　责任印制：丁　艾

如有质量问题，请速与印务部联系　联系电话：010-57262361

定　　价：238.00 元

翻译委员会

主　　译　陆骊工

副 主 译　李　勇　占美晓　彭永军　程光森

译　　者　（以姓氏笔画为序）

于向荣　王　勇　邓飞燕　占美晓　刘永康

刘　尧　刘　羽　许卫国　李记华　李忠亮

李　勇　杨建豪　杨晨子　邱力戈　何　旭

忻勇杰　张志人　陆骊工　郑游冰　赵　炜

姜小飞　殷　花　黄国敏　黄建文　彭永军

彭秀斌　彭绍军　程光森　傅思睿　廖少琴

注：作者单位均为珠海市人民医院（暨南大学附属珠海医院）

前 言

由于多层螺旋 CT 的出现，使得以诊断为目的的医学放射成像应用于心血管系统的非侵入性检查成为可能。

由于 Neuromed Timisoara 引入了第一台 64 层计算机断层扫描仪，让罗马尼亚跻身于使用非侵入性技术进行诊断的最先进国家之列。CT 不仅可用于常规检查，还可用于心血管的病理诊断。

在世界范围内，由于 CT 血管造影技术的出现和使用，几乎完全淘汰了以往用于诊断的侵入性操作方法，现在侵入性检查方法只在特殊情况下才使用。随着诊断过程中会让患者感到不适的侵入性诊断技术部分被淘汰，现在很多患者可以在不住院的情况下进行血管疾病的病理诊断了。

CT 血管造影技术对医生也非常有用，因为它使医生能够清晰地辨识出受损区域的确切位置、解剖细节和病变的严重程度，从而通过使用 3D 重建来更恰当地规划手术方案。

本图谱旨在介绍 11 年来我们在临床中治疗的一些非常具有挑战性的病例。在此期间，我们共研究了 5000 多张 CT 冠状动脉造影图像和 25000 多张其他解剖节段的 CT 血管造影图像。

虽然本书提供的影像学图片不能覆盖所有的血管病理图谱，但我们认为展示这些照片非常有用，希望介入科医生们能够熟悉这种非侵入性诊断方法，并探索其应用于更多血管疾病的可能性。

正如先前在第一版中所说的那样，我们获得的经验和所研究的典型案例不断在为我们提供新的且更深入的见解，所以本书需要不断更新。因此，在本书中我们增加了三个新章节，并对第一章的案例进行了补充。

新增加的章节分别是脑动静脉畸形、儿童先天性心脏畸形和 CT 静脉造影。

技术原理

计算机断层扫描是一种利用 X 射线的诊断技术，即一小束 X 射线从不同角度轴向穿过患者的身体。平行准直器用于将射线束模拟成一个小缝隙，该缝隙定义了扫描的宽度。探测器测量患者体内辐射减少的程度。使用一种数学算法（反 Radon 变换）来计算 CT 截面各部分的衰减系数。然后，这些局部衰减系数被转换成"CT 值"，最后被转换成灰度，再以图像的形式显示出来。

多层断层扫描技术允许在球管的单次旋转期间分别采集较大体积的可变数量 (2-6-4) 的图像。切片的宽度是可变的，空间分辨率与宽度成反比。因此，为了获得各向同性，使用亚毫米宽度是必要的。各向同性采集允许在不改变空间分辨率的情况下重建所有三个维度的图像。因此，在各向同性采集的情况下诊断准确性是相同的，与重建图像的空间维度无关。

Somtom Sensation 64 的图像空间分辨率低于 0.4mm，并且所获取的体积单位 (体素) 对于所有三个维度具有相同的大小 (x、y 和 z 轴小于 0.4mm)。

由于该机器提供的技术参数，特别是球管的高转速 (330ms) 和 STRATON 球管技术产生交织在一起的两束 X 射线的技术能力，使获得 0.3mm 的空间分辨率成为可能。

允许扫描的长度也很重要；这台机器允许获取最大长度为 1540mm 的图像，使得它可以用于外周血管造影研究。

所有这些技术细节，高扫描速度、高时间和空间分辨率，使得计算机断层扫描用于冠状动脉（包括永动器官心脏的小动脉）造影研究成为可能。

本书写作的目的并非旨在制定血管造影技术标准或 CT 检查方案，而是我们认为确实有必要提出一些造影检查技术建议，以及使用计算机断层扫描用于血管造影技术在相关研究领域的优势。

脑血管 CT 造影

在临床中，我们使用的扫描方案包括平扫和静脉注射造影剂后的扫描，可以通过采用这两种扫描方式可以获得减影去骨成像，可以在无颅骨骨骼影干扰的情况下评估脑动脉循环。

减影去骨成像后，3DMIP 和 3DVRT 重建可用于显示动脉瘤和动静脉畸形 (AVM)。为了方便神经外科医生的手术，也可以在 3D VRT 重建时不采用减影去骨成像，这样有利于制定开颅手术计划时能够将骨缺损降至最低。

该方法还可用于评估使用金属夹或选择性动脉栓塞治疗动静脉畸形

的术后改变情况。

脑动静脉畸形的 CT 扫描

CT 扫描可以显示脑部动静脉畸形，即测量病灶并显示相关的供血动脉和引流静脉。脑部动静脉畸形可以采用 Spetzler-Martin 分级法进行评估。在此章节中，我们举例说明了对神经外科医生、血管内神经放射科医生和放射治疗师非常实用的所有五种 Spetzler-Martin 分级。在这一章中，可以找到手术前后的对比图像，充分说明了 CT 扫描在患者术后随访中的价值，因为与 Seldinger 血管造影相比，CT 扫描是一种非侵入性方法。

颈部血管 CT 造影

这一技术是用来在颈部血管平面可视化观察动脉循环和动脉病理情况。因此，通过识别颈总动脉、颈部其他动脉和椎动脉的狭窄，并在上述动脉的水平上进行手术后或介入后的检查，可以评估颈动脉支架的通畅性，显示支架内有无再狭窄。

手术前进行颈部血管 CT 造影还可以显示颈动脉腔壁的钙化情况。

在检查中，我们使用 64×0.6mm 采集，1mm 重建，并通过团注试验让颈动脉造影剂显示得更清晰。

后处理包括 3D MIP、3D VRT 和 3D MPR 重建。

胸腹部血管的 CT 造影

胸腹部血管造影可用于显示升主动脉、主动脉弓和降主动脉、胸腹血管以及从这些部位发出的分支的病理情况，也可用于研究肺动脉的肺动脉血栓栓塞症或肺动脉畸形。

扫描过程中，我们使用 64×0.6 mm 扫描，根据病理改变情况将导管进行旋转，1 mm 重建；为了便于发现动脉循环中 SDC 的存在，我们也使用团注方式。

外周血管 CT 造影

外周血管 CT 造影可以用来评估下肢和上肢动脉的病理改变。它能显示闭塞性动脉病变中存在的动脉狭窄，并可以评估用于搭桥干预后的静脉或合成图形，以及评估放置在不同水平的支架的通畅性。

还可以用于识别动静脉瘘以及四肢循环的畸形病变。

冠状动脉 CT 造影

冠状动脉 CT 造影是目前最重要的无创性诊断方法之一。在一年多的时间里，我们对 500 多名患者进行了冠状动脉病变的检测，以及支架和主动脉搭桥术患者的随访，以评估他们冠状动脉的通畅情况。

在我们的冠状动脉 CT 造影检查方案中，采用平扫来检测和量化冠状动脉钙化情况 (Agatston 钙化评分)，如果钙化不严重，则采用合适的时相进行血管造影。冠状动脉 CT 造影可以采用对比剂团注优化方案，对比剂的用量取决于需要扫描的层面。为了减少患者的对比剂使用剂量，我们采用 CARE Dose 4D 技术和脉冲心电图的调制心电采集。

图像采集格式为 64×0.6 mm，轴向重建图像为 0.75 mm。后处理包括 3D VRT、3D MPR 和 3D MIP 重建。后处理单元的软件程序可以对狭窄程度进行量化，将结果表示为面积或百分比。

儿童先天性心脏畸形

儿科心脏病，特别是先天性心脏畸形，由于其症状非常复杂，有时病情转归也变幻莫测，这对临床医生和放射科医生都是一个挑战。在 12 年的临床工作中，我对大约 400 例先天性心脏畸形儿童的造影情况进行了研究。作为一种研究方案，我选择在静脉麻醉下采用无 ECG 同步技术的造影扫描，限制扫描持续时间，减少电离辐射的暴露以及扫描区域的长度，以便获得高质量的诊断图像。

3D 和 3D VRT 重建后提供的细节可使我们能够非常精确地了解目前的解剖结构改变，并提供了更宽泛的视野，心血管外科医生在计划手术时可以从中受益。

CT 静脉造影

在评估静脉系统及其病理改变时，除采用主要的检查方法多普勒超声外，CT 静脉造影，特别是顺行造影在明确诊断和治疗通路方面可以起到非常重要的作用。

在临床中，我们采用 CT 静脉造影技术评估了近 280 例患者，并改进了对比剂团注方案，以获得最好的深静脉系统的对比度，进而可以让医生了解患者存在的血管问题。

由于通过 CT 静脉造影可以看到深静脉和穿支的走行，血栓的存在以及解剖变异和慢性静脉缺陷的原因，使得这种方法已成为一种非常有用的工具，在评估可能存在下肢静脉病变的患者时应该考虑使用。

格拉蒂安·德拉戈斯拉夫·米克劳斯

罗马尼亚，蒂米什瓦拉

译者序

清晰显示和研究人体血管解剖结构，对于当今许多血管性疾病的治疗越来越重要。认识和了解血管结构的技术有很多，但 CT 血管造影技术仍被视为金标准。它可以将我们用肉眼无法看见的血管以"交通网络图"的形式呈现在（血管外科和介入科）医生面前，成为他们的"透视眼"。

作为一名在介入领域打拼了二十余年的临床医生，我深知血管解剖无论对于疾病的诊断还是血管的介入治疗都是至关重要的。当我翻阅到这本造影图册时，其高质量的图像和清晰的血管显示，都让我感到十分欣喜，并决定带领我的团队对其进行翻译。同时我们将这本图谱与国内的同行们共享，希望其对大家以后的诊断和治疗工作有所帮助。

本书的编写颇具条理，将全身的血管按由上至下的顺序进行展示，依次为脑血管、脑血管畸形、颈部血管、胸部血管、冠状动脉、腹部血管、外周血管、下肢血管，方便读者快速查阅和学习。

另外，儿童先天性心脏畸形和 CT 静脉造影为本书的特色章节。由于儿童先天性心脏畸形症状复杂，有时病情转归也变幻莫测。3D 和 3D VRT 重建后提供的细节可使心血管外科医生能够非常精确地了解儿童先天性心脏畸形的解剖结构改变，并提供了更宽泛的视野，在计划手术时可以从中受益。而 CT 静脉造影，特别是顺行造影在明确诊断和治疗通路方面可以起到非常重要的作用。通过 CT 静脉造影可以看到深静脉和穿支的走行，血栓的存在以及解剖变异和慢性静脉缺陷的原因，使得这种方法已成为一种非常有用的工具。

在日常工作中，我时常告诫我的学生，医生一定要做到"胆大心细"，同时我也是如此要求我自己的。心细是胆大的前提，要获得精确的诊断亦或要完成细致无误的手术操作，对于血管结构有足够的了解是必不可少的。

如果这本图册有幸能为无论是行内还是行外读者解答部分疑问，这便是这本图册的意义所在了。

最后也要对我院参与本书翻译的工作人员表达诚挚的感谢。

本书翻译不妥之处，敬请批评指正！

陆骊工

2021 年 4 月

目录

第 1 章　脑血管造影

目录

1.1　正常脑血管造影

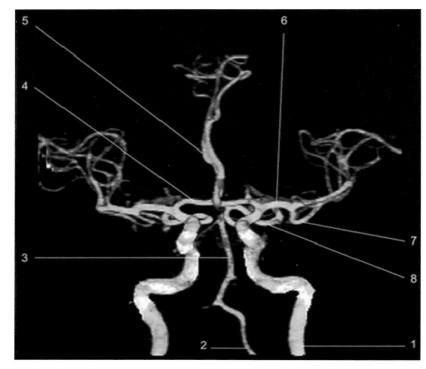

图 1.1　脑血管造影 –VRT
1. 颈内动脉
2. 椎动脉
3. 基底动脉
4. 大脑前动脉
5. 大脑前动脉 –A2 段
6. 大脑中动脉 –M1 段
7. 大脑中动脉 –M2 段
8. 大脑后动脉

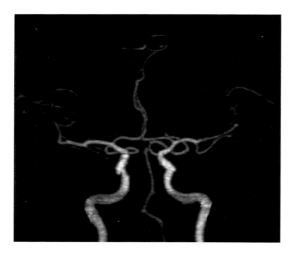

图 1.2　脑血管造影 –MIP

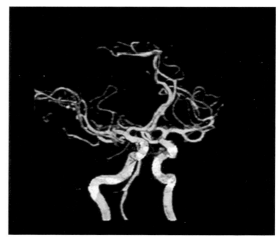

图 1.3　脑血管造影 –VRT

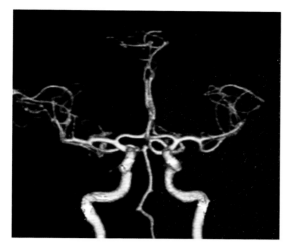

图 1.4 脑血管造影 – 彩色 VRT

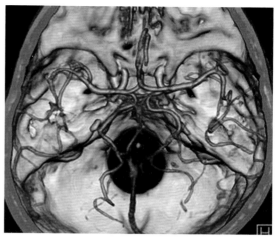

图 1.6 脑血管造影 3D VRT 重建

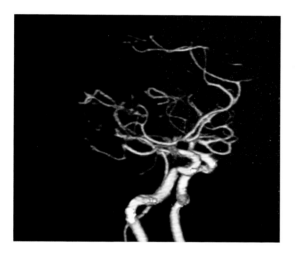

图 1.5 脑血管造影 – 彩色 VRT

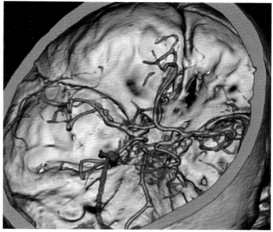

图 1.7 脑血管造影 3D VRT 重建

1.2　基底动脉近端动脉瘤

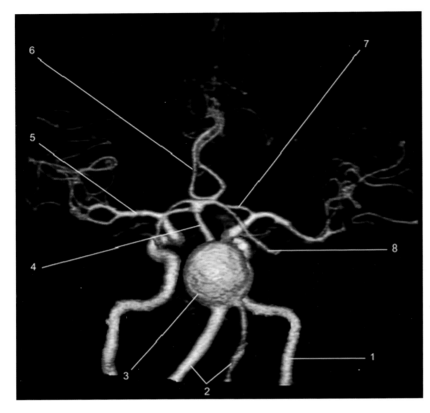

图 1.8　脑血管造影 3D
彩色 VRT 重建
1. 颈内动脉
2. 椎动脉
3. 巨大动脉瘤
4. 基底动脉
5. 大脑中动脉 –M1 段
6. 大脑前动脉 –A2 段
7. 大脑前动脉 –A1 段
8. 大脑后动脉

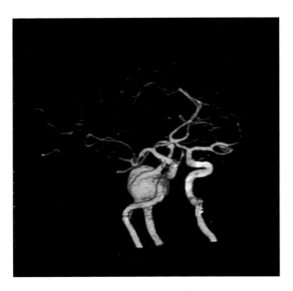

图 1.9　脑血管造影 3D MIP 重建

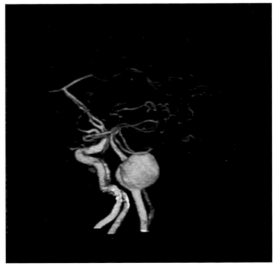

图 1.10　脑血管造影 3D MIP 重建

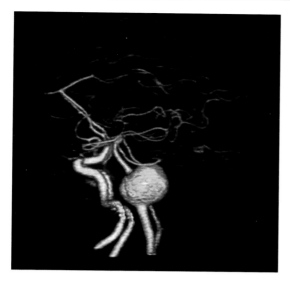

图 1.11　脑血管造影 3D 彩色 VRT 重建

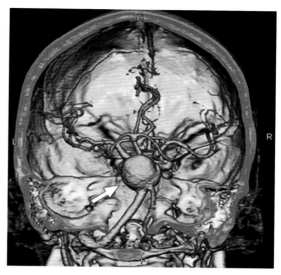

图 1.13　脑血管造影 3D VRT 重建，后冠状位。该箭头指示动脉瘤

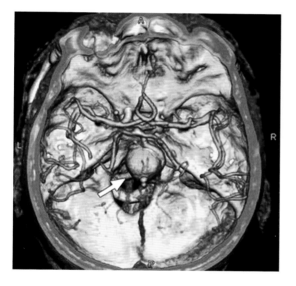

图 1.12　脑血管造影 3D VRT 重建，轴向位。该箭头指示动脉瘤

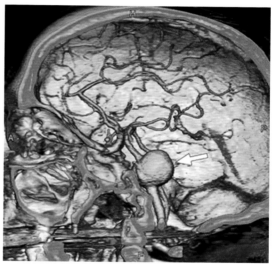

图 1.14　脑血管造影 3D VRT 重建，矢状位。该箭头指示动脉瘤

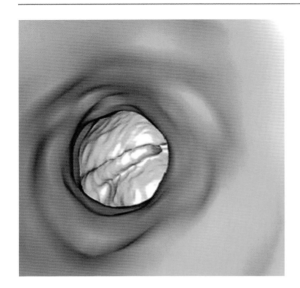

图 1.15　腔内导航

1.3 基底动脉瘤

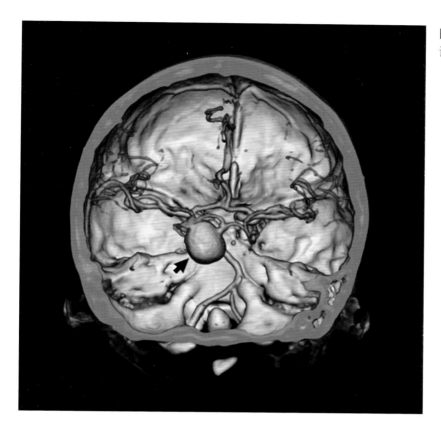

图 1.16 3D VRT 重建。该箭头指示基底动脉瘤

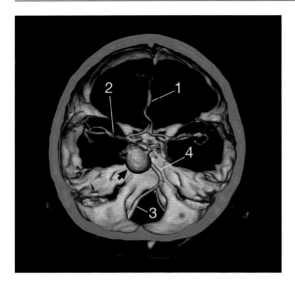

图 1.17 3D VRT 重建。该箭头指示基底动脉瘤
1. 大脑前动脉
2. 大脑中动脉
3. 椎动脉
4. 基底动脉

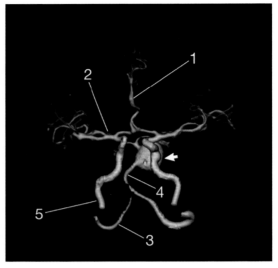

图 1.19 脑血管造影 3D VRT 重建。该箭头指示基底动脉瘤
1. 大脑前动脉
2. 大脑中动脉
3. 椎动脉
4. 基底动脉
5. 颈内动脉

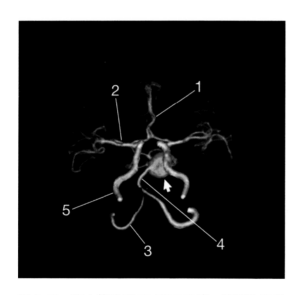

图 1.18 脑血管造影 3D VRT 重建。该箭头指示基底动脉瘤
1. 大脑前动脉
2. 大脑中动脉
3. 椎动脉
4. 基底动脉
5. 颈内动脉

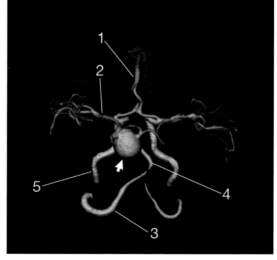

图 1.20 脑血管造影 3D VRT 重建。该箭头指示基底动脉瘤
1. 大脑前动脉
2. 大脑中动脉
3. 椎动脉
4. 基底动脉
5. 颈内动脉

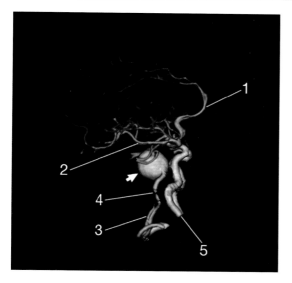

图 1.21 脑血管造影 3D VRT 重建。该箭头指示
基底动脉瘤
1. 大脑前动脉
2. 大脑中动脉
3. 椎动脉
4. 基底动脉
5. 颈内动脉

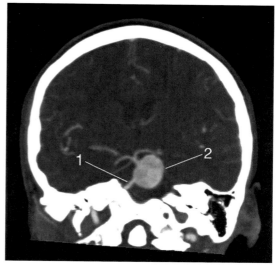

图 1.23 3D MIP 重建。
1. 基底动脉
2. 基底动脉瘤

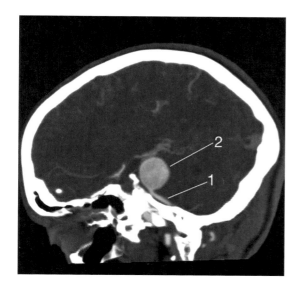

图 1.22 3D MIP 重建。
1. 基底动脉
2. 基底动脉瘤

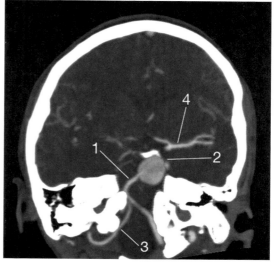

图 1.24 3D MIP 重建。
1. 基底动脉
2. 基底动脉瘤
3. 椎动脉
4. 大脑中动脉

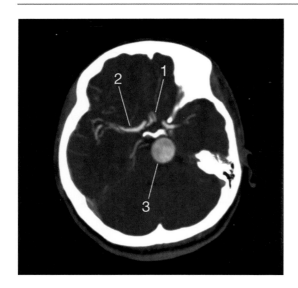

图 1.25 3D MIP 重建。
1. 大脑前动脉
2. 大脑中动脉
3. 基底动脉瘤

1.4 基底动脉瘤：1 年后的随访检查

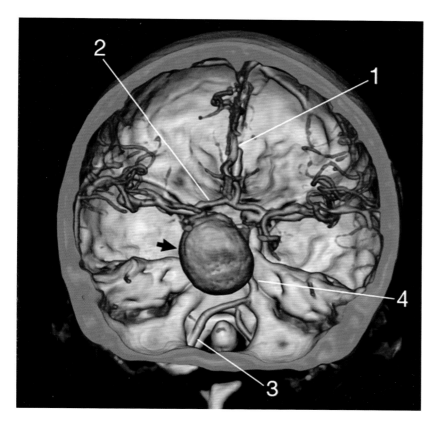

图 1.26 3D VRT 重建。该箭头指示基底动脉瘤（明显比以前检查时增大）

1. 大脑前动脉
2. 大脑中动脉
3. 椎动脉
4. 基底动脉

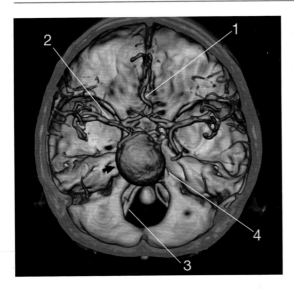

图 1.27 3D VRT 重建。该箭头指示基底动脉瘤（比以前检查时明显增大）
1. 大脑前动脉
2. 大脑中动脉
3. 椎动脉
4. 基底动脉

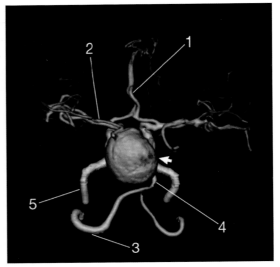

图 1.29 脑血管造影 3D VRT 重建。该箭头指示基底动脉瘤（比以前检查时明显增大）
1. 大脑前动脉
2. 大脑中动脉
3. 椎动脉
4. 基底动脉
5. 颈内动脉

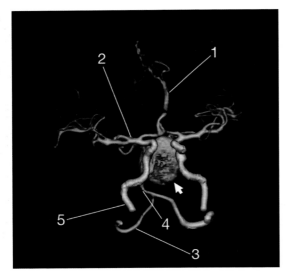

图 1.28 脑血管造影 3D VRT 重建。箭头指示基底动脉瘤（比以前检查时明显增大）
1. 大脑前动脉
2. 大脑中动脉
3. 椎动脉
4. 基底动脉
5. 颈内动脉

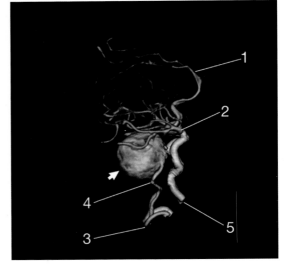

图 1.30 脑血管造影 3D VRT 重建。箭头指示基底动脉瘤（比以前检查时明显增大）
1. 大脑前动脉
2. 大脑中动脉
3. 椎动脉
4. 基底动脉
5. 颈内动脉

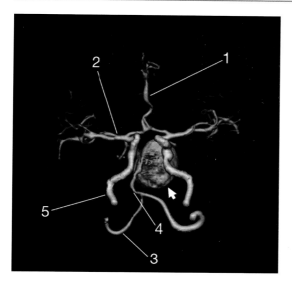

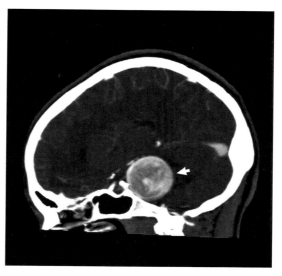

图 1.31 脑血管造影 3D VRT 重建。该箭头指示基底动脉瘤（比以前检查时明显增大）
1. 大脑前动脉
2. 大脑中动脉
3. 椎动脉
4. 基底动脉
5. 颈内动脉

图 1.33 3D MIP 重建。该箭头指示基底动脉瘤（比以前检查时明显增大）

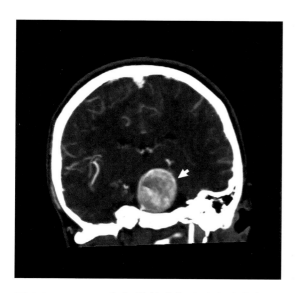

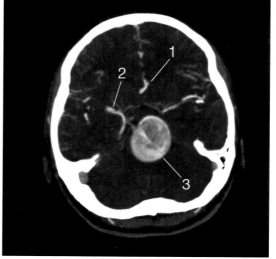

图 1.32 3D MIP 重建。该箭头指示基底动脉瘤（比以前检查时明显增大）

图 1.34 3D MIP 重建。
1. 大脑前动脉
2. 大脑中动脉
3. 基底动脉瘤（比以前检查时明显增大）

1.5　宽颈基底动脉尖动脉瘤

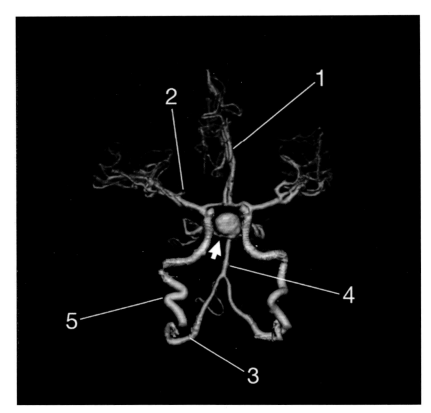

图 1.35　脑血管造影 3D VRT 重建。该箭头指示宽颈基底动脉尖动脉瘤
1. 大脑前动脉
2. 大脑中动脉
3. 椎动脉
4. 基底动脉
5. 颈内动脉

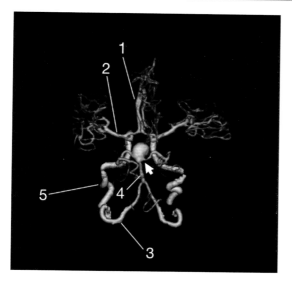

图 1.36 脑血管造影 3D VRT 重建。该箭头指示宽颈基底动脉尖动脉瘤
1. 大脑前动脉
2. 大脑中动脉
3. 椎动脉
4. 基底动脉
5. 颈内动脉

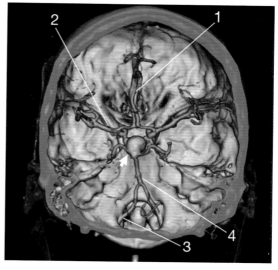

图 1.38 3D VRT 重建。该箭头指示宽颈基底动脉尖动脉瘤
1. 大脑前动脉
2. 大脑中动脉
3. 椎动脉
4. 基底动脉

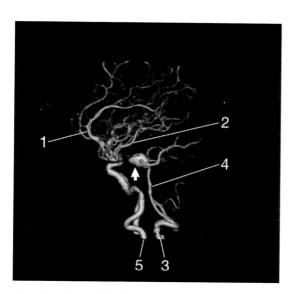

图 1.37 脑血管造影 3D VRT 重建。该箭头指示宽颈基底动脉尖动脉瘤
1. 大脑前动脉
2. 大脑中动脉
3. 椎动脉
4. 基底动脉
5. 颈内动脉

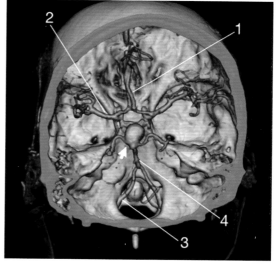

图 1.39 3D VRT 重建。该箭头指示宽颈基底动脉尖动脉瘤
1. 大脑前动脉
2. 大脑中动脉
3. 椎动脉
4. 基底动脉

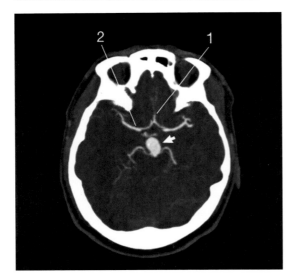

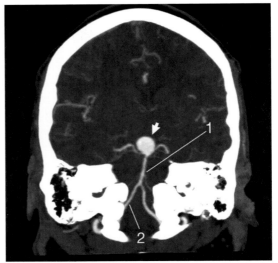

图 1.40 3D MIP 重建。该箭头指示宽颈基底动脉尖动脉瘤
1. 大脑前动脉
2. 大脑中动脉

图 1.42 3D MIP 重建。该箭头指示宽颈基底动脉尖动脉瘤
1. 基底动脉
2. 椎动脉

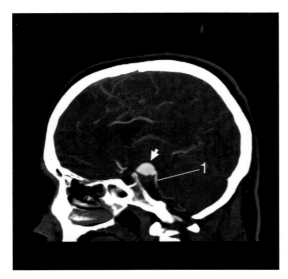

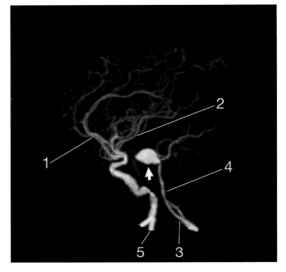

图 1.41 3D MIP 重建。该箭头指示宽颈基底动脉尖动脉瘤
1. 基底动脉

图 1.43 脑血管造影 3D MIP 重建。该箭头指示宽颈基底动脉尖动脉瘤
1. 大脑前动脉
2. 大脑中动脉
3. 椎动脉
4. 基底动脉
5. 颈内动脉

1.6　基底动脉内侧 1/3 动脉瘤：部分血栓形成，
　　　导致右侧颈内动脉闭塞

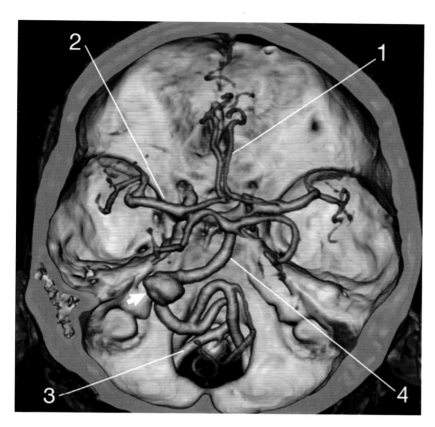

图 1.44　3D VRT 重建。
该箭头指示基底动脉内
侧 1/3 动脉瘤
1.　大脑前动脉
2.　大脑中动脉
3.　椎动脉
4.　基底动脉

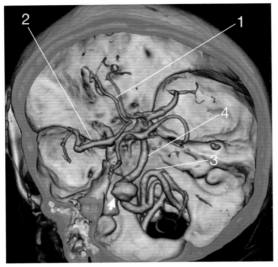

图 1.45   3D VRT 重建。该箭头指示基底动脉内侧 1/3 动脉瘤

1. 大脑前动脉
2. 大脑中动脉
3. 椎动脉
4. 基底动脉

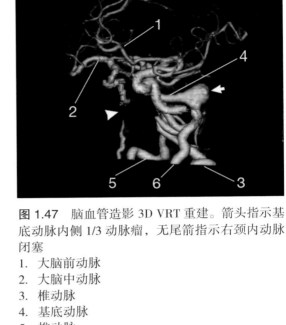

图 1.47   脑血管造影 3D VRT 重建。箭头指示基底动脉内侧 1/3 动脉瘤，无尾箭指示右颈内动脉闭塞

1. 大脑前动脉
2. 大脑中动脉
3. 椎动脉
4. 基底动脉
5. 椎动脉
6. 左颈内动脉

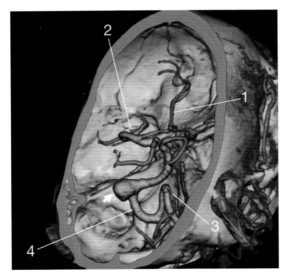

图 1.46   3D VRT 重建。该箭头指示 1/3 基底动脉内侧 1/3 动脉瘤

1. 大脑前动脉
2. 大脑中动脉
3. 椎动脉
4. 基底动脉

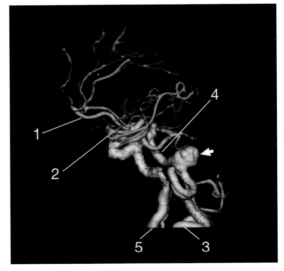

图 1.48   脑血管造影 3D VRT 重建。该箭头指示基底动脉内侧 1/3 动脉瘤

1. 大脑前动脉
2. 大脑中动脉
3. 椎动脉
4. 基底动脉
5. 颈内动脉

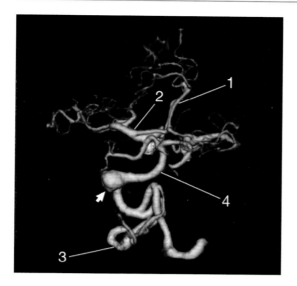

图 1.49 脑血管造影 3D VRT 重建。该箭头指示基底动脉内侧 1/3 动脉瘤
1. 大脑前动脉
2. 大脑中动脉
3. 椎动脉
4. 基底动脉

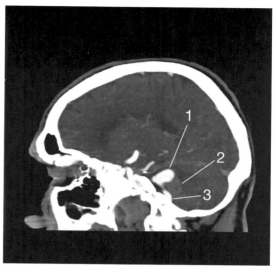

图 1.51 3D MIP 重建。
1. 基底动脉内侧 1/3 动脉瘤
2. 动脉瘤，伴部分血栓形成
3. 基底动脉

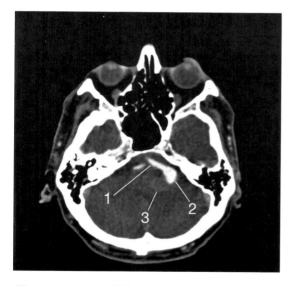

图 1.50 3D MIP 重建。
1. 基底动脉
2. 基底动脉内侧 1/3 动脉瘤
3. 动脉瘤，伴部分血栓形成

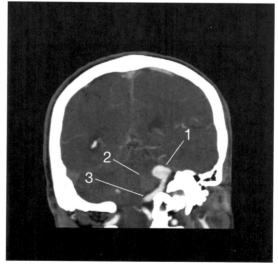

图 1.52 3D MIP 重建。
1. 基底动脉内侧 1/3 动脉瘤
2. 动脉瘤，伴部分血栓形成
3. 基底动脉

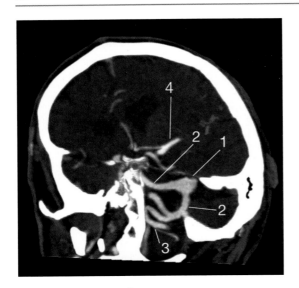

图 1.53 3D MIP 重建。

1. 基底动脉内侧 1/3 动脉瘤
2. 基底动脉
3. 椎动脉
4. 大脑中动脉

1.7 左侧大脑中动脉动脉瘤

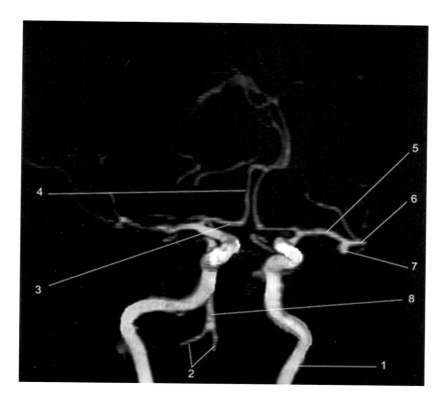

图 1.54 脑血管造影 3D VRT 重建。
1. 颈内动脉
2. 椎动脉
3. 大脑前动脉 –A1 段
4. 大脑前动脉 –A2 段
5. 大脑中动脉 –M1 段
6. 大脑中动脉 –M2 段
7. 动脉瘤
8. 基底动脉

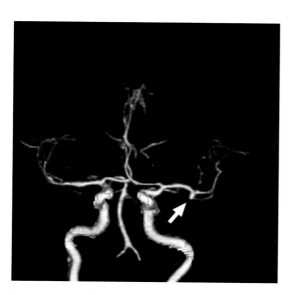

图 1.55 脑血管造影 3D VRT 彩色重建。该箭头指示动脉瘤

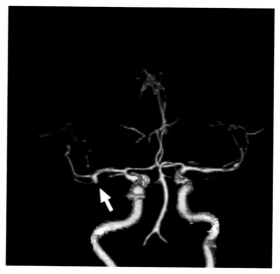

图 1.56 脑血管造影 3D VRT 彩色重建。该箭头指示动脉瘤

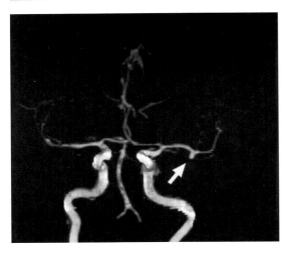

图 1.57 脑血管造影 3D VRT 重建。该箭头指示动脉瘤

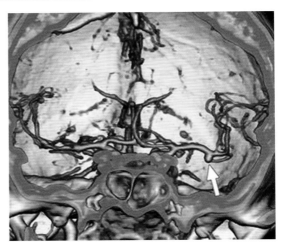

图 1.59 脑血管造影 3D VRT 彩色重建。放大后的图像。该箭头指示动脉瘤

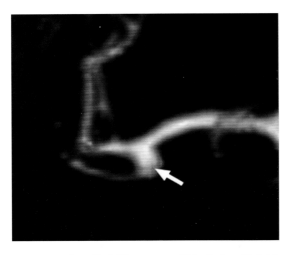

图 1.58 脑血管造影 3D VRT 彩色重建。放大后的图像。该箭头指示动脉瘤

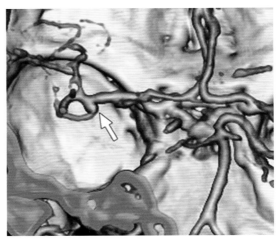

图 1.60 脑血管造影 3D VRT 彩色重建。放大后的图像。该箭头指示动脉瘤

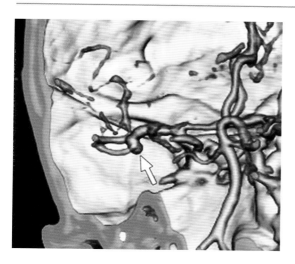

图 1.61 脑血管造影 3D VRT 彩色重建。放大后的图像。该箭头指示动脉瘤

1.8   右侧大脑中动脉动脉瘤

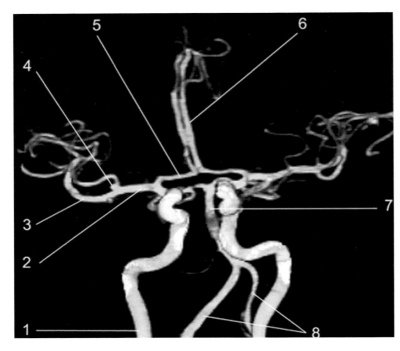

图 1.62   脑 血 管 造 影 3D VRT 重建。
1. 颈内动脉
2. 大脑中动脉 –M1 段
3. 大脑中动脉 –M2 段
4. 动脉瘤
5. 大脑前动脉 –A1 段
6. 大脑前动脉 –A2 段
7. 基底动脉
8. 椎动脉

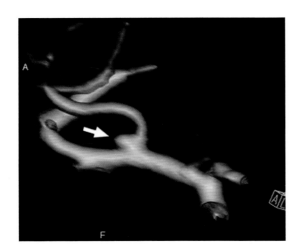

图 1.63   脑血管造影 3D VRT 彩色重建。放大的图像。该箭头指示动脉瘤

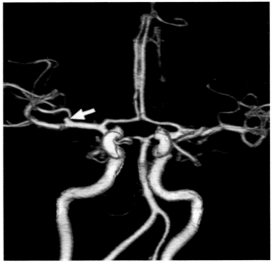

图 1.64   脑血管造影 3D VRT 彩色重建。该箭头指示动脉瘤

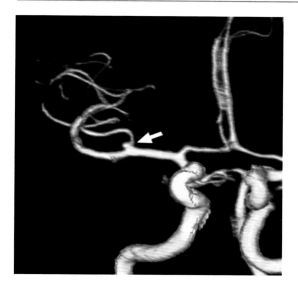

图 1.65　脑血管造影 3D VRT 彩色重建。该箭头指示动脉瘤

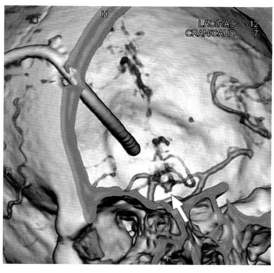

图 1.67　脑血管造影，3D VRT 彩色重建，脑室内导管用于外部引流。该箭头指示动脉瘤

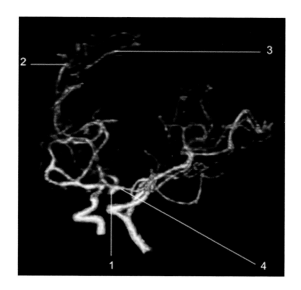

图 1.66　前交通动脉动脉瘤
1. 动脉瘤
2. 胼胝体缘动脉
3. 胼胝体周围动脉
4. 大脑前动脉（A1 段）

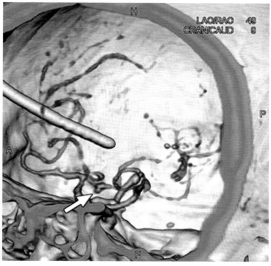

图 1.68　脑血管造影，3D VRT 彩色重建，脑室内导管用于外部引流。该箭头指示动脉瘤

1.9　胼胝体周围动脉动脉瘤

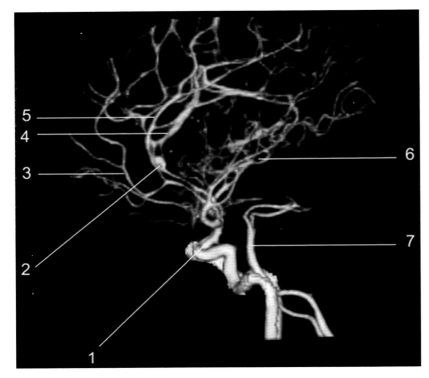

图 1.69　脑血管造影，3D VRT 彩色重建。
1. 颈内动脉
2. 动脉瘤
3. 额叶内侧动脉
4. 胼胝体周围动脉
5. 胼胝体缘动脉
6. 大脑中动脉
7. 基底动脉

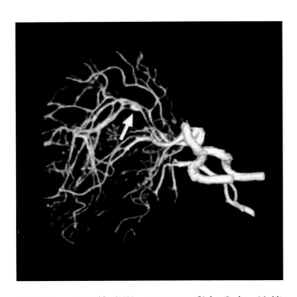

图 1.70　脑血管造影，3D VRT 彩色重建。该箭头指示动脉瘤

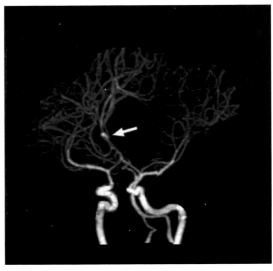

图 1.71　脑血管造影，3D MIP 重建。该箭头指示动脉瘤

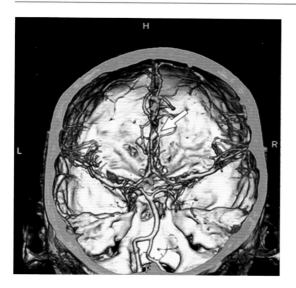

图 1.72　脑血管造影 3D VRT 彩色重建，胼胝体周围动脉瘤（箭头）

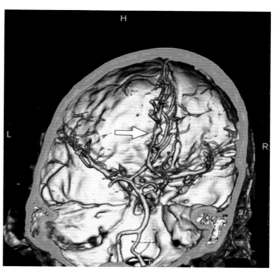

图 1.74　脑血管造影 3D VRT 彩色重建，胼胝体周围动脉瘤（箭头）

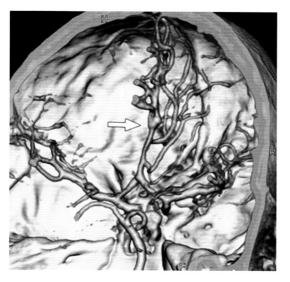

图 1.73　脑血管造影 3D VRT 彩色重建，胼胝体周围动脉瘤（箭头）

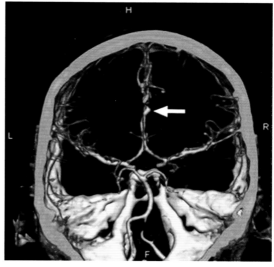

图 1.75　脑血管造影 3D VRT 彩色重建，胼胝体周围动脉瘤（箭头）

1.10 永存舌下动脉瘤

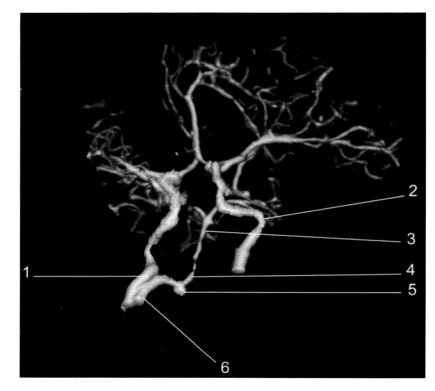

图 1.76 永存舌下动脉瘤。
1. 右侧颈内动脉
2. 左侧颈内动脉
3. 基底动脉
4. 永存舌下动脉
5. 动脉瘤
6. 两侧颈内动脉均汇入后循环

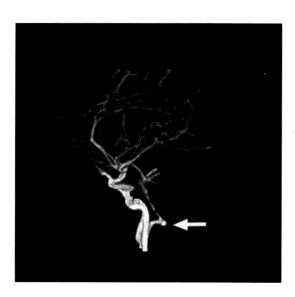

图 1.77 脑血管造影 3D MIP 重建显示的动脉瘤。白色箭头指示动脉瘤

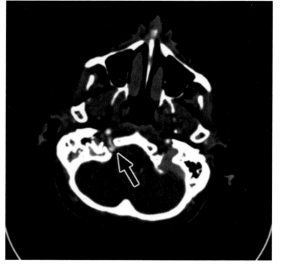

图 1.78 位于舌下神经管中的永存舌下动脉及动脉瘤（轴向位）。空心箭所指处为舌下动脉和动脉瘤

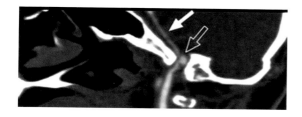

图 1.79 在舌下动脉通过舌下神经管的切迹处可见动脉瘤。
白色箭头：基底动脉
黑色箭头：动脉瘤

图 1.81 在舌下动脉通过舌下神经管的切迹处可见动脉瘤。
黑色箭头：动脉瘤

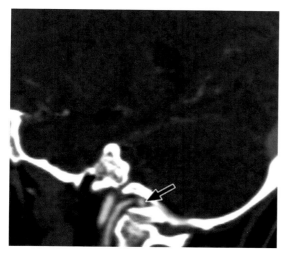

图 1.80 在舌下动脉通过舌下神经管的切迹处可见动脉瘤。
黑色箭头：动脉瘤

1.11 后交通动脉动脉瘤

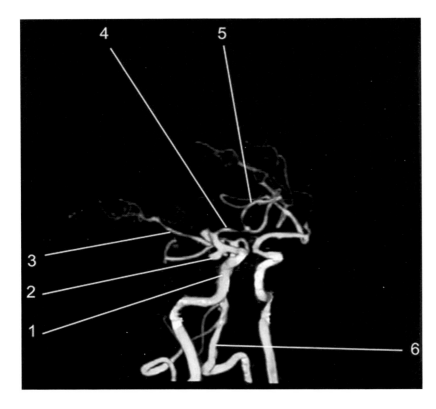

图 1.82 脑血管造影 3D VRT 重建。
1. 颈内动脉
2. 动脉瘤
3. 大脑中动脉
4. 大脑前动脉 –A1 段
5. 大脑前动脉 –A2 段
6. 椎动脉

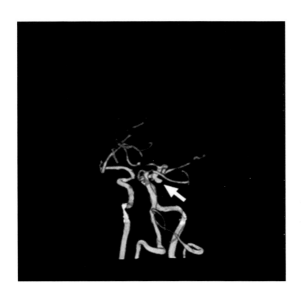

图 1.83 脑血管造影 3D VRT 重建。该箭头指示动脉瘤

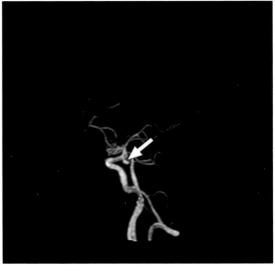

图 1.84 脑血管造影 3D VRT 重建。该箭头指示动脉瘤

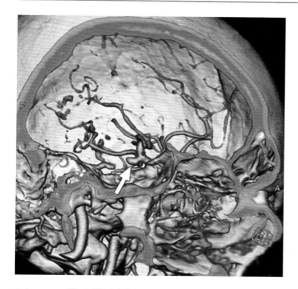

图 1.85 脑血管造影 3D VRT 彩色重建。该箭头指示动脉瘤

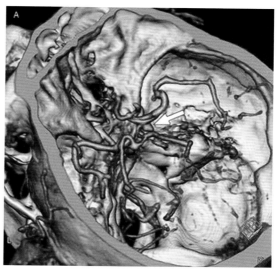

图 1.87 脑血管造影 3D VRT 彩色重建。该箭头指示动脉瘤

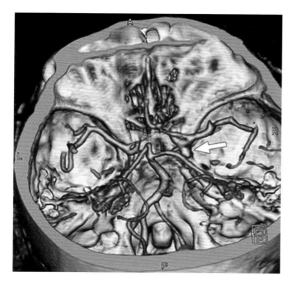

图 1.86 脑血管造影 3D VRT 彩色重建。该箭头指示动脉瘤

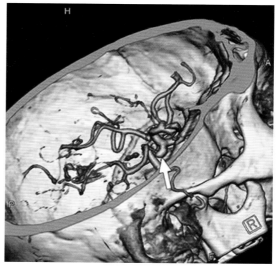

图 1.88 脑血管造影 3D VRT 彩色重建。该箭头指示动脉瘤

1.12　左侧后交通动脉动脉瘤

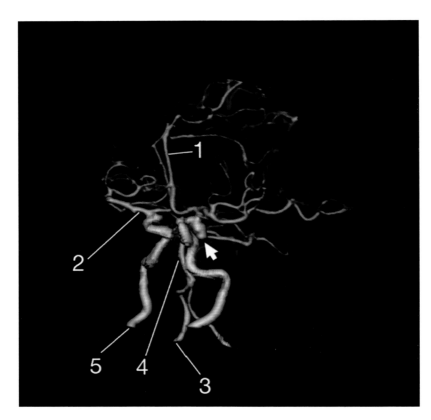

图 1.89　脑血管造影 3D VRT 重建。该箭头指示左侧后交通动脉动脉瘤
1. 大脑前动脉
2. 大脑中动脉
3. 椎动脉
4. 基底动脉
5. 颈内动脉

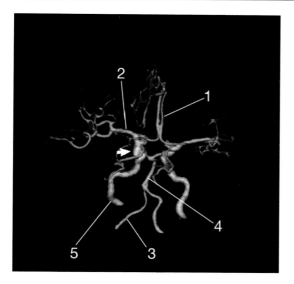

图 1.90 脑血管造影 3D VRT 重建。该箭头指示左侧后交通动脉动脉瘤
1. 大脑前动脉
2. 大脑中动脉
3. 椎动脉
4. 基底动脉
5. 颈内动脉

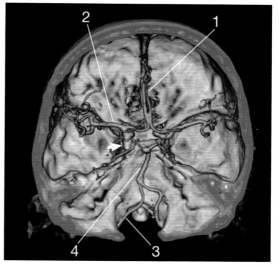

图 1.92 3D VRT 重建。该箭头指示左侧后交通动脉动脉瘤
1. 大脑前动脉
2. 大脑中动脉
3. 椎动脉
4. 基底动脉

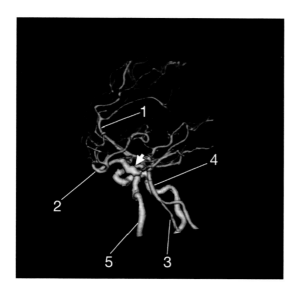

图 1.91 脑血管造影 3D VRT 重建。该箭头指示左侧后交通动脉动脉瘤
1. 大脑前动脉
2. 大脑中动脉
3. 椎动脉
4. 基底动脉
5. 颈内动脉

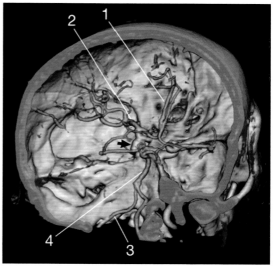

图 1.93 3D VRT 重建。该箭头指示左侧后交通动脉动脉瘤
1. 大脑前动脉
2. 大脑中动脉
3. 椎动脉
4. 基底动脉

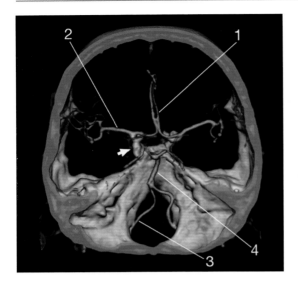

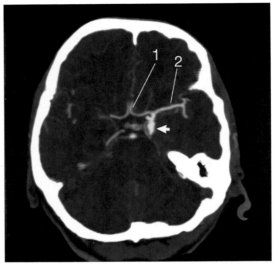

图 1.94   3D VRT 重建。该箭头指示左侧后交通
动脉动脉瘤
1. 大脑前动脉
2. 大脑中动脉
3. 椎动脉
4. 基底动脉

图 1.96   3D MIP 重建。该箭头指示左侧后交通
动脉动脉瘤
1. 大脑前动脉
2. 大脑中动脉

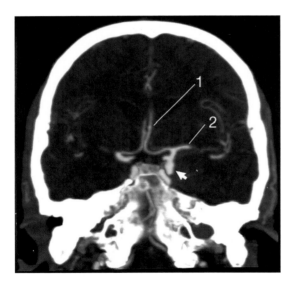

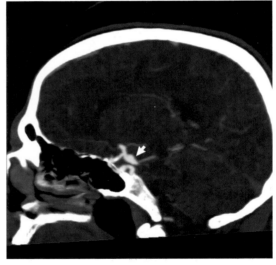

图 1.95   3D MIP 重建。该箭头指示左侧后交通
动脉动脉瘤
1. 大脑前动脉
2. 大脑中动脉

图 1.97   3D MIP 重建。该箭头指示左侧后交通
动脉动脉瘤

1.13　左侧椎动脉动脉瘤：部分血栓形成

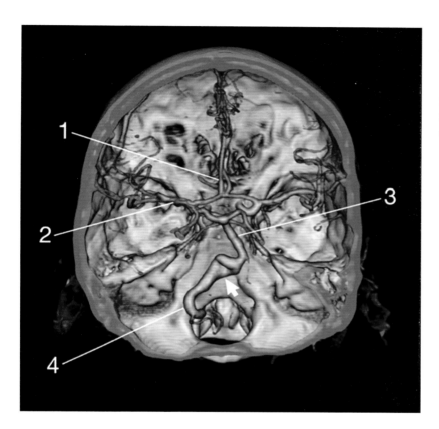

图 1.98　3D VRT 重建。该箭头指示椎动脉瘤动脉部分血栓形成
1. 大脑前动脉
2. 大脑中动脉
3. 基底动脉
4. 椎动脉

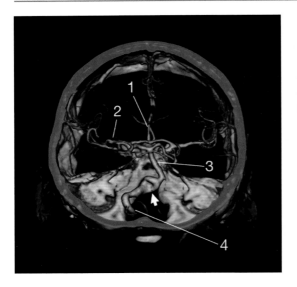

图 1.99 3D VRT 重建。该箭头指示椎动脉瘤 – 部分血栓形成
1. 大脑前动脉
2. 大脑中动脉
3. 基底动脉
4. 椎动脉

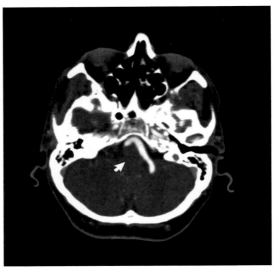

图 1.101 3D MIP 重建。该箭头指示椎动脉瘤 – 部分血栓形成

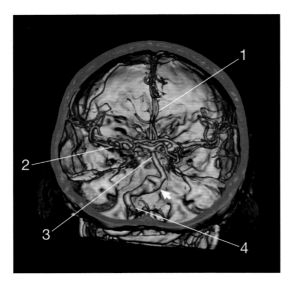

图 1.100 3D VRT 重建。该箭头指示椎动脉瘤 – 部分血栓形成
1. 大脑前动脉
2. 大脑中动脉
3. 基底动脉
4. 椎动脉

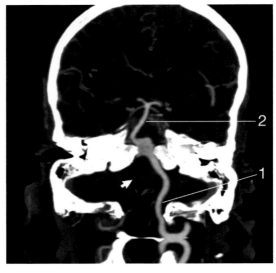

图 1.102 3D MIP 重建。该箭头指示椎动脉瘤 – 部分血栓形成
1. 椎动脉
2. 基底动脉

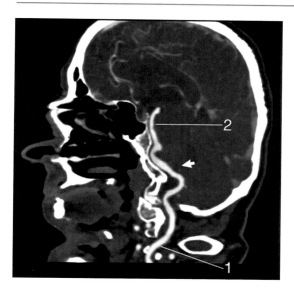

图 1.103 3D MIP 重建。该箭头指示椎动脉瘤 – 部分血栓形成
1. 椎动脉
2. 基底动脉

1.14　小脑后下动脉动脉瘤

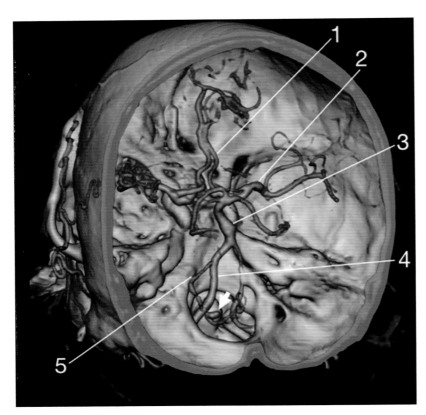

图1.104　3D VRT重建。
该箭头指示小脑后下动脉（PICA）动脉瘤
1. 大脑前动脉
2. 大脑中动脉
3. 基底动脉
4. 椎动脉
5. 小脑后下动脉

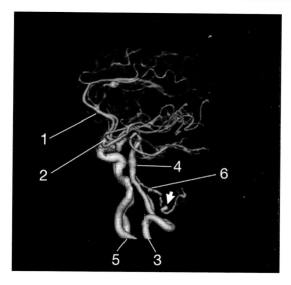

图 1.105 脑血管造影 3D VRT 重建。该箭头指示 PICA 动脉瘤
1. 大脑前动脉
2. 大脑中动脉
3. 椎动脉
4. 基底动脉
5. 颈内动脉
6. 小脑后下动脉

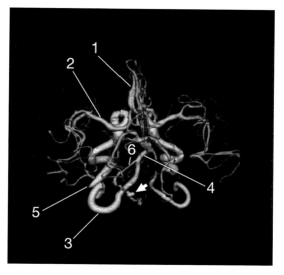

图 1.107 脑血管造影 3D VRT 重建。该箭头指示 PICA 动脉瘤
1. 大脑前动脉
2. 大脑中动脉
3. 椎动脉
4. 基底动脉
5. 颈内动脉
6. 小脑后下动脉

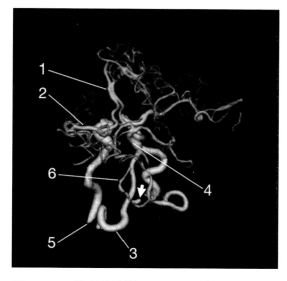

图 1.106 脑血管造影 3D VRT 重建。该箭头指示 PICA 动脉瘤
1. 大脑前动脉
2. 大脑中动脉
3. 椎动脉
4. 基底动脉
5. 颈内动脉
6. 小脑后下动脉

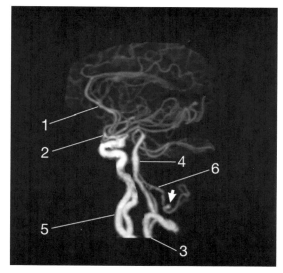

图 1.108 脑血管造影 3D MIP 重建。该箭头指示 PICA 动脉瘤
1. 大脑前动脉
2. 大脑中动脉
3. 椎动脉
4. 基底动脉
5. 颈内动脉
6. 小脑后下动脉

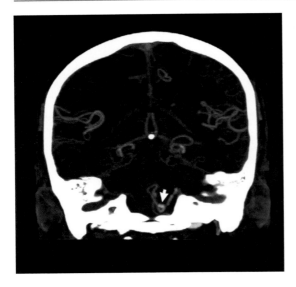

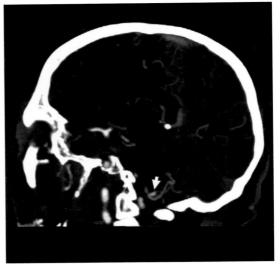

图 1.109   3D MIP 重建。该箭头指示 PICA 动脉瘤

图 1.111   3D MIP 重建。该箭头指示 PICA 动脉瘤

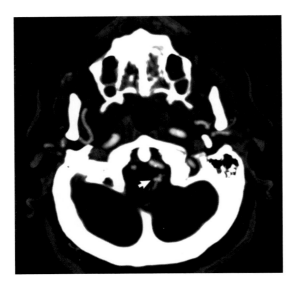

图 1.110   3D MIP 重建。该箭头指示 PICA 动脉瘤

1.15 左颈内动脉动脉瘤：部分血栓形成

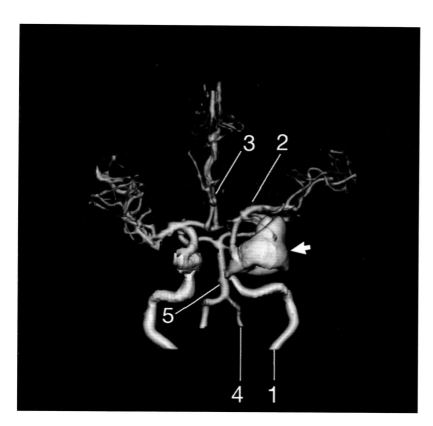

图 1.112 脑血管造影 3D VRT 重建。该箭头指示左颈内动脉动脉瘤 – 部分血栓形成

1. 颈内动脉
2. 大脑中动脉
3. 大脑前动脉
4. 椎动脉
5. 基底动脉

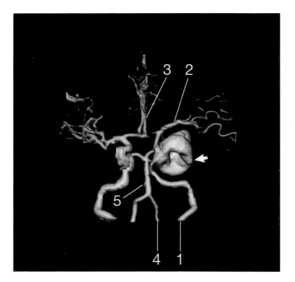

图 1.113　脑血管造影 3D VRT 重建。该箭头指示左颈内动脉动脉瘤—部分血栓形成
1. 颈内动脉
2. 大脑中动脉
3. 大脑前动脉
4. 椎动脉
5. 基底动脉

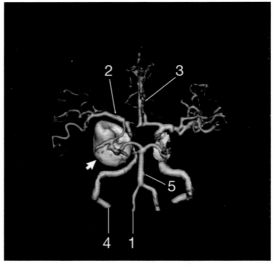

图 1.115　脑血管造影 3D VRT 重建。该箭头指示左颈内动脉动脉瘤—部分血栓形成
1. 颈内动脉
2. 大脑中动脉
3. 大脑前动脉
4. 椎动脉
5. 基底动脉

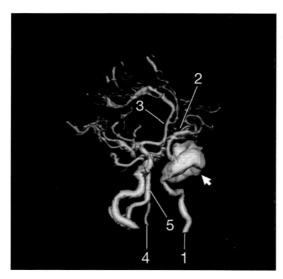

图 1.114　脑血管造影 3D VRT 重建。该箭头指示左颈内动脉动脉瘤—部分血栓形成
1. 颈内动脉
2. 大脑中动脉
3. 大脑前动脉
4. 椎动脉
5. 基底动脉

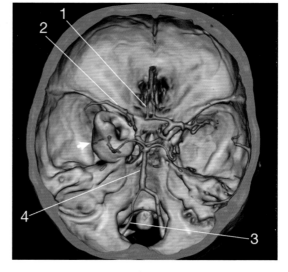

图 1.116　3D VRT 重建。该箭头指示左颈内动脉动脉瘤—部分血栓形成
1. 大脑前动脉
2. 大脑中动脉
3. 椎动脉
4. 基底动脉

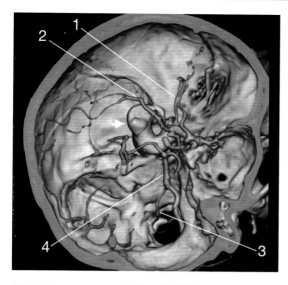

图 1.117　3D VRT 重建。箭头指示左颈内动脉
动脉瘤—部分血栓形成
1. 大脑前动脉
2. 大脑中动脉
3. 椎动脉
4. 基底动脉

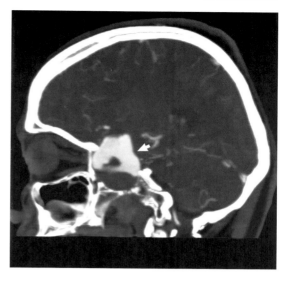

图 1.119　3D MIP 重建 – 矢状位。该箭头指示左
颈内动脉动脉瘤—部分血栓形成

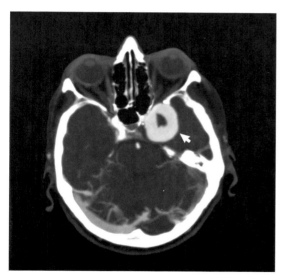

图 1.118　3D MIP 重建 – 轴向位。该箭头指示左
颈内动脉动脉瘤—部分血栓形成

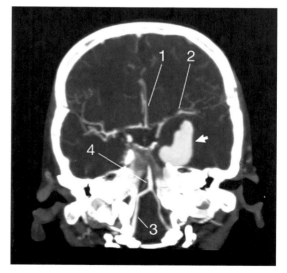

图 1.120　3D MIP 重建 – 冠状位。该箭头指示左
颈内动脉动脉瘤—部分血栓形成
1. 大脑前动脉
2. 大脑中动脉
3. 椎动脉
4. 基底动脉

第 2 章 脑动静脉畸形

目录

2.1 右颞顶叶 Spetzler—Martin 1 级动静脉畸形：术前

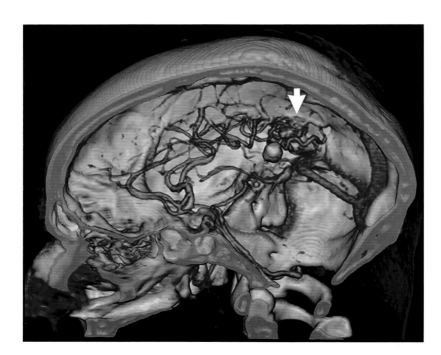

图 2.1 3D VRT 重建。箭头：动静脉畸形—病灶

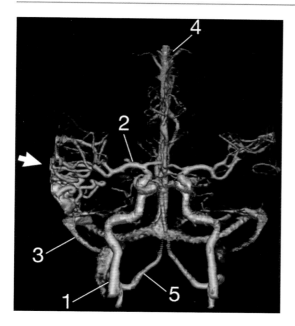

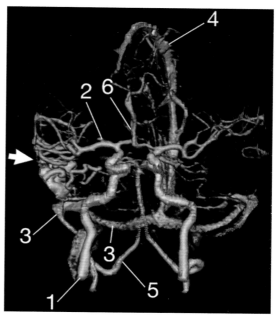

图 2.2　脑血管造影 –VRT。

1. 右颈内动脉
2. 大脑中动脉 – M1 段
3. 横窦
4. 上矢状窦
5. 右椎动脉

箭头：动静脉畸形—病灶

图 2.3　脑血管造影 –VRT。

1. 右颈内动脉
2. 大脑中动脉 – M1 段
3. 横窦
4. 上矢状窦
5. 右椎动脉
6. 大脑前动脉 – A2 段

箭头：动静脉畸形—病灶

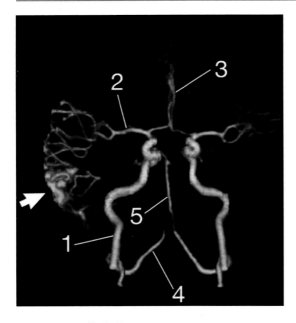

图 2.4 脑血管造影 –VRT。
1. 右颈内动脉
2. 大脑中动脉 – M1 段
3. 大脑前动脉—A2 段
4. 右椎动脉
5. 基底动脉
箭头：动静脉畸形—病灶

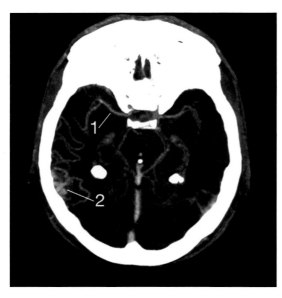

图 2.5 3D MIP 重建。
1. 大脑中动脉 – M1 段
2. 动静脉畸形 – 病灶

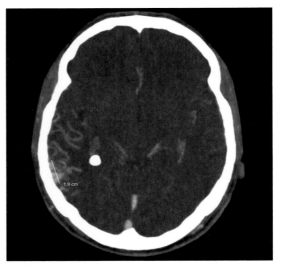

图 2.6 3D MIP 重建。
病灶的最大直径 –Spetzler–Martin 1 级 AVM

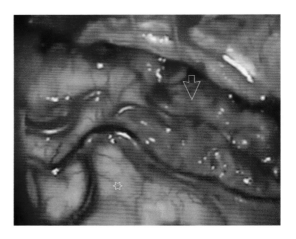

术中图像
箭头：动静脉畸形
六角星：正常的大脑组织

2.2 右颞顶叶 Spetzler–Martin 1 级动静脉畸形：术后

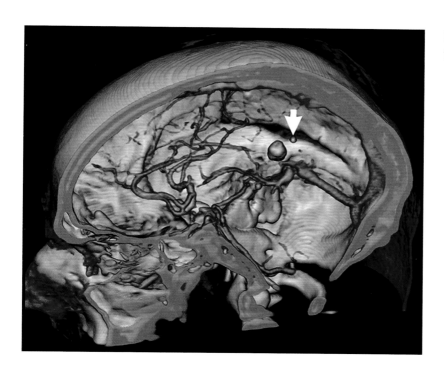

图 2.7 3D VRT 重建。
箭头：开颅术

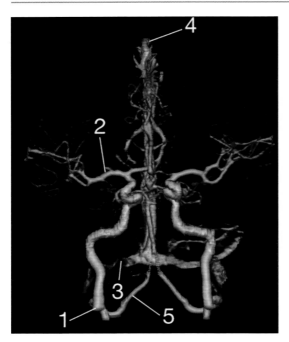

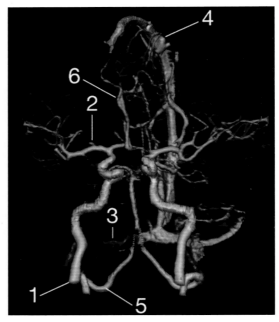

图 2.8 脑血管造影 –VRT。

1. 右颈内动脉
2. 大脑中动脉 – M1 段
3. 横窦
4. 上矢状窦
5. 右椎动脉

图 2.9 脑血管造影 –VRT。

1. 右颈内动脉
2. 大脑中动脉 – M1 段
3. 横窦
4. 上矢状窦
5. 右椎动脉
6. 大脑前动脉—A2 段

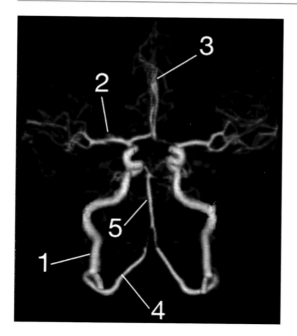

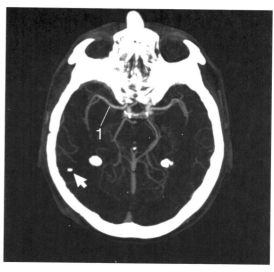

图 2.10　脑血管造影 –VRT。
1.　右颈内动脉
2.　大脑中动脉 – M1 段
3.　大脑前动脉—A2 段
4.　右椎动脉
5.　基底动脉

图 2.11　3D MIP 重建。
1.　大脑中动脉 – M1 段
箭头 – 血管夹

2.3 左顶叶 Spetzler−Martin 2 级动静脉畸形

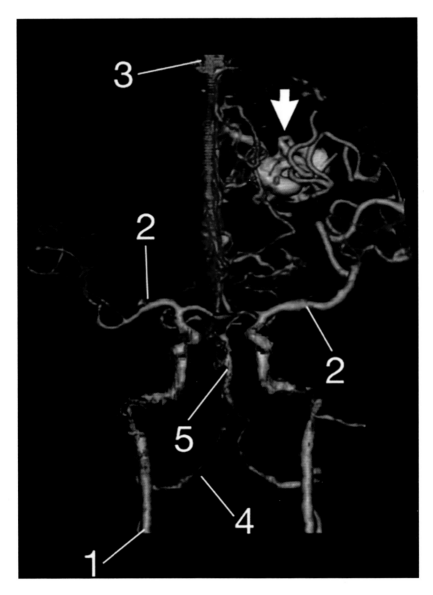

图 2.12 脑血管造影 −VRT。
1. 颈内动脉
2. 大脑中动脉 −M1 段
3. 上矢状窦
4. 椎动脉
5. 基底动脉
箭头：动静脉畸形—病灶

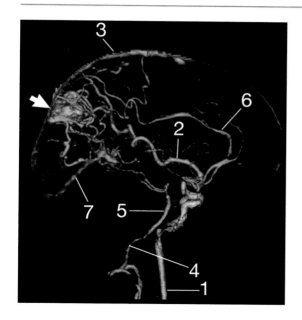

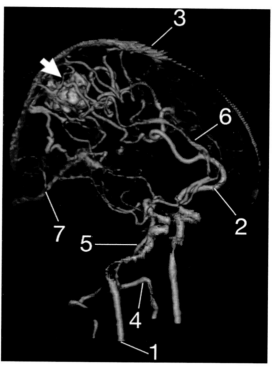

图 2.13　脑血管造影 –VRT。
1. 颈内动脉
2. 大脑中动脉 – M1 段
3. 上矢状窦
4. 椎动脉
5. 基底动脉
6. 大脑前动脉—A2 段
7. 直窦
箭头：动静脉畸形—病灶

图 2.14　脑血管造影 –VRT。
1. 颈内动脉
2. 大脑中动脉 – M1 段
3. 上矢状窦
4. 椎动脉
5. 基底动脉
6. 大脑前动脉—A2 段
7. 直窦
箭头：动静脉畸形—病灶

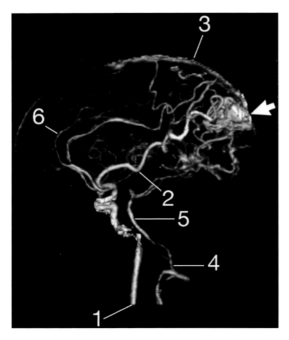

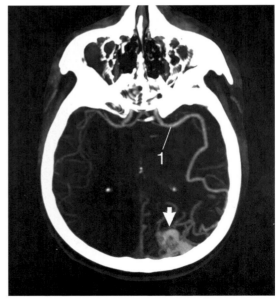

图 2.15 脑血管造影 –VRT。
1. 颈内动脉
2. 大脑中动脉 – M1 段
3. 上矢状窦
4. 椎动脉
5. 基底动脉
6. 大脑前动脉—A2 段
箭头：动静脉畸形—病灶

图 2.17 3D MIP 重建。
1. 大脑中动脉 – M1 段
箭头：动静脉畸形—病灶

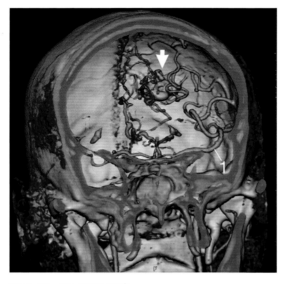

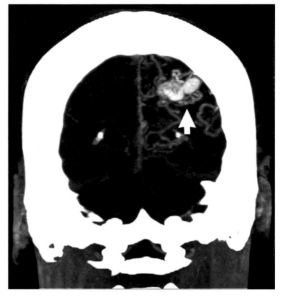

图 2.16 3D VRT 重建。
1. 大脑中动脉 – M1 段
箭头：动静脉畸形—病灶

图 2.18 3D MIP 重建。
箭头：动静脉畸形—病灶

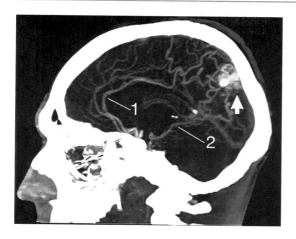

图 2.19　3D MIP 重建。
1. 大脑前动脉—A2 段
2. 大脑左后动脉供血动脉
箭头 – 病灶

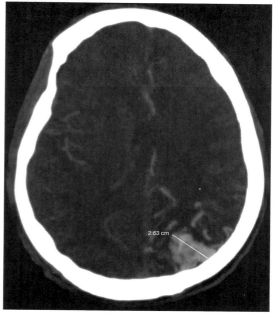

图 2.20　3D MIP 重建。
病灶的最大直径—Spetzler–Martin 2 级 AVM

2.4　右颞叶 Spetzler—Martin 3 级动静脉畸形

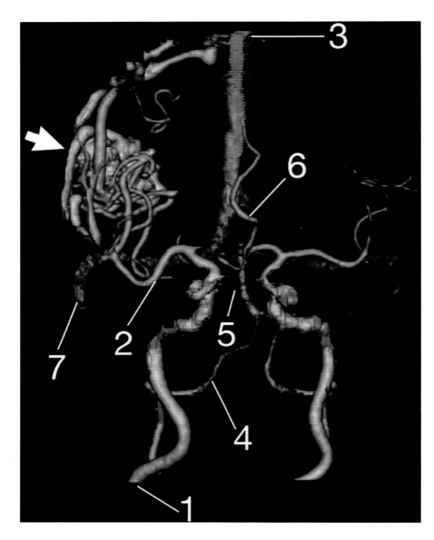

图 2.21　脑血管造影—VRT。

1. 右颈内动脉
2. 大脑中动脉 –M1 段
3. 上矢状窦
4. 右椎动脉
5. 基底动脉
6. 大脑前动脉 –A2 段
7. 横窦

箭头：动静脉畸形—病灶

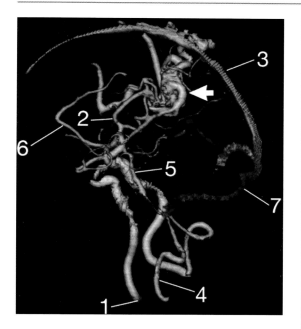

图 2.22 脑血管造影 –VRT。

1. 右颈内动脉
2. 大脑中动脉 – M1 段
3. 上矢状窦
4. 右椎动脉
5. 基底动脉
6. 大脑前动脉—A2 段
7. 横窦

箭头：动静脉畸形—病灶

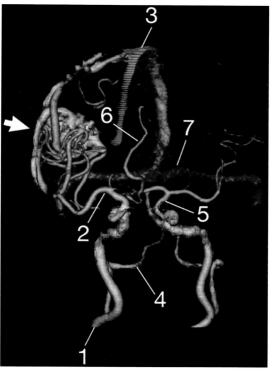

图 2.23 脑血管造影 –VRT。

1. 右颈内动脉
2. 大脑中动脉 – M1 段
3. 上矢状窦
4. 右椎动脉
5. 基底动脉
6. 大脑前动脉—A2 段
7. 横窦

箭头：动静脉畸形—病灶

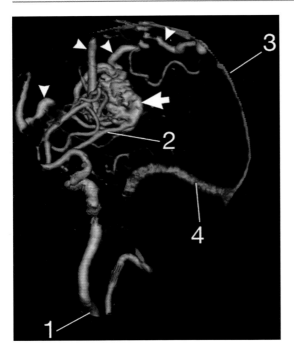

图 2.24　脑血管造影 –VRT。
1. 右颈内动脉
2. 大脑中动脉 – M1 段
3. 上矢状窦
4. 横窦
箭头：动静脉畸形—病灶
无尾箭：皮质静脉引流

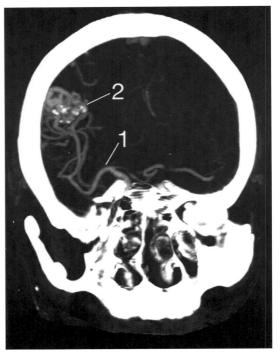

图 2.26　3D MIP 重建。
1. 大脑中动脉 – M1 段
2. 动静脉畸形—病灶

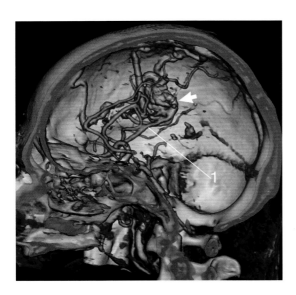

图 2.25　3D VRT 重建。
1. 大脑中动脉 – M1 段
箭头：动静脉畸形—病灶

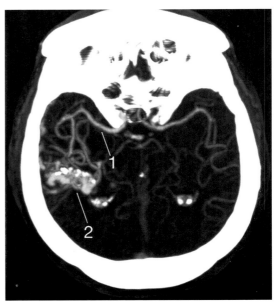

图 2.27　3D MIP 重建。
1. 大脑中动脉 – M1 段
2. 动静脉畸形—病灶

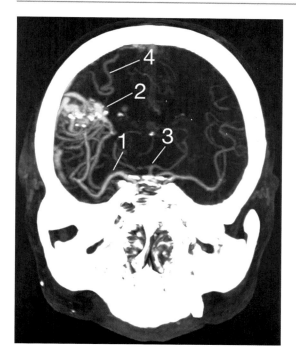

图 2.28　3D MIP 重建。
1. 大脑中动脉 – M1 段
2. 动静脉畸形—病灶
3. 基底动脉
4. 皮质静脉引流

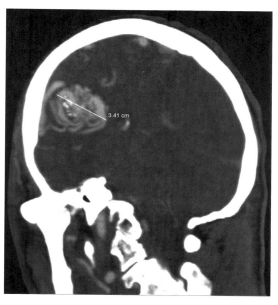

图 2.29　3D MIP 重建。
病灶的最大直径 –Spetzler–Martin 3 级 AVM

2.5 右顶枕部 Spetzler−Martin 4 级动
静脉畸形和前交通动脉动脉瘤

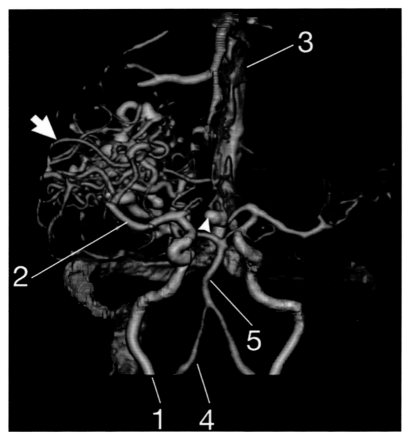

图2.30 脑血管造影–VRT。
1. 右颈内动脉
2. 大脑中动脉 –M1 段
3. 上矢状窦
4. 右椎动脉
5. 基底动脉
箭头：动静脉畸形—病灶
无尾箭：前交通动脉动脉瘤

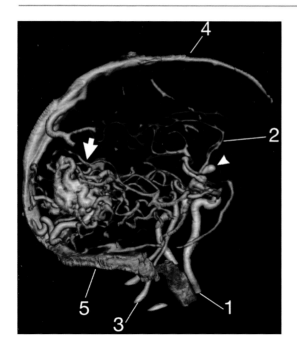

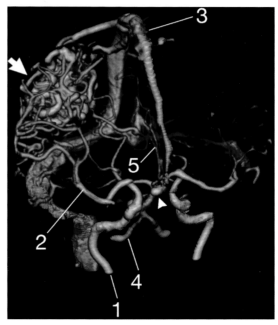

图2.31　脑血管造影 –VRT。
1. 右颈内动脉
2. 大脑前动脉—A2 段
3. 右椎动脉
4. 上矢状窦
5. 横窦
箭头：动静脉畸形—病灶
无尾箭：前交通动脉动脉瘤

图2.32　脑血管造影 –VRT。
1. 右颈内动脉
2. 大脑中动脉 – M1 段
3. 上矢状窦
4. 右椎动脉
5. 大脑前动脉—A2 段
箭头：动静脉畸形—病灶
无尾箭：前交通动脉动脉瘤

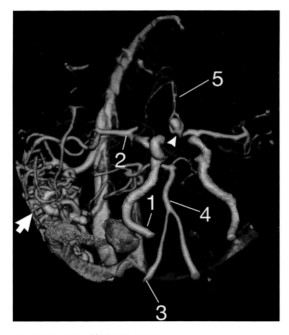

图 2.33　脑血管造影 –VRT。
1.　右颈内动脉
2.　大脑中动脉 – M1 段
3.　右椎动脉
4.　基底动脉
5.　大脑前动脉—A2 段
箭头：动静脉畸形—病灶
无尾箭：前交通动脉动脉瘤

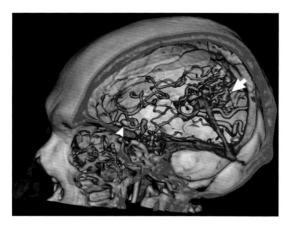

图 2.34　3D VRT 重建。
箭头：动静脉畸形—病灶
无尾箭：前交通动脉动脉瘤

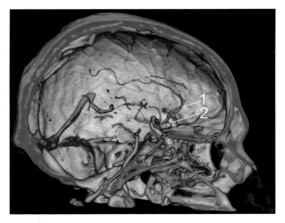

图 2.35　3D VRT 重建。
1.　大脑前动脉—A2 段
2.　前交通动脉动脉瘤

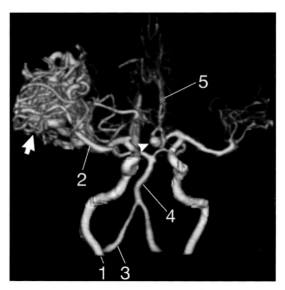

图 2.36　脑血管造影 –VRT。
1.　右颈内动脉
2.　大脑中动脉 – M1 段
3.　右椎动脉
4.　基底动脉
5.　大脑前动脉—A2 段
箭头：动静脉畸形—病灶
无尾箭：前交通动脉动脉瘤

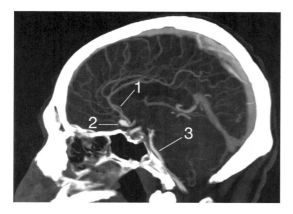

图 2.37 3D MIP 重建。
1. 大脑前动脉—A2 段
2. 前交通动脉动脉瘤
3. 基底动脉

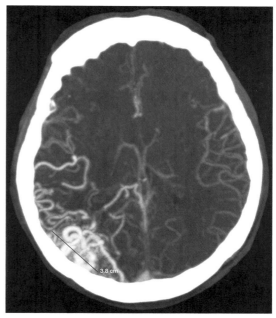

图 2.39 3D MIP 重建。
病灶的最大直径 –Spetzler–Martin 4 级 AVM

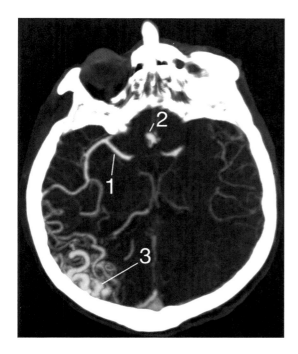

图 2.38 3D MIP 重建。
1. 大脑中动脉 – M1 段
2. 前交通动脉动脉瘤
3. 动静脉畸形—病灶

2.6 左顶叶 Spetzler−Martin 4 级动静脉畸形：术前

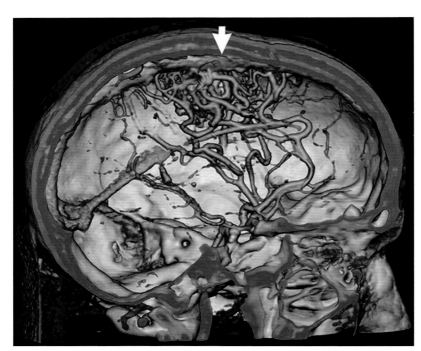

图 2.40 3D VRT 重建。
箭头：动静脉畸形—病灶

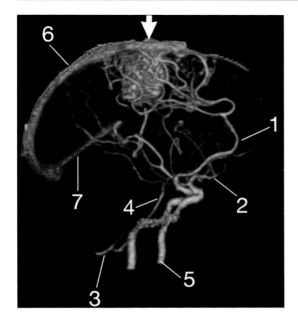 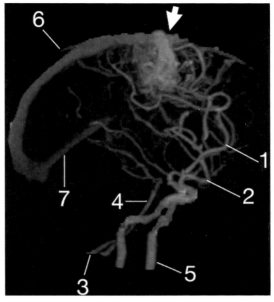

图 2.41　脑血管造影 –3D VRT。
1. 大脑前动脉—A2 段
2. 大脑中动脉 – M1 段
3. 椎动脉
4. 基底动脉
5. 颈内动脉
6. 上矢状窦
7. 直窦
箭头：动静脉畸形—病灶

图 2.42　脑血管造影 –3D MIP。
1. 大脑前动脉—A2 段
2. 大脑中动脉 – M1 段
3. 椎动脉
4. 基底动脉
5. 颈内动脉
6. 上矢状窦
7. 直窦
箭头：动静脉畸形—病灶

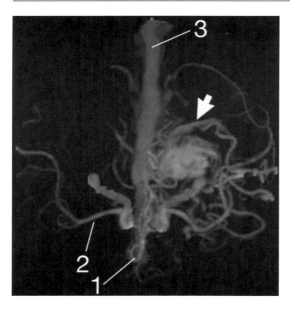

图 2.43　脑血管造影 –3D MIP。
1.　大脑前动脉—A2 段
2.　大脑中动脉 – M1 段
3.　上矢状窦
箭头：动静脉畸形，病灶伴静脉引流

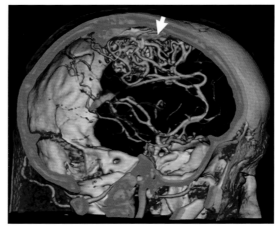

图 2.45　3D VRT 重建。
箭头：动静脉畸形—病灶

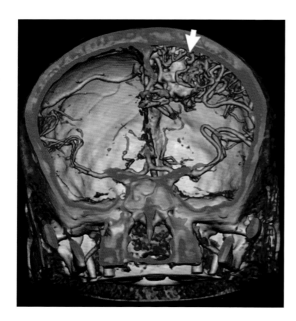

图 2.44　3D VRT 重建。
箭头：动静脉畸形—病灶

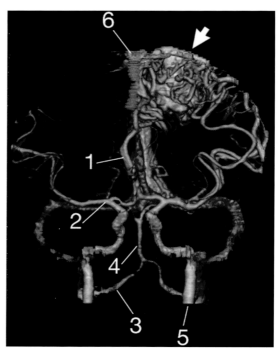

图 2.46　脑血管造影 –3D VRT。
1.　大脑前动脉—A2 段
2.　大脑中动脉 – M1 段
3.　椎动脉
4.　基底动脉
5.　颈内动脉
6.　上矢状窦
箭头：动静脉畸形—病灶

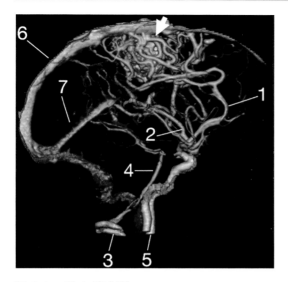

图 2.47 脑血管造影 –3D VRT。
1. 大脑前动脉—A2 段
2. 大脑中动脉 – M1 段
3. 椎动脉
4. 基底动脉
5. 颈内动脉
6. 上矢状窦
7. 直窦
箭头：动静脉畸形—病灶

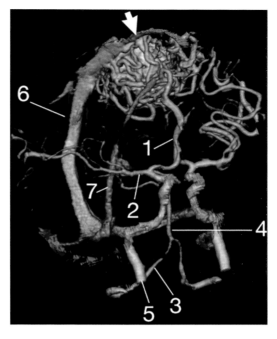

图 2.48 脑血管造影 –3D VRT。
1. 大脑前动脉—A2 段
2. 大脑中动脉 – M1 段
3. 椎动脉
4. 基底动脉
5. 颈内动脉
6. 上矢状窦
7. 直窦
箭头：动静脉畸形—病灶

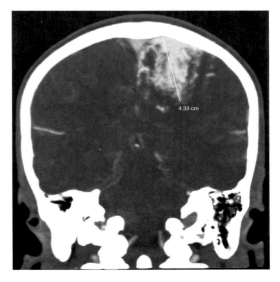

图 2.49 3D MIP 重建。
病灶的最大直径—Spetzler–Martin 4 级 AVM

2.7 左顶叶 Spetzler-Martin 4 级动静脉畸形: 术后

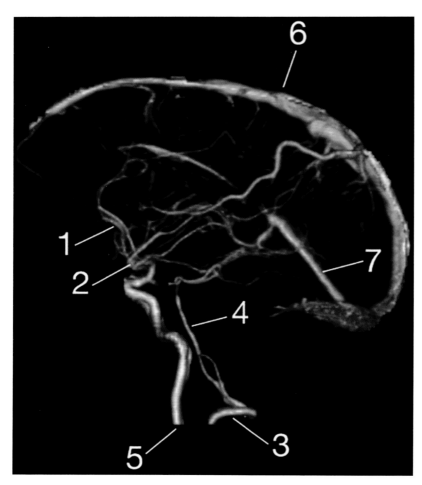

图 2.50 脑血管造影 –3D VRT。
1. 大脑前动脉 –A2 段
2. 大脑中动脉 –M1 段
3. 椎动脉
4. 基底动脉
5. 颈内动脉
6. 上矢状窦
7. 直窦

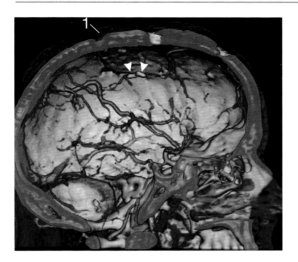

图 2.51 3D VRT 重建。
1. 开颅手术
无尾箭：血管夹

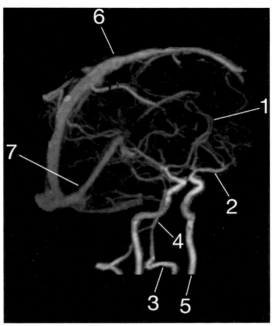

图 2.53 脑血管造影 –3D MIP。
1. 大脑前动脉—A2 段
2. 大脑中动脉 – M1 段
3. 椎动脉
4. 基底动脉
5. 颈内动脉
6. 上矢状窦
7. 直窦

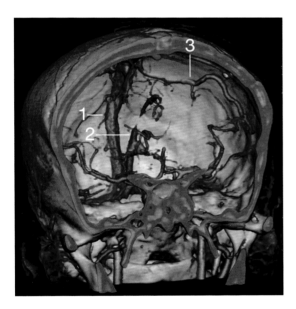

图 2.52 3D VRT 重建。
1. 上矢状窦
2. 直窦
3. 皮质静脉

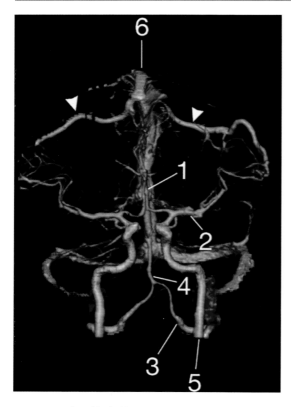

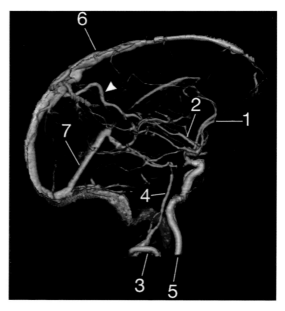

图 2.54　脑血管造影 –3D VRT。
1.　大脑前动脉—A2 段
2.　大脑中动脉 – M1 段
3.　椎动脉
4.　基底动脉
5.　颈内动脉
6.　上矢状窦
无尾箭：皮质静脉

图 2.55　脑血管造影 –3D VRT。
1.　大脑前动脉—A2 段
2.　大脑中动脉 – M1 段
3.　椎动脉
4.　基底动脉
5.　颈内动脉
6.　上矢状窦
7.　直窦
无尾箭：皮质静脉

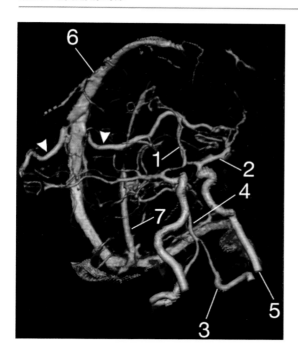

图 2.56 脑血管造影 –3D VRT。
1. 大脑前动脉—A2 段
2. 大脑中动脉 – M1 段
3. 椎动脉
4. 基底动脉
5. 颈内动脉
6. 上矢状窦
7. 直窦
无尾箭：皮质静脉

2.8 左额叶 Spetzler–Martin 5 级动静脉畸形: 术前

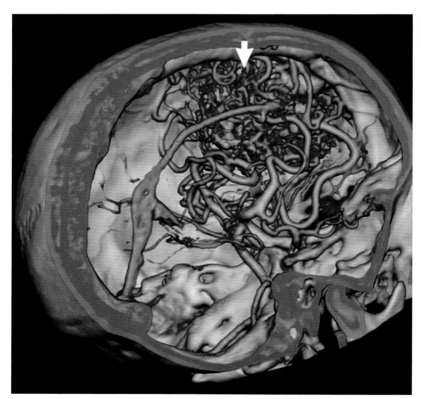

图 2.57 3D VRT 重建。
箭头：动静脉畸形—病灶

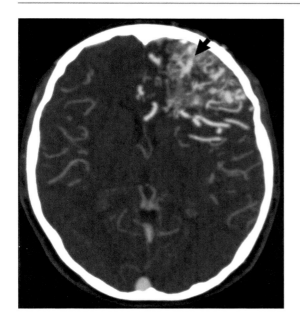

图 2.58 3D MIP 重建—轴向位。
箭头：动静脉畸形—病灶

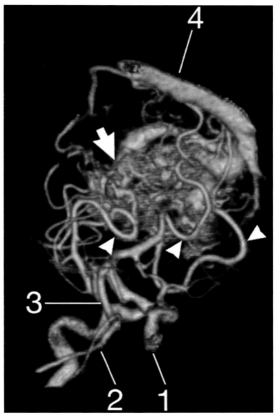

图 2.59 脑血管造影 –3D VRT。
1. 颈内动脉
2. 椎动脉
3. 基底动脉
4. 矢状窦
箭头：动静脉畸形—病灶
无尾箭：动脉分支血管

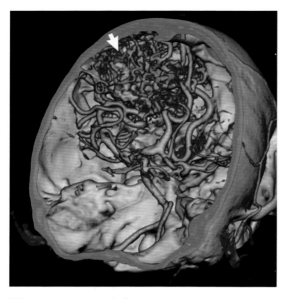

图 2.60　3D VRT 重建。
箭头：动静脉畸形—病灶

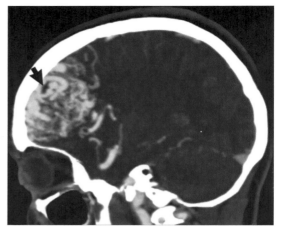

图 2.62　3D MIP 重建—矢状位。
箭头：动静脉畸形—病灶

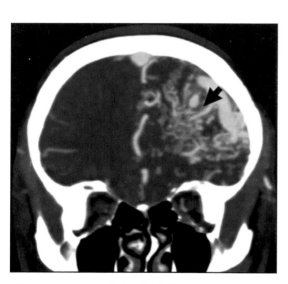

图 2.61　3D MIP 重建—冠状位。
箭头：动静脉畸形—病灶

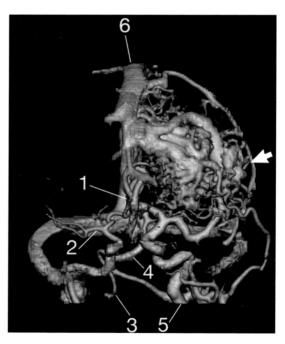

图 2.63　脑血管造影 –3D VRT。
1. 大脑前动脉—A2 段
2. 大脑中动脉 – M1 段
3. 椎动脉
4. 基底动脉
5. 颈内动脉
6. 上矢状窦
箭头：动静脉畸形—病灶

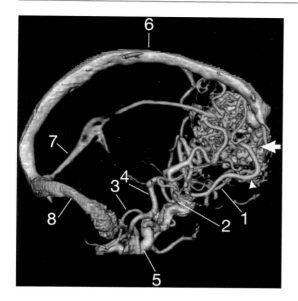

图 2.64 脑血管造影 –3D VRT。
1. 大脑前动脉—A2 段
2. 大脑中动脉 – M1 段
3. 椎动脉
4. 基底动脉
5. 颈内动脉
6. 上矢状窦
7. 直窦
8. 横窦
箭头：动静脉畸形—病灶
无尾箭：动脉分支血管

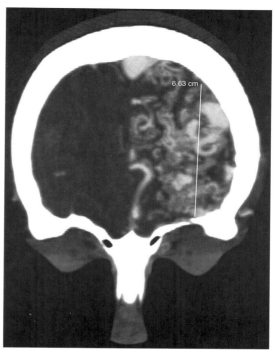

图 2.65 3D MIP 重建。
病灶的最大直径—Spetzler–Martin 5 级 AVM

2.9 左额叶 Spetzler–Martin 5 级动静脉畸形: 术后

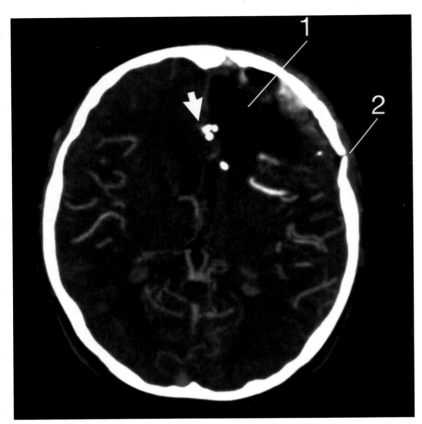

图 2.66　3D MIP 轴向重建。
1. 术后腔
2. 开颅手术
箭头：血管夹

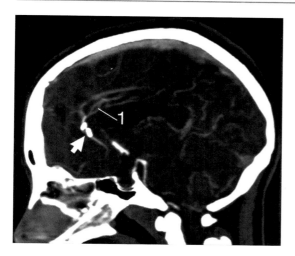

图 2.67　3D MIP 重建—矢状位。
1.　大脑前动脉
箭头：血管夹

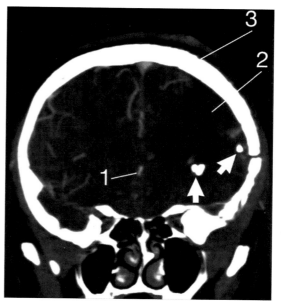

图 2.69　3D MIP 重建—冠状位。
1.　大脑前动脉—A2 段
2.　术后腔
3.　开颅手术
箭头：血管夹

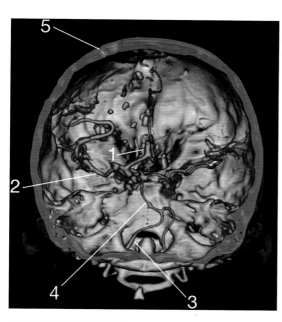

图 2.68　3D VRT 重建。
1.　大脑前动脉—A2 段
2.　大脑中动脉—M1 段
3.　椎动脉
4.　基底动脉
5.　开颅手术术后改变

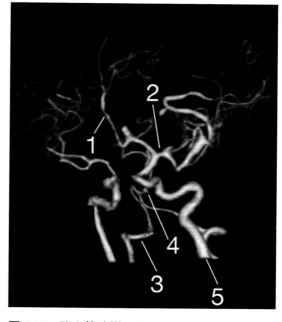

图 2.70　脑血管造影 –3D VRT。
1.　大脑前动脉—A2 段
2.　大脑中动脉 – M1 段
3.　椎动脉
4.　基底动脉
5.　颈内动脉

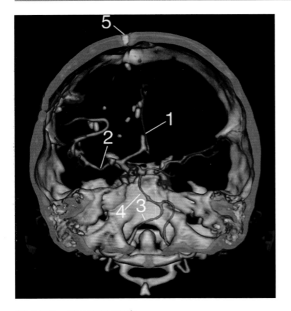

图 2.71 3D VRT 重建。
1. 大脑前动脉—A2 段
2. 大脑中动脉—M1 段
3. 椎动脉
4. 基底动脉
5. 开颅手术术后改变

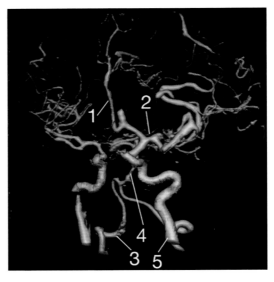

图 2.73 脑血管造影 –3D VRT。
1. 大脑前动脉—A2 段
2. 大脑中动脉—M1 段
3. 椎动脉
4. 基底动脉
5. 颈内动脉

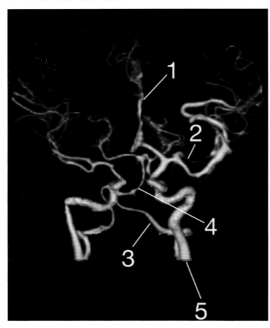

图 2.72 脑血管造影 –3D VRT。
1. 大脑前动脉—A2 段
2. 大脑中动脉—M1 段
3. 椎动脉
4. 基底动脉
5. 颈内动脉

2.10　右前中央辐射水平的动静脉畸形

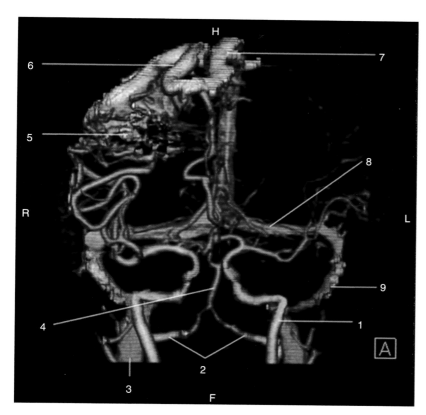

图 2.74　右前中央辐射水平的动静脉畸形
1. 颈内动脉
2. 椎动脉
3. 颈内静脉
4. 基底动脉
5. 动静脉畸形处部分栓塞
6. 引流静脉
7. 上矢状窦
8. 横窦
9. 乙状窦

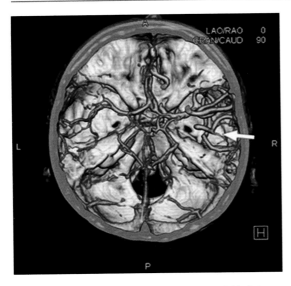

图 2.75 脑血管造影显示动静脉畸形（箭头），在大脑中动脉水平增强血管化成像（3D 轴向重建）

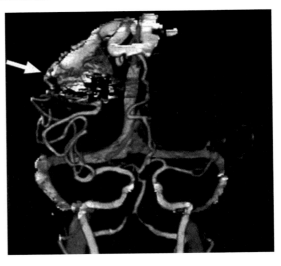

图 2.77 脑血管造影 3D MIP 重建，前面观。箭头指示动静脉畸形

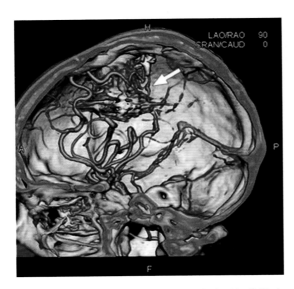

图 2.76 脑血管造影显示，动静脉畸形部分栓塞（箭头）

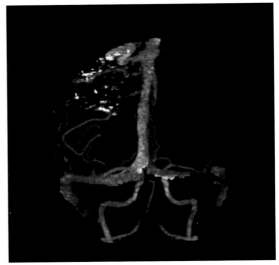

图 2.78 脑血管造影 3D MIP 重建，后面观。

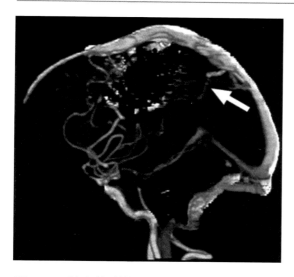

图 2.79 脑血管造影 3D MIP 重建，右侧面。该箭头指示动静脉畸形

第3章　颈动脉血管造影

目录

3.1 正常颈动脉血管造影

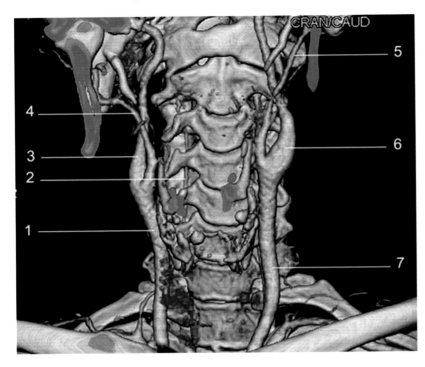

图 3.1　正常颈动脉血管
造影。
1. 右颈总动脉
2. 右椎动脉
3. 右颈内动脉
4. 右颈外动脉
5. 左颈外动脉
6. 左颈内动脉
7. 左颈总动脉

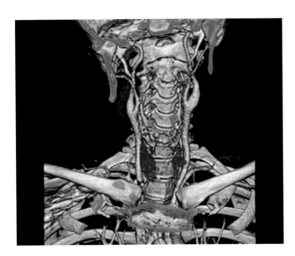

图 3.2　正常颈动脉血管造影 3D VRT 彩色重建，
前冠状面。

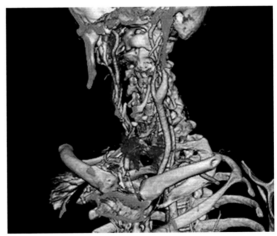

图 3.3　正常颈动脉血管造影 3D VRT 彩色 重建，
斜前平面。

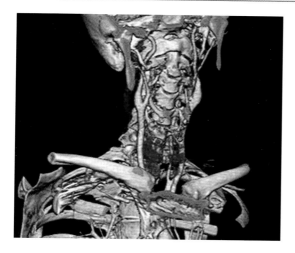

图 3.4 正常颈动脉血管造影 3D VRT 彩色重建，左前斜平面。

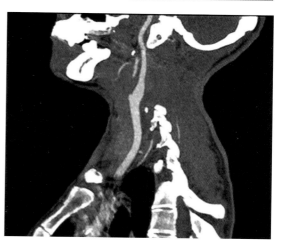

图 3.6 正常颈动脉血管造影 3D MIP 重建，显示右颈总动脉和右颈内动脉

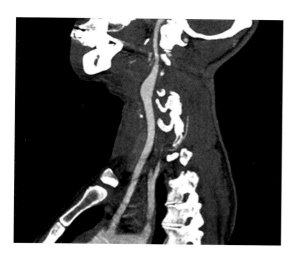

图 3.5 正常颈动脉血管造影 3D MIP 重建，显示左颈总动脉和左颈内动脉

3.2　颈总动脉起源异常

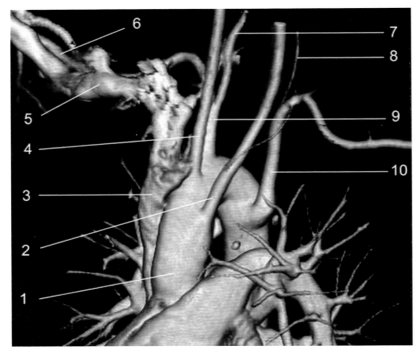

图 3.7　颈总动脉起源异常。

1. 升主动脉
2. 左颈总动脉
3. 上腔静脉
4. 右颈总动脉
5. 右锁骨下静脉
6. 右锁骨下动脉
7. 右椎动脉
8. 左椎动脉
9. 头臂干
10. 左锁骨下动脉

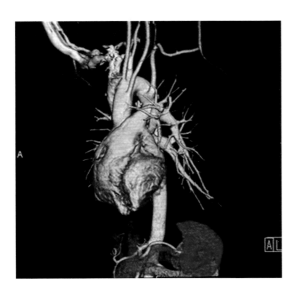

图 3.8　3D VRT 彩色重建。

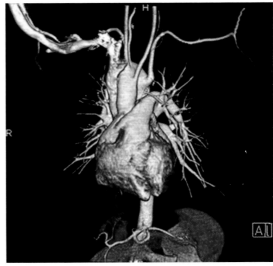

图 3.9　3D VRT 彩色重建。

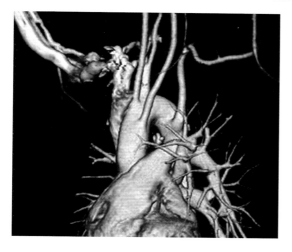

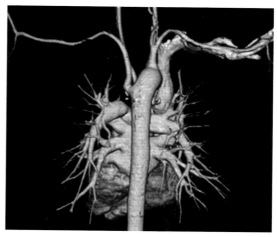

图 3.10　3D VRT 彩色重建，放大后图像，前面观。　　图 3.12　3D VRT 重建，后面观。

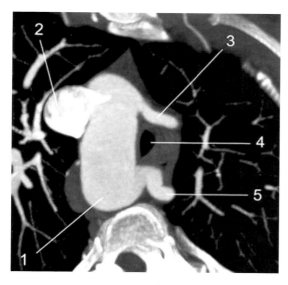

图 3.11　轴位图像，3D MIP。
1. 主动脉弓
2. 上腔静脉
3. 左颈总动脉
4. 气管
5. 走行于气管后和食管后切迹的左锁骨下动脉

3.3　颈动脉粥样硬化斑块钙化

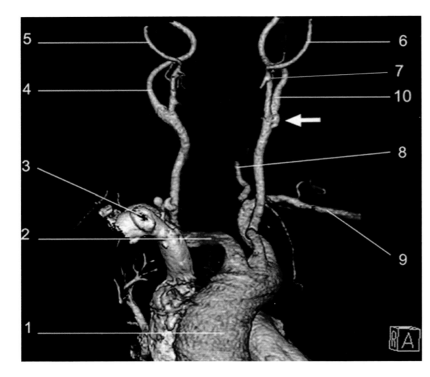

图3.13　正常颈动脉造影。箭头指示钙化斑块
1. 升主动脉
2. 头臂干
3. 上腔静脉
4. 右颈总动脉
5. 右颈外动脉
6. 左颈外动脉
7. 左颈内动脉
8. 左椎动脉
9. 左锁骨下动脉
10. 左颈总动脉

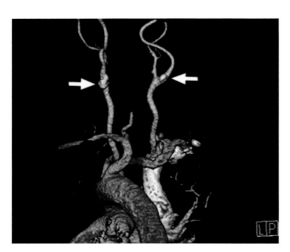

图3.14　3D VRT 彩色重建，后面观。该箭头指示钙化斑块

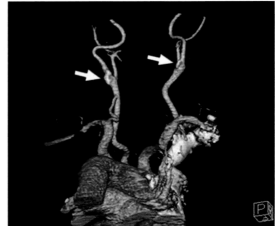

图3.15　3D VRT 彩色重建，后面观。该箭头指示粥样硬化斑块钙化

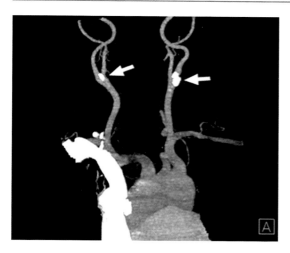

图 3.16　3D VRT 重建。
该箭头指示位于颈内动脉的粥样硬化斑块钙化

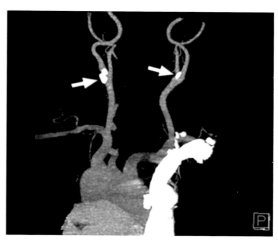

图 3.18　3D VRT 重建。
该箭头指示位于颈内动脉的粥样硬化斑块钙化

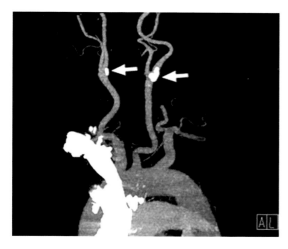

图 3.17　3D VRT 重建。
该箭头指示位于颈内动脉的粥样硬化斑块钙化

3.4　颈动脉造影：非梗阻性颈动脉粥样斑块钙化

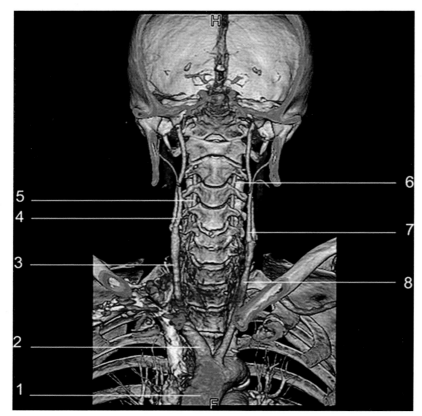

图 3.19　3D VRT 彩色重建，额叶面。
1. 升主动脉
2. 头臂干
3. 右颈总动脉
4. 右颈内动脉
5. 右椎动脉
6. 左椎动脉
7. 左颈内动脉
8. 左椎动脉

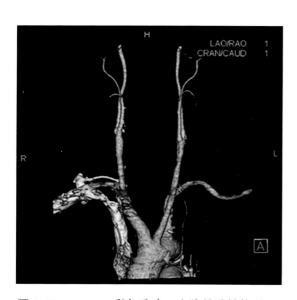

图 3.20　3D VRT 彩色重建，去除骨骼结构后。

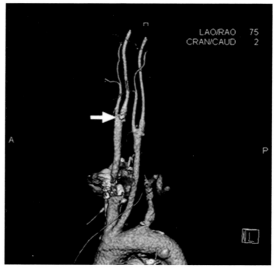

图 3.21　3D VRT 彩色重建，倾斜和矢状面。该箭头指示钙化粥样硬化斑块

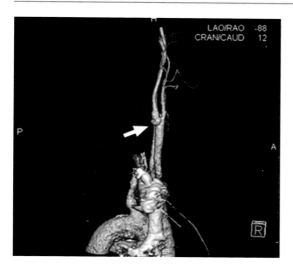

图 3.22 3D VRT 彩色重建，倾斜和矢状面。该箭头指示粥样硬化斑块钙化

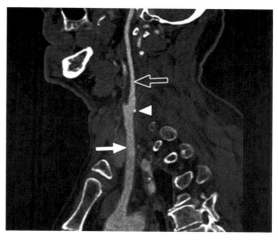

图 3.24 3D MPR 重建。
全箭头：左颈总动脉
空心箭：左颈内动脉
无尾箭：动脉粥样硬化斑块钙化

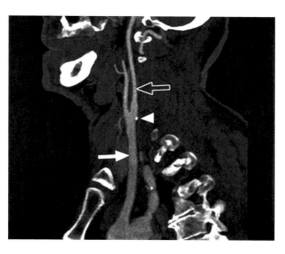

图 3.23 3D MIP 重建
全箭头：左颈总动脉
空心箭：左颈内动脉
无尾箭：动脉粥样硬化斑块钙化

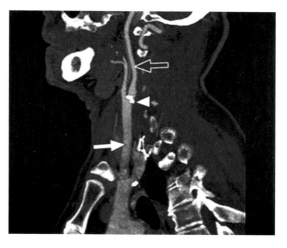

图 3.25 3D MIP 重建。
全箭头：右颈总动脉
空心箭：右颈内动脉
无尾箭：动脉粥样硬化斑块钙化

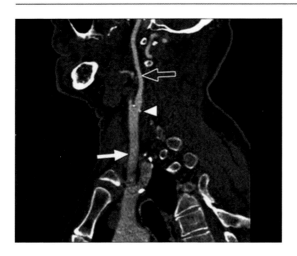

图 3.26　3D MPR 重建。

全箭头：右颈总动脉

空心箭：右颈内动脉

无尾箭：动脉粥样硬化斑块钙化

3.5　颈动脉造影：左颈内动脉粥样硬化钙化及
　　　　左颈内动脉扭曲

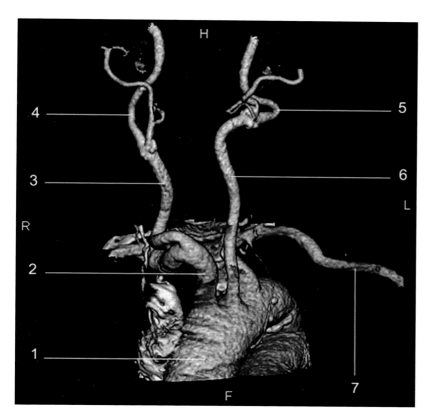

图 3.27　3D VRT 彩色重建，去除骨骼结构后。
1. 升主动脉
2. 头臂干
3. 右颈总动脉
4. 右颈内动脉
5. 左颈内动脉
6. 左颈总动脉
7. 左锁骨下动脉

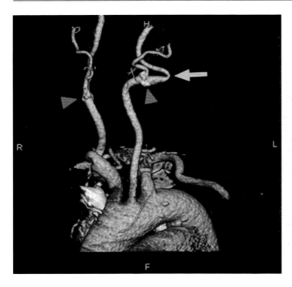

图 3.28 3D VRT 彩色重建，前面观。
黄色箭头：左颈内动脉扭曲
无尾箭：粥样硬化斑块钙化

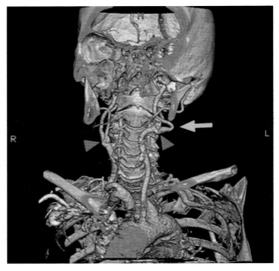

图 3.30 带骨骼结构的 3D VRT 彩色重建，额面观。
黄色箭头：左颈内动脉扭曲
无尾箭：粥样硬化斑块钙化

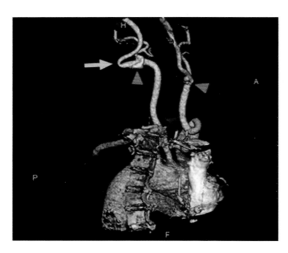

图 3.29 3D VRT 彩色重建，后面观。
黄色箭头：左颈内动脉扭曲
无尾箭：粥样硬化斑块钙化

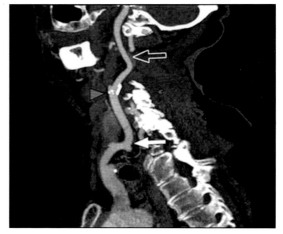

图 3.31 3D MIP 重建。
全箭头：左颈总动脉
空心箭：左颈内动脉
无尾箭：粥样硬化斑块钙化

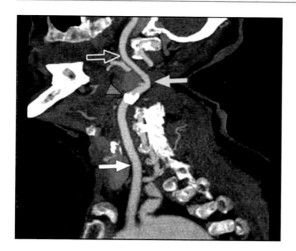

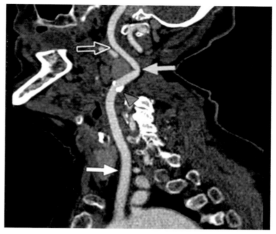

图 3.32 3D MIP 重建。
全箭头：左颈总动脉
空心箭：左颈内动脉
无尾箭：钙化的粥样斑块
黄色箭头：左颈内动脉扭曲

图 3.34 3D MPR 重建。
全箭头：左颈总动脉
空心箭：左颈内动脉
无尾箭：粥样硬化斑块钙化
黄色箭头：左颈内动脉扭曲

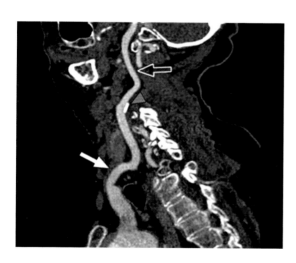

图 3.33 3D MPR 重建。
全箭头：右颈总动脉
空心箭：右颈内动脉
无尾箭：粥样硬化斑块钙化

3.6 管腔内径病变：左颈内动脉中度狭窄

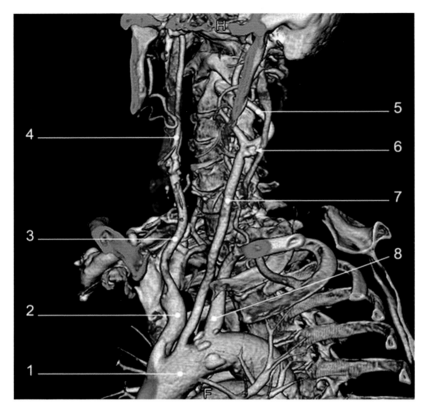

图 3.35　3D VRT 彩色重建，斜面观。
1. 主动脉弓
2. 头臂干
3. 右颈总动脉
4. 右颈内动脉
5. 左颈内动脉
6. 左颈内动脉中度狭窄伴硬化斑块
7. 左颈总动脉
8. 左锁骨下动脉

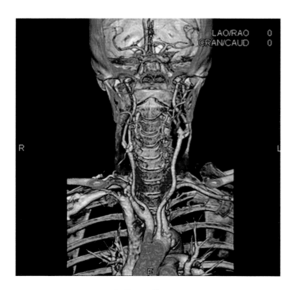

图 3.36　3D VRT 彩色重建，正面观。

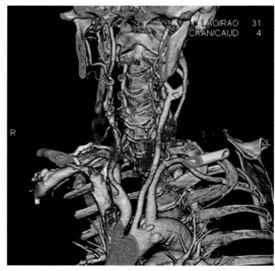

图 3.37　3D VRT 彩色重建，左斜平面。

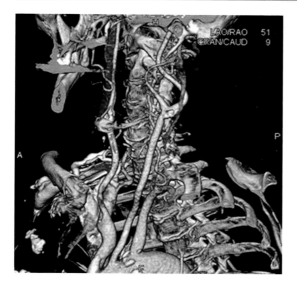

图 3.38　3D VRT 彩色重建，左斜平面。

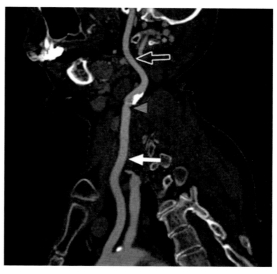

图 3.40　3D MIP 重建。
全箭头：左颈总动脉
空心箭：左颈内动脉
无尾箭：左侧钙化病变伴中度狭窄

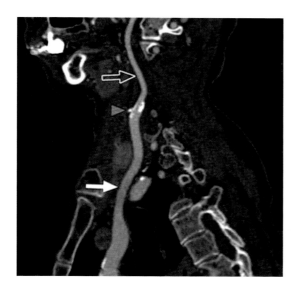

图 3.39　3D MIP 重建。
全箭头：左颈总动脉
空心箭：左颈内动脉
无尾箭：左侧钙化病变伴中度狭窄

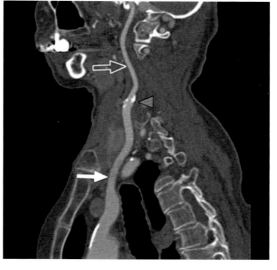

图 3.41　3D MPR 重建。
全箭头：右颈总动脉
空心箭：右颈内动脉
无尾箭：左侧中度狭窄

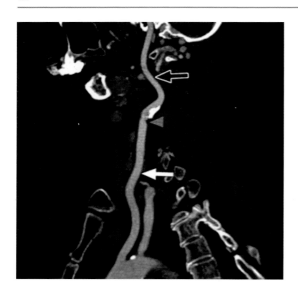

图 3.42　3D MPR 重建。

全箭头：右颈总动脉

空心箭：右颈内动脉

无尾箭 ：左侧中度狭窄

3.7 增强颈动脉血管造影：右颈内动脉严重狭窄或闭塞

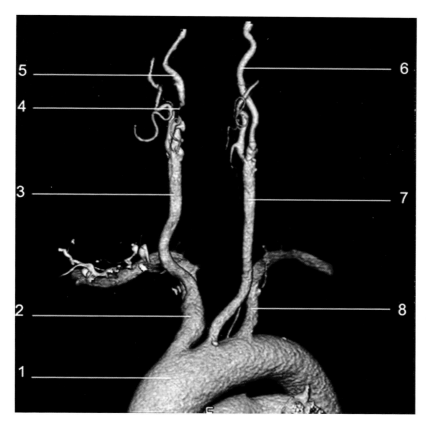

图 3.43 3D VRT 彩色重建，去除骨骼结构后。
1. 主动脉
2. 头臂干
3. 右颈总动脉
4. 闭塞性病变
5. 右颈内动脉
6. 左颈内动脉
7. 左颈总动脉
8. 左锁骨下动脉

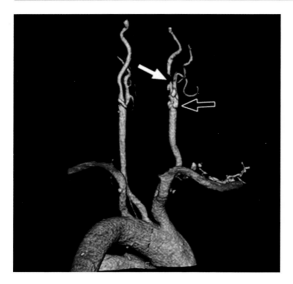

图 3.44   3D VRT 彩色重建，去除骨骼结构后，
后面观。
全箭头 ：闭塞性病变
空心箭 ：钙化斑块

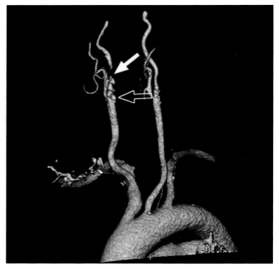

图 3.46   3D VRT 彩色重建，去除骨骼结构后，
前斜平面。
全箭头 ：闭塞性病变
空心箭 ：钙化斑块

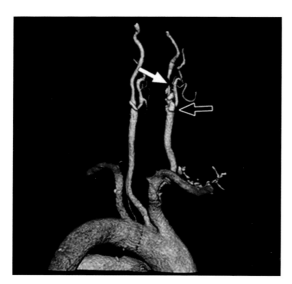

图 3.45   3D VRT 彩色重建，去除骨骼结构后，
后斜平面。
全箭头 ：闭塞性病变
空心箭 ：钙化斑块

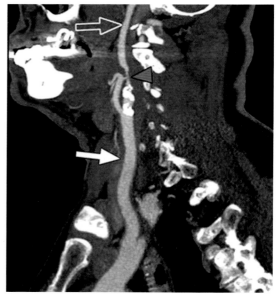

图 3.47   3D MIP 重建。
全箭头 ：右颈内动脉
空心箭 ：右颈总动脉
无尾箭 ：右颈内动脉闭塞性病变

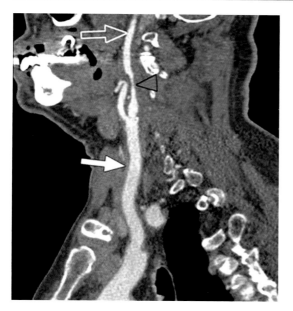

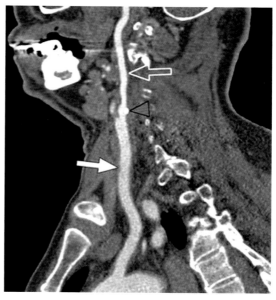

图 3.48　3D MPR 重建。
全箭头：　右颈内动脉
空心箭：　右颈总动脉
无尾箭：　右颈内动脉闭塞性病变

图 3.50　3D MPR 重建。
全箭头：　左颈总动脉
空心箭：　左颈内动脉
无尾箭：　钙化斑块

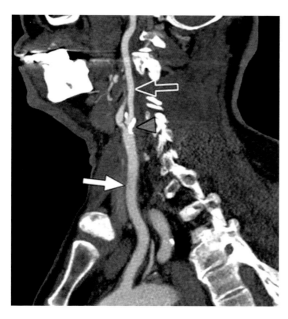

图 3.49　3D MIP 重建。
全箭头：　左颈总动脉
空心箭：　左颈内动脉
无尾箭：　钙化斑块

3.8 增强颈动脉血管造影：左颈内动脉闭塞

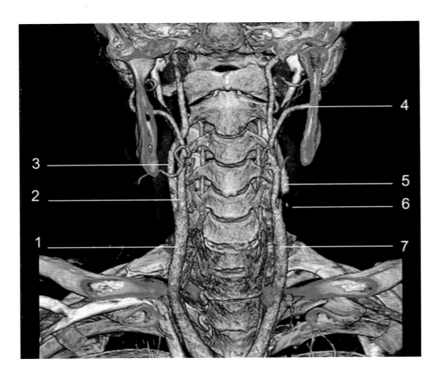

图 3.51　3D VRT 彩色重建，正面观。
1. 右颈总动脉
2. 右颈外动脉
3. 右颈内动脉
4. 左颈外动脉
5. 左颈内动脉
6. 闭塞性病变
7. 左颈总动脉

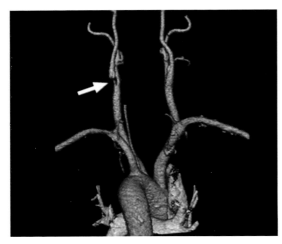

图 3.52　3D VRT 彩色重建，去除骨骼结构后，后面观。
全箭头：左颈内动脉闭塞性病变

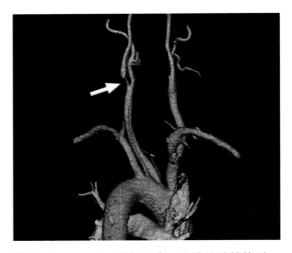

图 3.53　3D VRT 彩色重建，去除骨骼结构后，后斜平面。
全箭头：左颈内动脉闭塞性病变

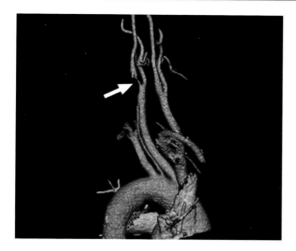

图 3.54　3D VRT 彩色重建，去除骨骼结构后，
矢状面。
全箭头：左颈内动脉闭塞性病变

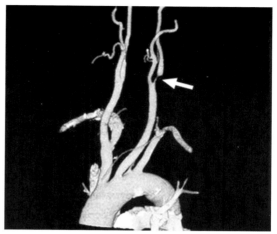

图 3.56　3D VRT 彩色重建，去除骨骼结构后，
前斜平面。
全箭头：左颈内动脉闭塞性病变

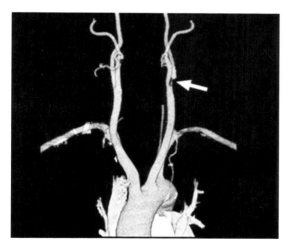

图 3.55　3D VRT 彩色重建，去除骨骼结构后，
前面观。
全箭头：左颈内动脉闭塞性病变

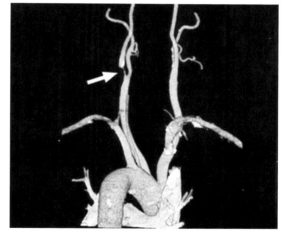

图 3.57　3D VRT 彩色重建，去除骨骼结构后，
后面观。
全箭头：左颈内动脉闭塞性病变

3.9 颈动脉血管造影：左颈内动脉闭塞

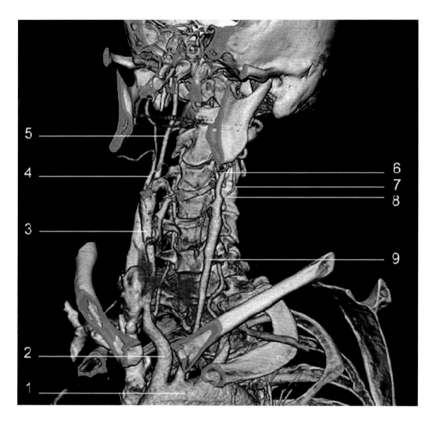

图 3.58   3D VRT 彩色重建，斜面观。
1. 主动脉
2. 头臂干
3. 右颈总动脉
4. 右颈外动脉
5. 右颈内动脉
6. 左颈外动脉
7. 左颈内动脉
8. 闭塞性病变
9. 左颈总动脉

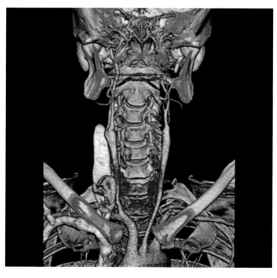

图 3.59   3D VRT 彩色重建，正面观。

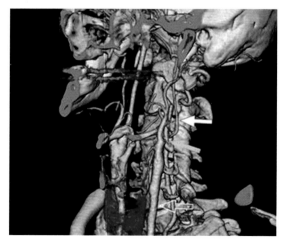

图 3.60   3D VRT 彩色重建，放大图像
空心箭：左颈总动脉
全箭头：左颈内动脉
黄色箭头：管腔闭塞性病变

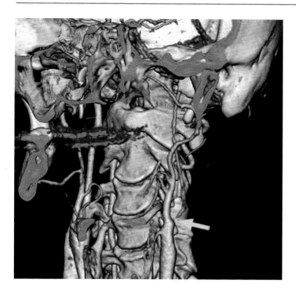

图 3.61　3D VRT 彩色重建，斜面观。该黄色箭头指示管腔闭塞性病变

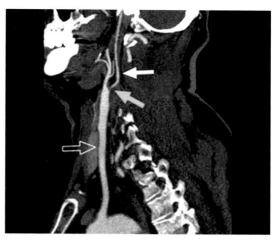

图 3.63　3D MIP 彩色重建
空心箭：左颈总动脉
全箭头：左颈内动脉
黄色箭头：管腔闭塞性病变

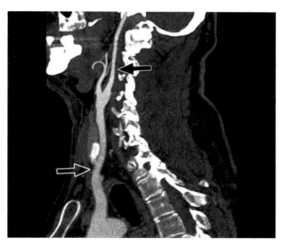

图 3.62　3D MIP 彩色重建
空心箭：右颈总动脉
全箭头：右颈内动脉

3.10   颈动脉血管造影：右颈内动脉完全闭塞

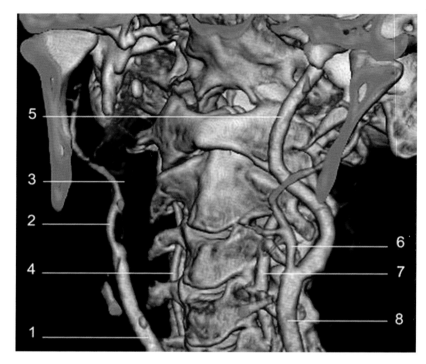

图 3.64   3D VRT 彩色重建，放大图像，斜面观
1. 右颈总动脉
2. 右颈外动脉
3. 颈内动脉闭塞
4. 右椎动脉
5. 左颈内动脉
6. 左颈外动脉
7. 左椎动脉
8. 左颈总动脉

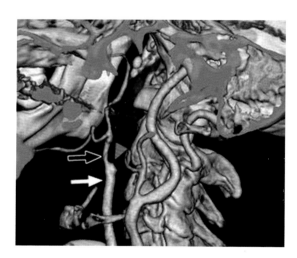
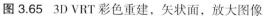

图 3.65   3D VRT 彩色重建，矢状面，放大图像
全箭头：右颈总动脉
空心箭：右颈外动脉
无尾箭：右颈内动脉慢性闭塞

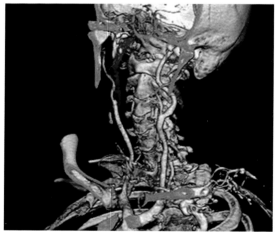

图 3.66   3D VRT 彩色重建，斜面观

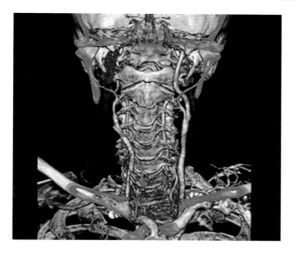

图 3.67 3D VRT 彩色重建，正面观

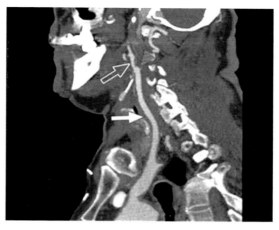

图 3.69 3D MIP 重建
全箭头：右颈总动脉
空心箭：右颈内动脉
无尾箭：右颈内动脉慢性闭塞

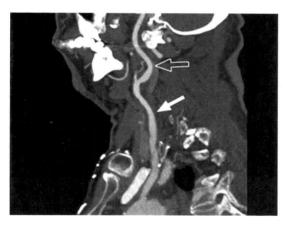

图 3.68 3D MIP 重建
全箭头：左颈总动脉
空心箭：左颈内动脉

3.11　颈动脉血管造影：左锁骨下动脉近端严重狭窄

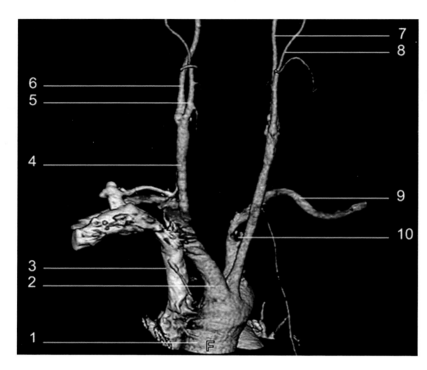

图 3.70　3D VRT 彩色重建，去除骨骼结构后
1. 主动脉
2. 头臂干
3. 上腔静脉
4. 右颈总动脉
5. 右颈外动脉
6. 右颈内动脉
7. 左颈内动脉
8. 左颈外动脉
9. 左锁骨下动脉
10. 严重狭窄病变

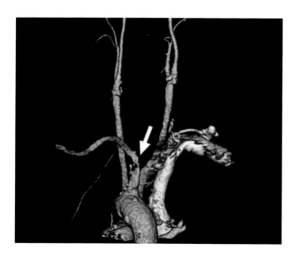

图 3.71　3D VRT 彩色重建，去除骨骼结构后，后面观
全箭头指示狭窄病变

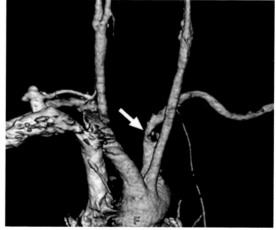

图 3.72　3D VRT 彩色重建，去除骨骼结构后，放大图像，前面观
全箭头指示狭窄病变

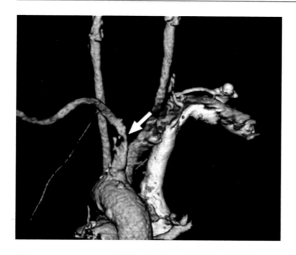

图 3.73 3D VRT 彩色重建，去除骨骼结构后，放大的图像，后面观
全箭头指示狭窄病变

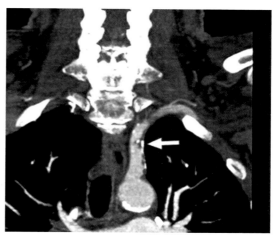

图 3.75 3D MIP 重建，正面观
全箭头：狭窄病变

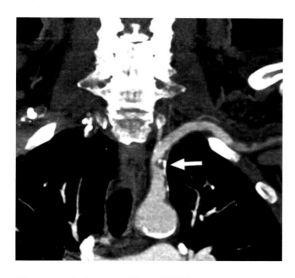

图 3.74 3D MPR 重建，正面观
全箭头：狭窄病变

3.12　颈动脉血管造影：左锁骨下动脉支架处闭塞

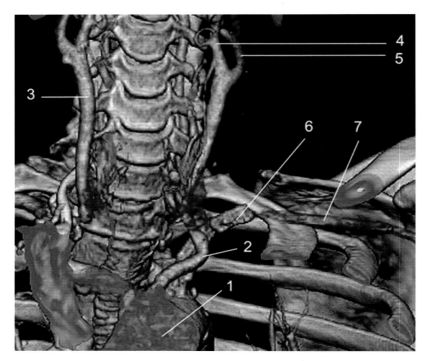

图 3.76　3D VRT 彩色重建，正面观，放大的图像
1. 主动脉
2. 左颈总动脉
3. 右颈总动脉
4. 左颈内动脉
5. 左颈外动脉
6. 支架
7. 左锁骨下动脉

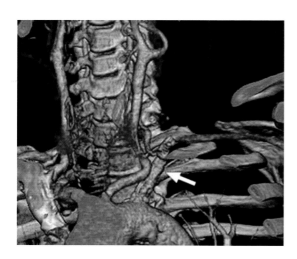

图 3.77　3D VRT 彩色重建，斜面观，放大的图像
全箭头指示支架

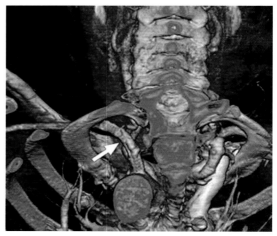

图 3.78　3D VRT 彩色重建，后面观，放大的图像
全箭头指示支架

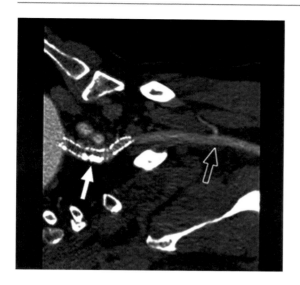

图 3.79 3D MPR 曲面重建
全箭头：支架闭塞
空心箭：左锁骨下动脉

第 4 章　胸腔血管造影

目录

4.1 升主动脉动脉瘤

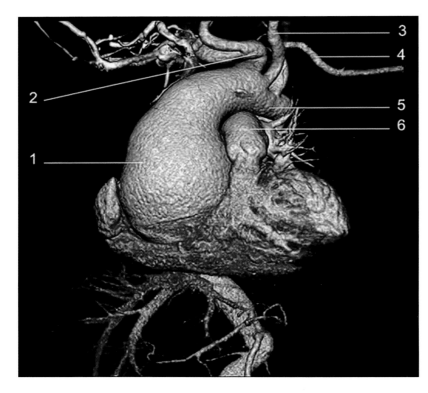

图 4.1 3D VRT 彩色重建，去除胸廓结构后
1. 升主动脉。动脉瘤扩张
2. 头臂干
3. 左颈总动脉
4. 左锁骨下动脉
5. 主动脉弓
6. 肺动脉干

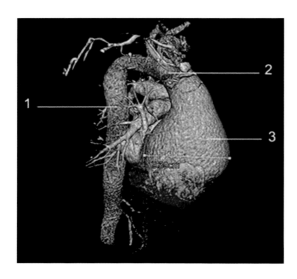

图 4.2 3D VRT 彩色重建，去除胸廓结构后
1. 胸降主动脉
2. 主动脉弓
3. 动脉瘤

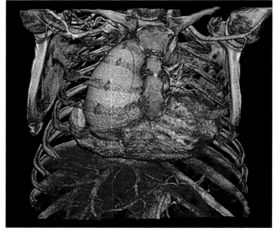

图 4.3 3D VRT 彩色重建，前面观

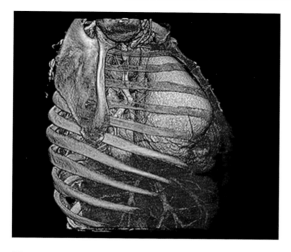

图 4.4 3D VRT 彩色重建，右矢状面

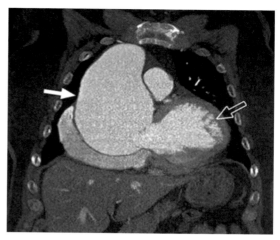

图 4.6 3D MIP 重建，冠状面
全箭头：动脉瘤
空心箭：左心室

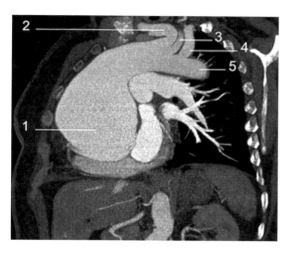

图 4.5 3D MIP 重建，冠状面

1. 动脉瘤
2. 头臂干
3. 左颈总动脉
4. 左锁骨下动脉
5. 降主动脉

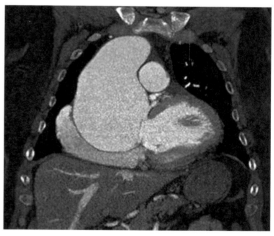

图 4.7 3D MIP 重建，冠状面

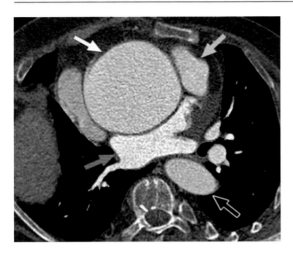

图 4.8 3D MIP 重建，轴向面
全箭头：动脉瘤
空心箭：降主动脉
黄色箭头：左心室
红色箭头：左心房

4.2 主动脉瓣上狭窄

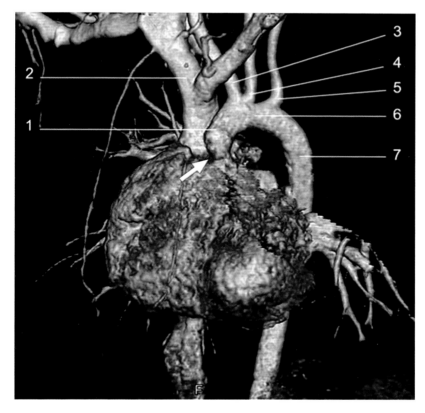

图 4.9 3D VRT 彩色重建，去除骨骼结构后
1. 升主动脉
2. 右头臂静脉
3. 头臂干
4. 左颈总动脉
5. 左锁骨下动脉
6. 主动脉弓
7. 降主动脉
箭头指示狭窄区

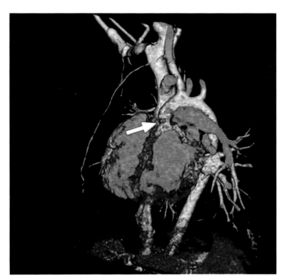

图 4.10 3D VRT 彩色重建，去除骨骼结构后，斜前平面
全箭头：瓣膜上狭窄区

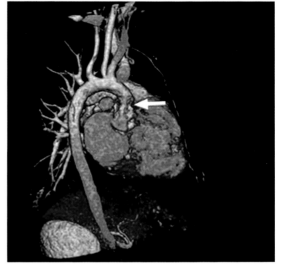

图 4.11 3D VRT 彩色重建，去除骨骼结构后，斜后平面
全箭头：瓣膜上狭窄区

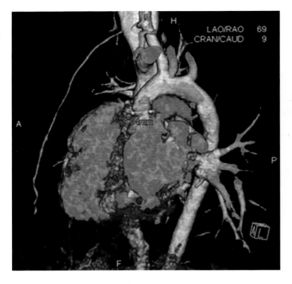

图 4.12　3D VRT 彩色重建，放大的图像

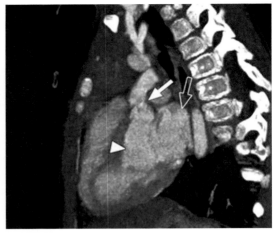

图 4.14　3D MIP 重建
全箭头：瓣膜上狭窄区
空心箭：左心房
无尾箭：左心室流出道

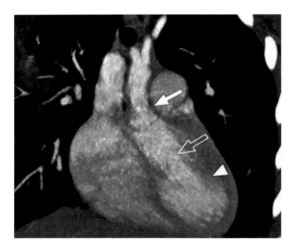

图 4.13　3D MIP 重建，左心室流出道
全箭头：瓣膜上狭窄区
空心箭：左心室流出道
无尾箭：左心室

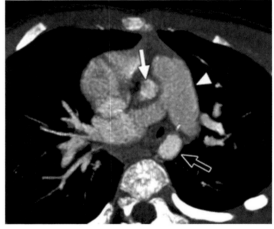

图 4.15　3D MIP 重建，轴向位
全箭头：升主动脉
空心箭：降主动脉
无尾箭：肺动脉干

4.3 升主动脉动脉瘤：峡部狭窄

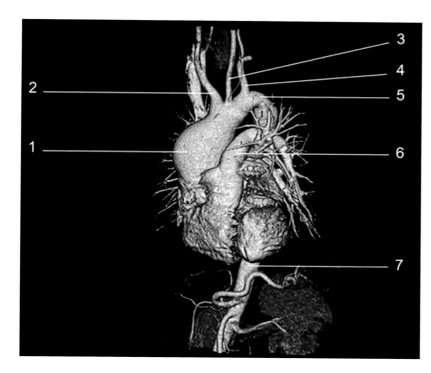

图 4.16 3D VRT 彩色重建，去除骨骼结构后，左前斜面观
1. 升主动脉
2. 头臂干
3. 左颈总动脉
4. 左锁骨下动脉
5. 峡部狭窄部位
6. 肺动脉干
7. 降主动脉

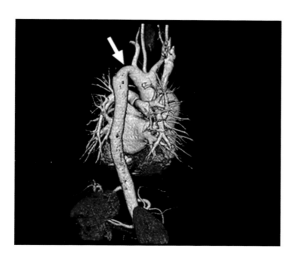

图 4.17 3D VRT 彩色重建，去除骨骼结构后，后斜面观
全箭头：峡部狭窄

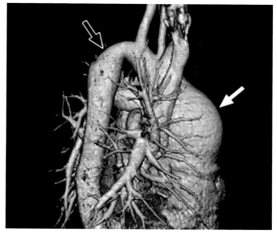

图 4.18 3D VRT 彩色重建，去除骨骼结构后，后斜面观
全箭头：扩张的升主动脉动脉瘤
空心箭：峡部狭窄

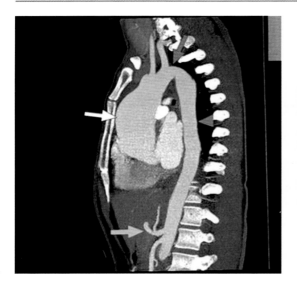

图 4.19　3D MIP 重建，矢状面
全箭头：升主动脉动脉瘤
全红箭头：峡部狭窄
红色无尾箭：胸主动脉
黄色箭头：腹腔干和肠系膜上动脉

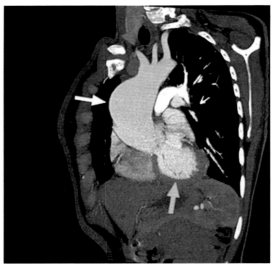

图 4.21　3D MIP 重建，矢状面
全箭头：升主动脉动脉瘤
黄色箭头：左心室
红色无尾箭：源自主动脉弓的血管

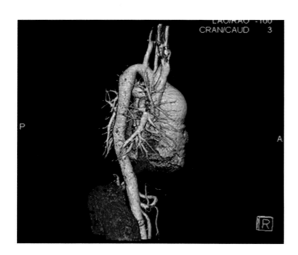

图 4.20　3D VRT 彩色重建，右矢状面

4.4　主动脉弓动脉瘤

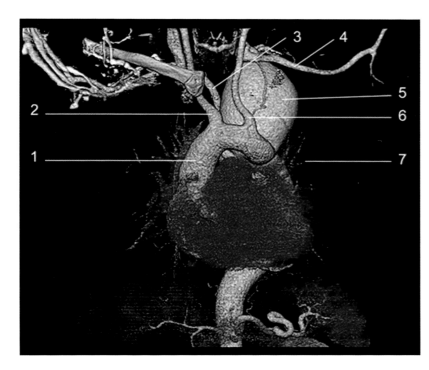

图 4.22　3D VRT 彩色重建，去除骨骼结构后，前面观
1. 升主动脉
2. 右颈总动脉
3. 右锁骨下动脉
4. 左锁骨下动脉
5. 主动脉弓动脉瘤
6. 左颈总动脉
7. 降主动脉

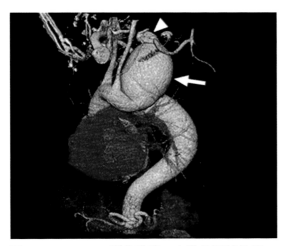

图 4.23　3D VRT 彩色重建，去除骨骼结构后，左前斜面观
全箭头：主动脉弓动脉瘤
无尾箭：左锁骨下动脉瘤上极水平出现的异常

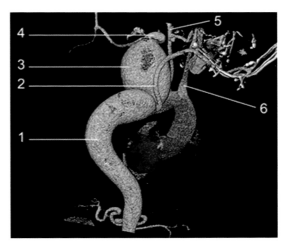

图 4.24　3D VRT 彩色重建，去除骨骼结构后，后面观
1. 胸主动脉
2. 右锁骨下动脉
3. 动脉瘤
4. 左锁骨下动脉
5. 左颈总动脉
6. 右颈总动脉

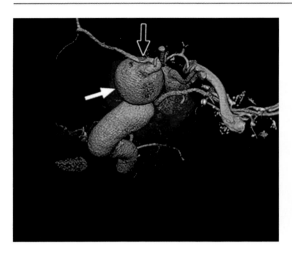

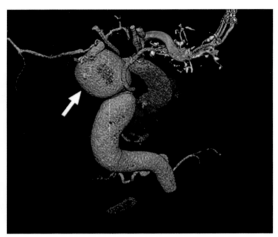

图 4.25　3D VRT 彩色重建，去除骨骼结构后，
后冠状面
全箭头：动脉瘤
空心箭：位于左锁骨下动脉头端的动脉瘤

图 4.27　3D VRT 彩色重建，去除骨骼结构后，
后面观
箭头指示动脉瘤

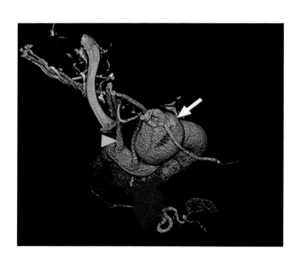

图 4.26　3D VRT 彩色重建，去除骨骼结构后，
前冠状面
全箭头：动脉瘤
黄色无尾箭：右颈总动脉
红色无尾箭：左颈总动脉

4.5　升主动脉动脉瘤：慢性主动脉夹层

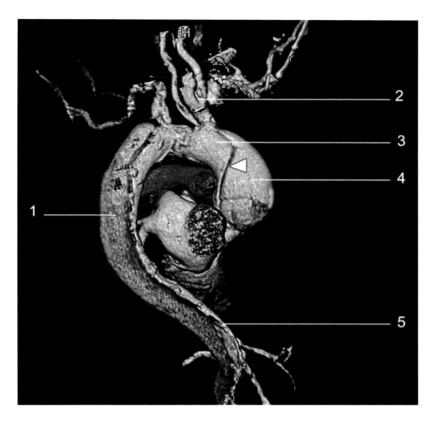

图 4.28 3D VRT 彩色重建，右斜面观
1. 升主动脉
2. 头臂干
3. 升主动脉
4. 主动脉夹层动脉瘤
5. 降主动脉"真"腔
无尾箭：夹层

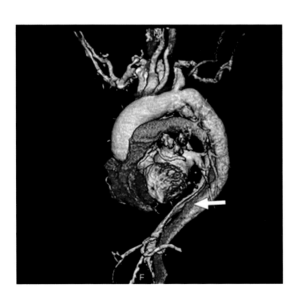

图 4.29 3D VRT 彩色重建，右斜面观
箭头：夹层

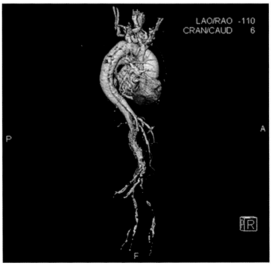

图 4.30 3D VRT 彩色重建，腹主动脉侧面观

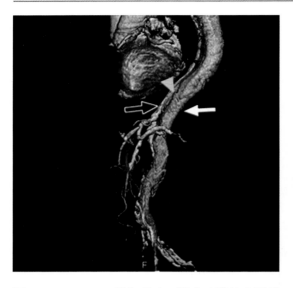

图 4.31　3D VRT 彩色重建，降主动脉放大图像
全箭头：假腔
空心箭：真腔
黄色无尾箭：夹层

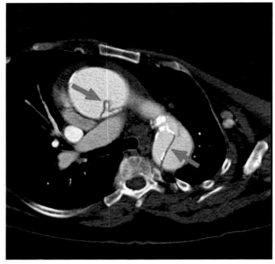

图 4.33　3D MIP 重建，轴向面
红色箭头：夹层

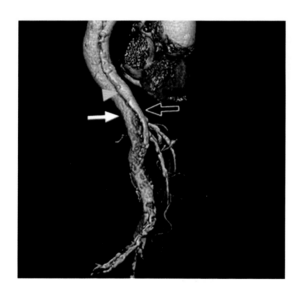

图 4.32　3D VRT 彩色重建，降主动脉放大图像
全箭头：假腔
空心箭：真腔
黄色无尾箭：夹层

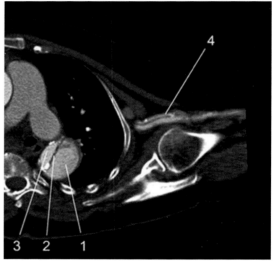

图 4.34　3D MIP 重建，轴向面
1. 假腔
2. 夹层
3. 降主动脉真腔
4. 左锁骨下动脉夹层

4.6　创伤后降主动脉动脉瘤

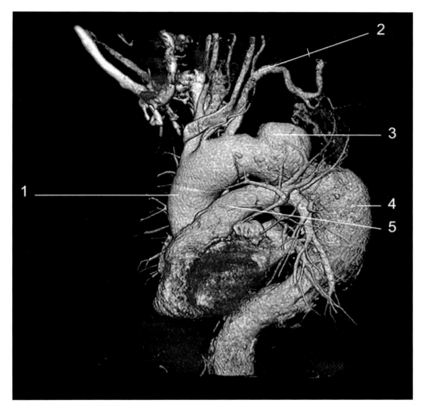

图 4.35　3D VRT 彩色重建，去除骨骼结构后，左前斜面观
1. 升主动脉
2. 左锁骨下动脉
3. 峡部动脉瘤
4. 降主动脉动脉瘤扩张
5. 肺动脉干

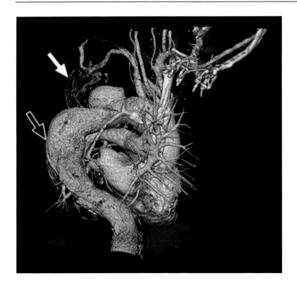

图 4.36   3D VRT 彩色重建，去除骨骼结构后，右后斜面观
全箭头：夹层
空心箭：降主动脉动脉瘤扩张

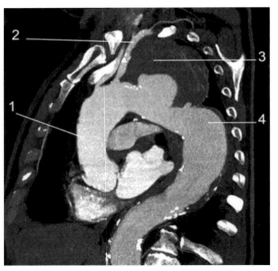

图 4.38   3D MIP 重建，矢状面
1. 升主动脉
2. 左锁骨下动脉
3. 动脉瘤伴壁血栓形成
4. 降主动脉瘤伴血栓形成及血管壁钙化

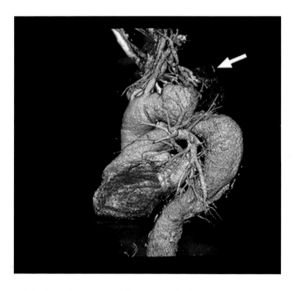

图 4.37   3D VRT 彩色重建；左侧面观
全箭头：动脉瘤

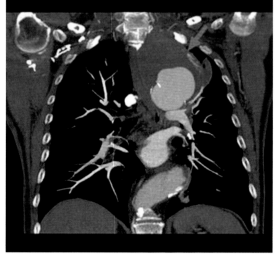

图 4.39   3D MIP 重建，前面观
红色箭头：血栓样动脉瘤

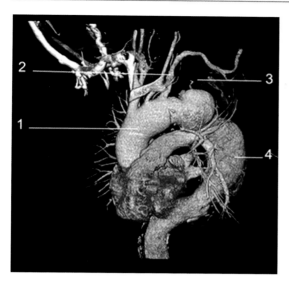

图 4.40 3D VRT 重建
1. 升主动脉
2. 左锁骨下动脉
3. 动脉瘤伴壁血栓形成
4. 降主动脉瘤伴血栓形成及血管壁钙化

4.7 降主动脉巨大动脉瘤

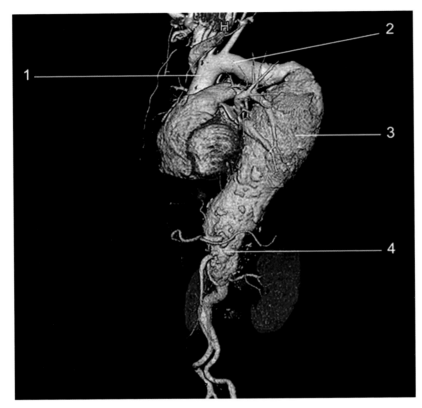

图 4.41 3D VRT 彩色重建，左前斜面观
1. 升主动脉
2. 主动脉弓
3. 胸主动脉
4. 腹主动脉

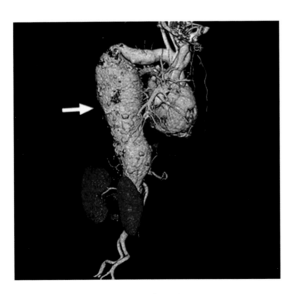

图 4.42 3D VRT 彩色重建，右后面观
全箭头指示降主动脉巨大动脉瘤

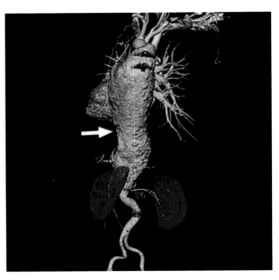

图 4.43 3D VRT 彩色重建，后面观
全箭头指示降主动脉巨大动脉瘤

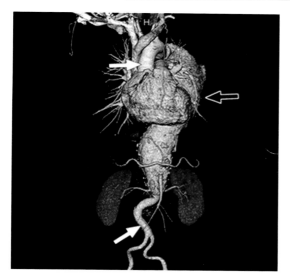

图 4.44　3D VRT 彩色重建，正面观
全箭头：正常口径的升主动脉和腹主动脉
空心箭：巨大动脉瘤

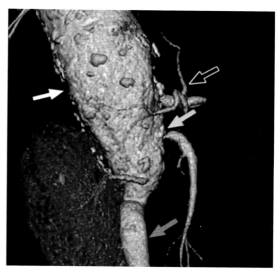

图 4.46　3D VRT 彩色重建，放大图像
全箭头：动脉瘤
空心箭：腹腔干
黄色箭头：肠系膜上动脉严重狭窄性病变
红色箭头：正常口径的腹主动脉

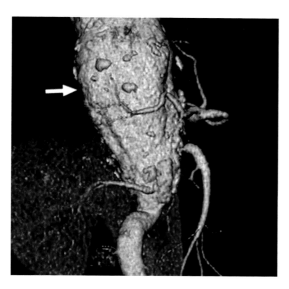

图 4.45　3D VRT 彩色重建，放大图像
全箭头：腹主动脉瘤伴钙化斑块

4.8 慢性降主动脉夹层

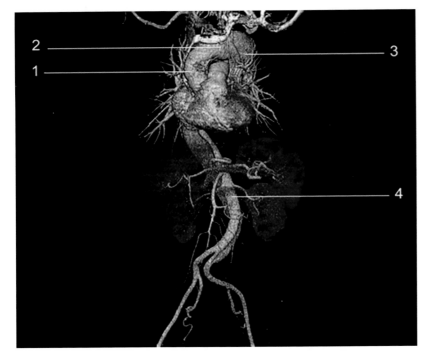

图 4.47 3D VRT 彩色重建，前面观
1. 升主动脉
2. 主动脉弓
3. 胸主动脉夹层
4. 腹主动脉夹层

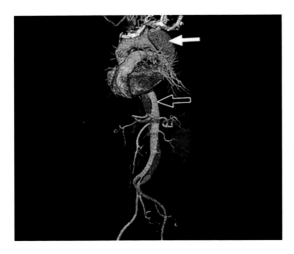

图 4.48 3D VRT 彩色重建，左前斜面观
全箭头：假腔
空心箭：真腔

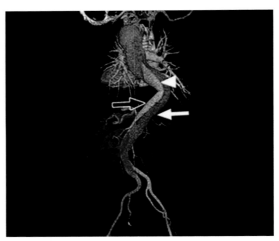

图 4.49 3D VRT 彩色重建，后面观
全箭头：假腔
空心箭：真腔
无尾箭：夹层

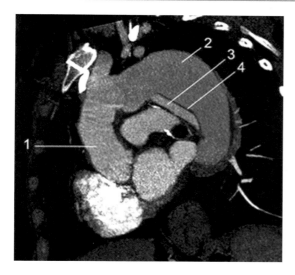

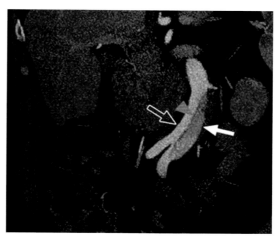

图 4.52　3D MIP 重建，腹主动脉前面观，远端
全箭头：假腔
空心箭：真腔
红色无尾箭：夹层

图 4.50　3D MIP 重建
1. 升主动脉
2. 假腔
3. 真腔
4. 夹层

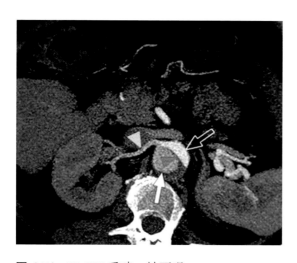

图 4.51　3D MIP 重建，轴面观
全箭头：假腔
空心箭：真腔
红色无尾箭：夹层
黄色无尾箭：右肾动脉近端夹层

4.9 右肺动脉狭窄

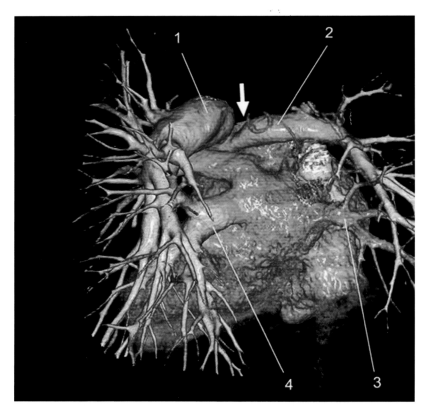

图 4.53 3D VRT 彩色重建，去除胸廓结构后
1. 左肺动脉
2. 右肺动脉
3. 右肺静脉
4. 左肺静脉
全箭头指示右肺动脉出现狭窄

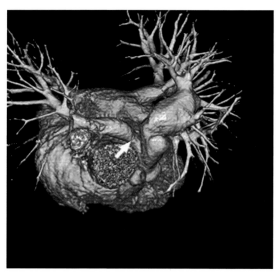

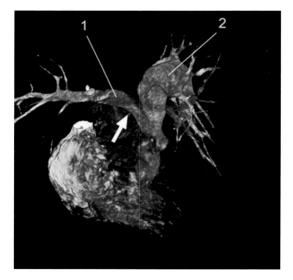

图 4.54 3D VRT 彩色重建，去除胸廓结构后，冠状面观
全箭头指示狭窄区域

图 4.55 3D VRT 重建，正面观
1. 右肺动脉
2. 左肺动脉
全箭头指示狭窄区域

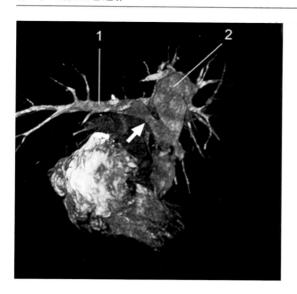

图 4.56　3D VRT 重建，正面观
1. 右肺动脉
2. 左肺动脉
全箭头指示狭窄区域

4.10   主动脉瓣膜置换后升主动脉动脉瘤和夹层

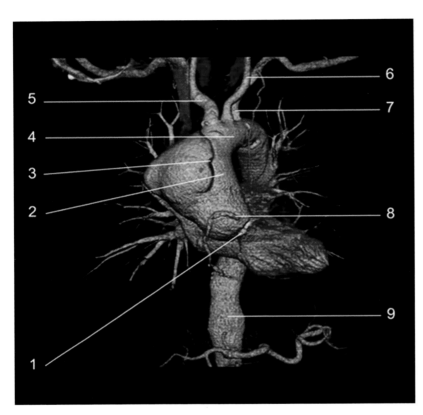

图 4.57   3D VRT 彩色重建，去除胸廓结构后，额面观

1. 人工主动脉瓣
2. 升主动脉扩张
3. 夹层
4. 主动脉弓
5. 头臂干
6. 左颈总动脉
7. 左锁骨下动脉
8. 右冠状动脉
9. 降主动脉

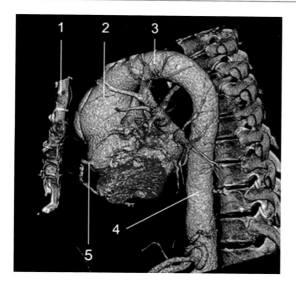

图 4.58 3D VRT 彩色重建，侧面观
1. 胸骨
2. 升主动脉动脉瘤
3. 主动脉弓
4. 降主动脉
5. 右冠状脉

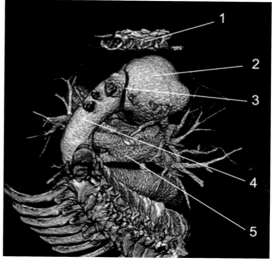

图 4.60 3D VRT 彩色重建，颅面观
1. 胸骨
2. 动脉瘤
3. 夹层
4. 主动脉弓
5. 左心房

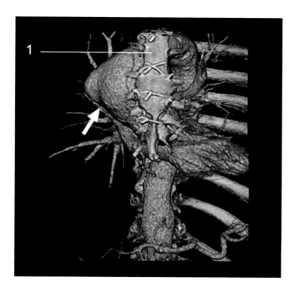

图 4.59 3D VRT 彩色重建，额面观
1. 金属线缝合胸骨
全箭头：动脉瘤

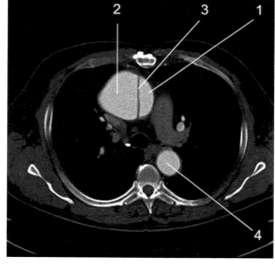

图 4.61 3D VRT 彩色重建，横断面
1. 升主动脉真腔
2. 升主动脉假腔
3. 夹层
4. 降主动脉

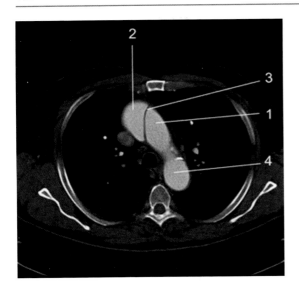

图 4.62 3D MIP 重建，横断面
1. 升主动脉真腔
2. 夹层
3. 升主动脉假腔
4. 降主动脉

4.11 肺血栓栓塞

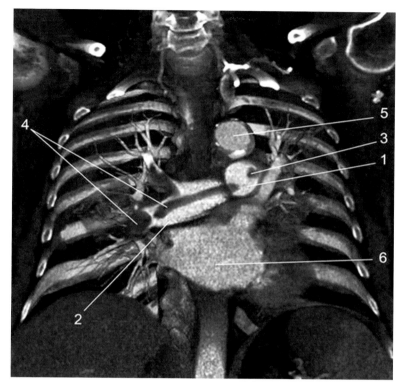

图 4.63 3D MIP 重建，额面观
1. 左肺动脉
2. 右肺动脉
3. 左肺动脉血栓
4. 右肺动脉血栓
5. 主动脉
6. 左心房

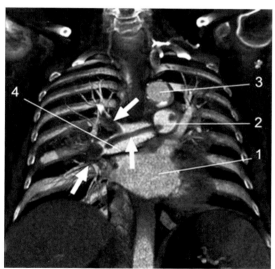

图 4.64 3D MIP 重建，额面观
1. 左心房
2. 左肺动脉
3. 主动脉
4. 右肺动脉
全箭头指示血栓

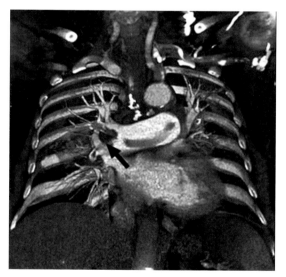

图 4.65 3D MIP 重建，额面观
全箭头指示血栓

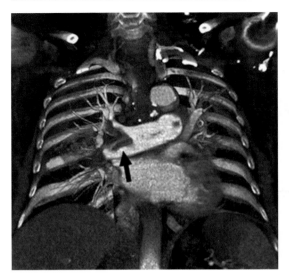

图 4.66 3D MIP 重建，额面观
全箭头指示血栓

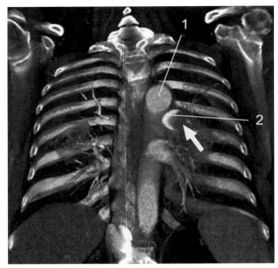

图 4.68 3D MIP 重建，额面观
1. 主动脉
2. 左肺动脉
全箭头指示大血栓

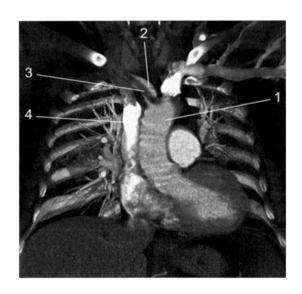

图 4.67 3D MIP 重建，额面观
1. 升主动脉
2. 头臂干
3. 头臂干血栓
4. 上腔静脉

4.12　右侧部分静脉异常引流

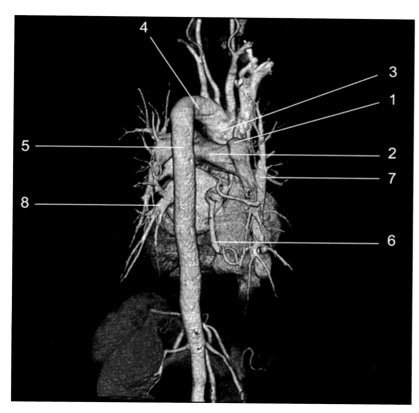

图 4.69　3D VRT 彩色重建，去除胸廓结构后，后面观
1. 右肺动脉
2. 左肺动脉
3. 升主动脉
4. 主动脉弓
5. 降主动脉
6. 右上肺静脉
7. 下腔静脉异常引流
8. 左肺静脉

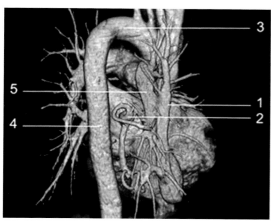

图 4.70　3D VRT 彩色重建，去除胸廓结构后，右后斜面观
1. 异常静脉引流
2. 右肺静脉
3. 主动脉弓
4. 降主动脉
5. 右肺动脉

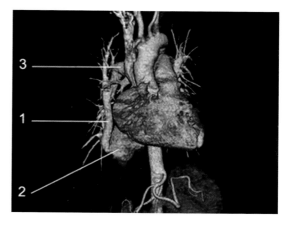

图 4.71　3D VRT 彩色重建，额面观
1. 肺静脉异常引流
2. 上腔静脉
3. 右肺动脉

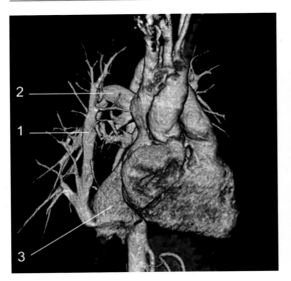

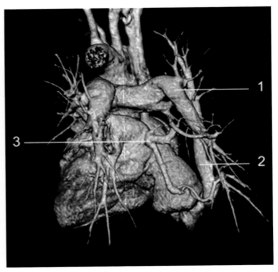

图 4.72 3D VRT 彩色重建，右前斜面观
1. 肺静脉异常引流
2. 右肺动脉
3. 下腔静脉

图 4.74 3D VRT 彩色重建，后面观
1. 右肺动脉
2. 肺静脉异常引流
3. 右肺静脉

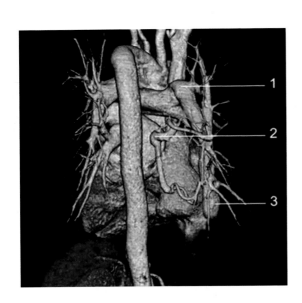

图 4.73 3D VRT 彩色重建，后面观
1. 右肺动脉
2. 右肺静脉
3. 肺静脉异常引流

4.13　部分静脉异常引流

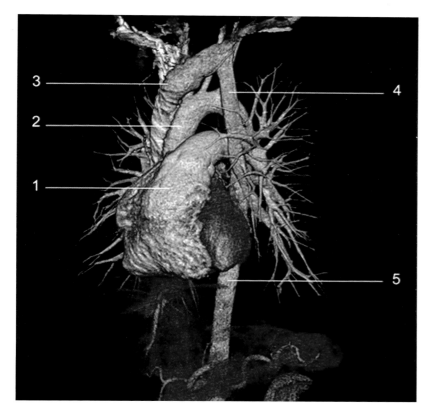

图 4.75　3D VRT 彩色重建，去除胸廓结构后，后面观
1. 肺动脉干
2. 升主动脉
3. 上腔静脉
4. 静脉异常引流
5. 降主动脉

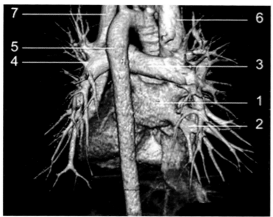

图 4.76　3D VRT 彩色重建，去除胸廓结构后，后面观
1. 左心房
2. 右下肺静脉
3. 右肺动脉
4. 左肺动脉
5. 降主动脉
6. 上腔静脉
7. 静脉异常引流

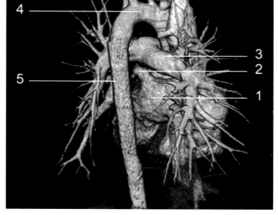

图 4.77　3D VRT 彩色重建，去除胸廓结构后，后斜面观
1. 左心房
2. 左上肺静脉
3. 右肺动脉
4. 主动脉弓
5. 胸主动脉

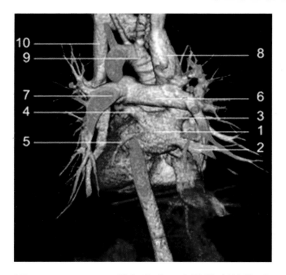

图 4.78　3D VRT 彩色重建，去除胸廓结构后，后面观
1.　左心房
2.　右下肺静脉
3.　右上肺静脉
4.　左上肺静脉
5.　左下肺静脉
6.　右肺动脉
7.　左肺动脉
8.　上腔静脉
9.　主动脉弓
10.　静脉异常引流

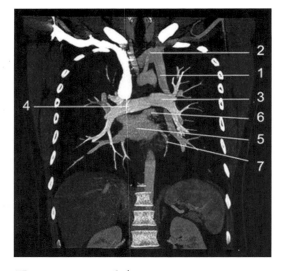

图 4.80　3D MIP 重建
1.　静脉异常引流
2.　左头臂干静脉
3.　左肺动脉
4.　右肺动脉
5.　左心房
6.　左上肺静脉
7.　左下肺静脉

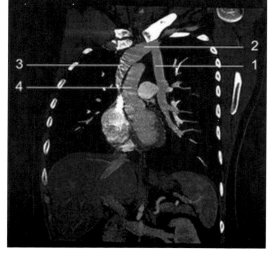

图 4.79　3D MIP 重建
1.　静脉异常引流
2.　头臂干
3.　上腔静脉
4.　升主动脉

4.14 主动脉弓中断

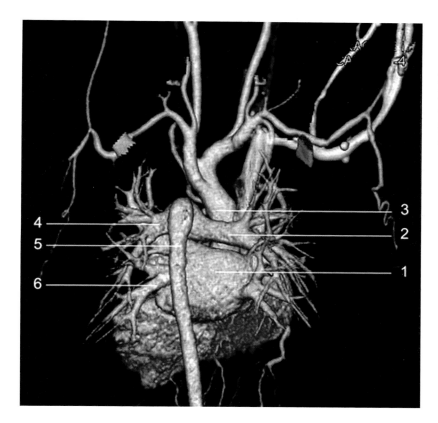

图 4.81 3D VRT 彩色重建，去除胸廓结构后
1. 左心房
2. 右肺动脉
3. 升主动脉
4. 左肺动脉
5. 降主动脉
6. 左肺静脉

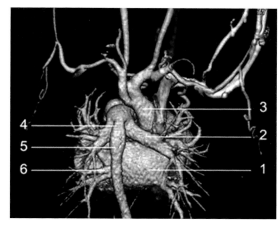

图 4.82 3D VRT 彩色重建，去除胸廓结构后
1. 左心房
2. 右肺动脉
3. 升主动脉
4. 永存动脉通路
5. 降主动脉
6. 左肺静脉

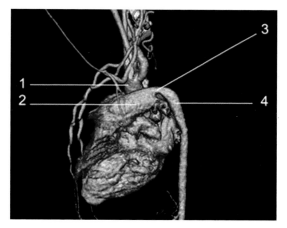

图 4.83 3D VRT 彩色重建，去除胸廓结构后
1. 升主动脉
2. 肺动脉干
3. 永存动脉通路
4. 降主动脉

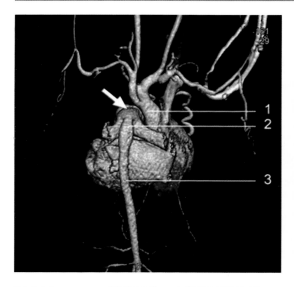

图 4.84 3D VRT 彩色重建，去除胸廓结构后
1. 升主动脉
2. 永存动脉通路
3. 降主动脉
全箭头指示主动脉弓不可视区域

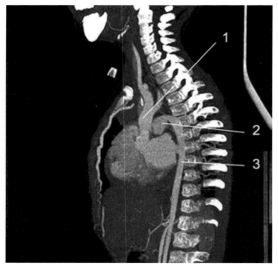

图 4.86 3D MIP 重建，矢状面
1. 升主动脉
2. 永存动脉通路
3. 降主动脉

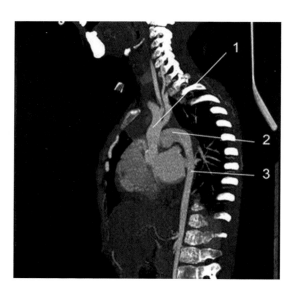

图 4.85 3D MIP 重建，矢状面
1. 升主动脉
2. 永存动脉通路
3. 降主动脉

第 5 章　冠状动脉造影

目录

5.1　正常冠状动脉

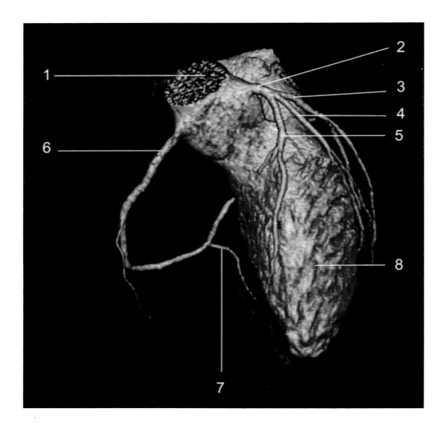

图 5.1　冠状动脉 CT 造影——3D VRT 彩色重建
1. 主动脉
2. 左冠状动脉
3. 旋支
4. 中间支
5. 前室间支
6. 右冠状动脉
7. 后室间支
8. 左心室

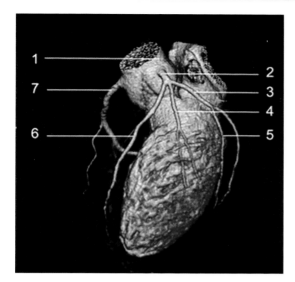

图 5.2 冠状动脉 CT 造影 3D VRT 重建
1. 主动脉
2. 左冠状动脉
3. 旋支
4. 中间支
5. 左缘支
6. 前室间支
7. 右冠状动脉

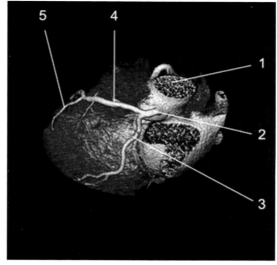

图 5.4 冠状动脉 CT 造影 3D VRT 重建
1. 主动脉
2. 左冠状动脉
3. 旋支
4. 前室间支
5. 下缘支

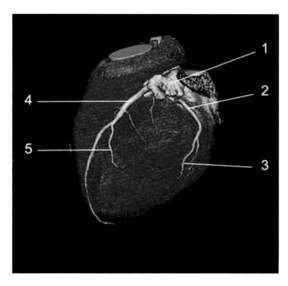

图 5.3 冠状动脉 CT 造影 3D VRT 重建
1. 左心耳
2. 旋支
3. 左缘支
4. 前室间支
5. 外侧支

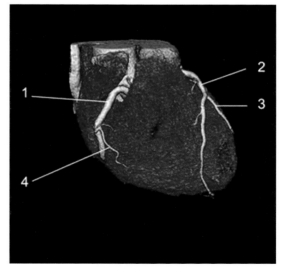

图 5.5 冠状动脉 CT 造影 3D VRT 重建
1. 右冠状动脉
2. 前室间支
3. 对角支
4. 右缘支

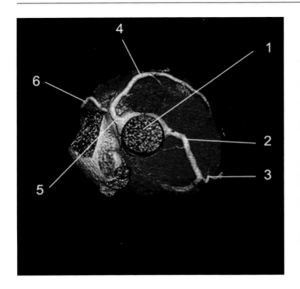

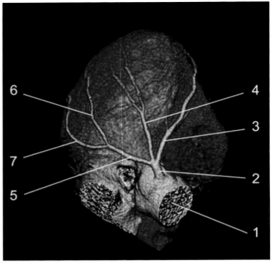

图 5.6 冠状动脉 CT 造影 3D VRT 重建
1. 主动脉
2. 右冠状动脉
3. 右缘支
4. 前室间支
5. 左冠状动脉
6. 旋支

图 5.7 冠状动脉 CT 造影 3D VRT 重建
1. 主动脉
2. 左冠状动脉
3. 左缘支
4. 中间支
5. 旋支
6. 左缘支
7. 左缘支

5.2 旋支异位开口

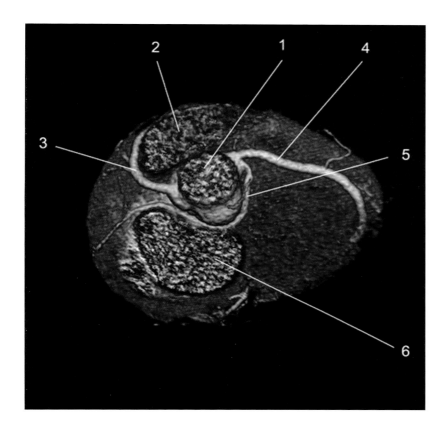

图 5.8 冠状动脉 CT 造影 3D VRT 彩色重建
1. 主动脉
2. 手术切除后的肺动脉干
3. 前室间支
4. 右冠状动脉
5. 主动脉后旋支
6. 左心房

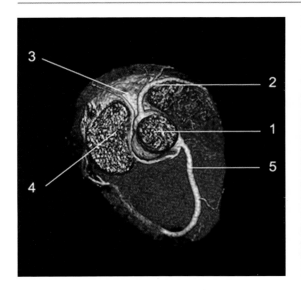

图5.9 冠状动脉 CT 造影 3D VRT 彩色重建
1. 主动脉
2. 前室间支
3. 旋支
4. 左心房
5. 前室间支

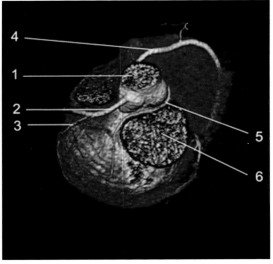

图5.11 冠状动脉 CT 造影 3D VRT 彩色重建
1. 主动脉
2. 前室间支
3. 外侧支
4. 右冠状动脉
5. 旋支
6. 左心房

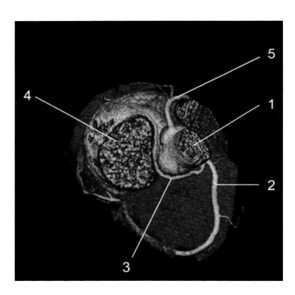

图5.10 冠状动脉 CT 造影 3D VRT 彩色重建
1. 主动脉
2. 右冠状动脉
3. 旋支
4. 左心房
5. 前室间支

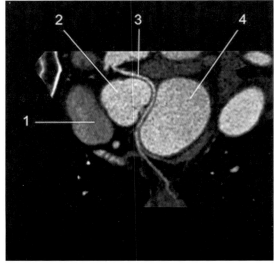

图5.12 血管造影术 3D MIP 重建
1. 主动脉
2. 主动脉后左心房前的旋支
3. 左心房
4. 肺动脉

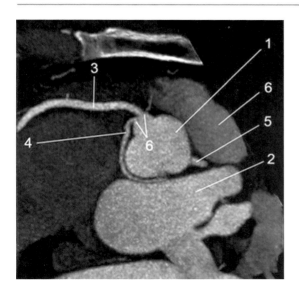

图 5.13 血管造影术 3D MIP 重建

1. 主动脉
2. 左心房
3. 右冠状动脉
4. 旋支
5. 前室间支
6. 两条冠状动脉的分离口（右冠状动脉和旋支）

5.3　右冠状动脉异位开口于主动脉后壁

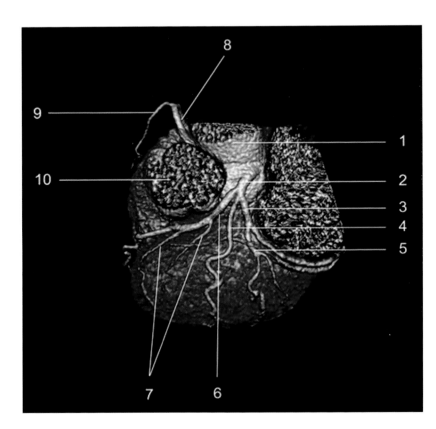

图 5.14　冠状动脉 CT 造影 3D VRT 彩色重建
1. 主动脉
2. 左冠状动脉干
3. 旋支
4. 中间支
5. 左缘支
6. 前室间支
7. 外侧支
8. 右冠状动脉
9. 右缘支
10. 肺动脉干

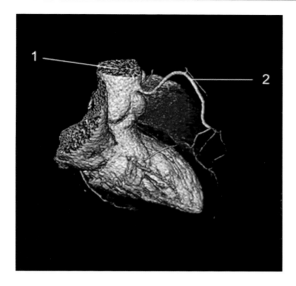

图 5.15　冠状动脉 CT 造影 3D 彩色 VRT 重建
1. 主动脉
2. 右冠状动脉位于主动脉窦上方的主动脉后壁的开口

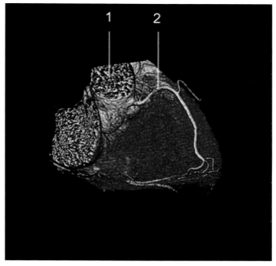

图 5.17　冠状动脉 CT 造影 3D VRT 彩色重建
1. 主动脉
2. 右冠状动脉

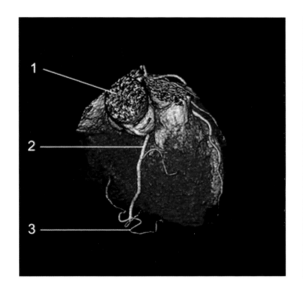

图 5.16　冠状动脉 CT 造影 3D VRT 彩色重建
1. 主动脉
2. 右冠状动脉位于主动脉窦上方的主动脉后壁的开口
3. 右缘支

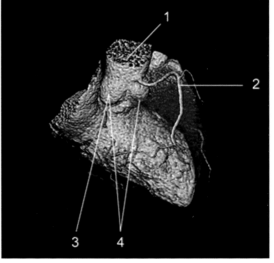

图 5.18　冠状动脉 CT 造影 3D VRT 彩色重建
1. 主动脉
2. 右冠状动脉
3. 主动脉窦的无冠瓣
4. 右冠状动脉瓣，本例为起源于无冠瓣的右冠状动脉

5.4　三个冠状动脉位于不同开口

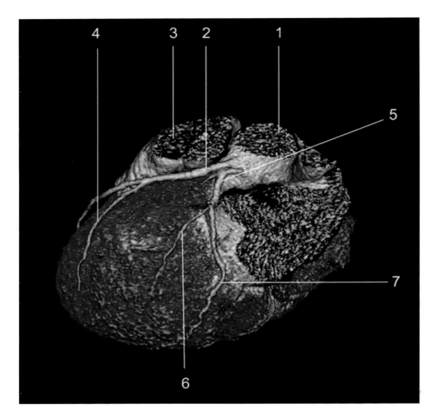

图 5.19　冠状动脉 CT 造影 3D VRT 彩色重建
1. 主动脉
2. 左冠状动脉
3. 肺动脉
4. 外侧支
5. 旋支
6. 左缘支
7. 左缘支

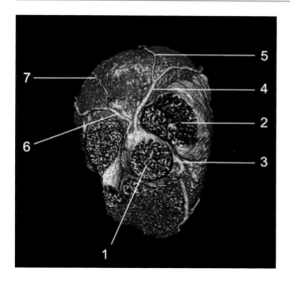

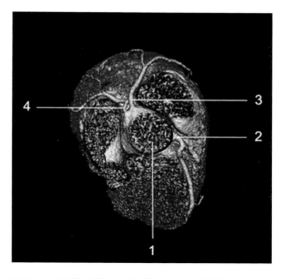

图 5.20 冠状动脉 CT 造影 3D VRT 彩色重建
1. 主动脉
2. 肺动脉
3. 右冠状动脉
4. 前室间支
5. 外侧支
6. 旋支
7. 左缘支

图 5.22 冠状动脉 CT 造影 3D VRT 彩色重建
1. 主动脉伴三个不同开口的冠状动脉
2. 右冠状动脉
3. 前室间支
4. 旋支

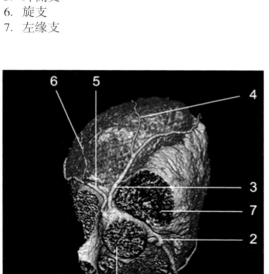

图 5.21 冠状动脉 CT 造影 3D VRT 彩色重建
1. 主动脉
2. 右冠状动脉
3. 前室间支
4. 外侧支
5. 旋支
6. 左缘支
7. 肺动脉

5.5　右冠状动脉异位开口于肺动脉干

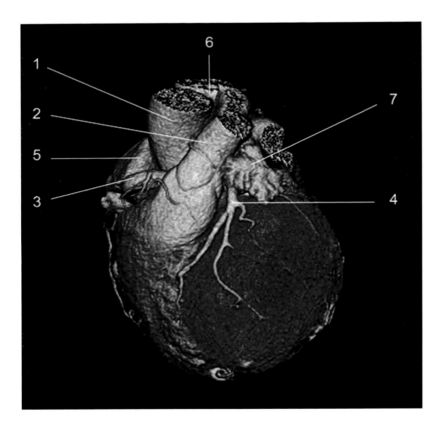

图 5.23　冠状动脉 CT 造影 3D VRT 彩色重建
1. 主动脉
2. 肺动脉干
3. 右冠状动脉
4. 左冠状动脉
5. 右心耳
6. 上腔静脉
7. 左心耳

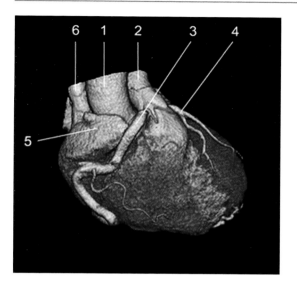

图 5.24　3D VRT 彩色重建
1. 主动脉
2. 肺动脉干
3. 右冠状动脉
4. 左冠状动脉
5. 右心耳
6. 上腔静脉

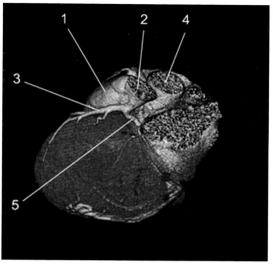

图 5.26　3D VRT 彩色重建
1. 肺动脉干
2. 左冠状动脉
3. 前室间支
4. 主动脉
5. 旋支

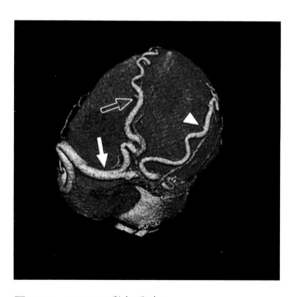

图 5.25　3D VRT 彩色重建
全箭头：右冠状动脉
空心箭：后室间支
无尾箭：右后外侧支

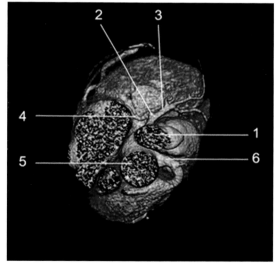

图 5.27　3D VRT 彩色重建
1. 肺动脉干
2. 左冠状动脉
3. 前室间支
4. 旋支
5. 主动脉
6. 右冠状动脉

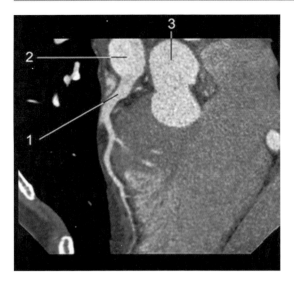

图 5.28 3D MPR 重建
1. 左冠状动脉干 + 前室间支
2. 肺动脉
3. 主动脉

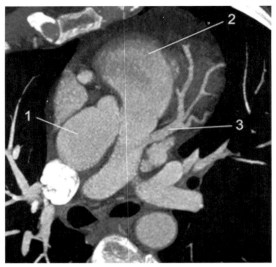

图 5.30 3D MIP 重建
1. 主动脉
2. 肺动脉干
3. 左冠状动脉干

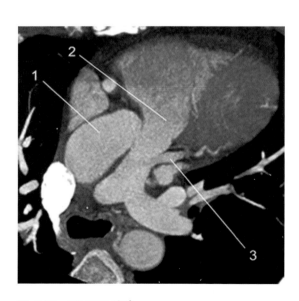

图 5.29 3D MIP 重建
1. 主动脉
2. 肺动脉干
3. 左冠状动脉干

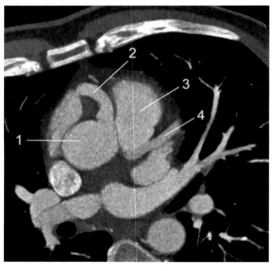

图 5.31 3D MIP 重建
1. 主动脉
2. 右冠状动脉
3. 肺动脉
4. 左冠状动脉干

5.6　冠状动脉和主－肺动脉瘘

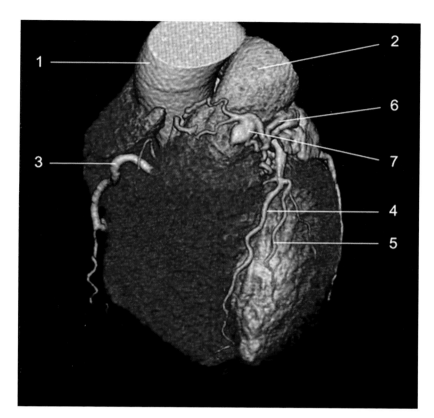

图 5.32　冠状动脉 CT 造影 3D VRT
1. 主动脉
2. 肺动脉干
3. 右冠状动脉
4. 室间支
5. 外侧支
6. 室间支前部与肺动脉间的瘘管
7. 瘘管汇合处的动脉瘤样扩张

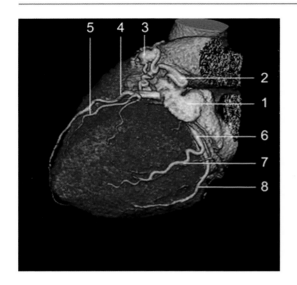

图 5.33 冠状动脉 CTA 3D VRT
1. 左心耳
2. 瘘
3. 动脉瘤
4. 前室间支
5. 外侧支
6. 旋支
7. 左缘支
8. 左缘支

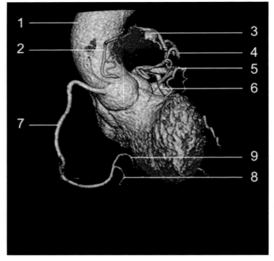

图 5.35 冠状动脉 CTA 3D VRT
1. 主动脉
2. 源于主动脉的瘘管
3. 动脉瘤扩张
4. 源于左冠状动脉的瘘管与肺动脉连通
5. 前室间支
6. 旋支
7. 右冠状动脉
8. 后室间支
9. 右后外侧支

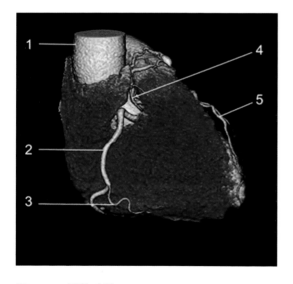

图 5.34 冠状动脉 CTA 3D VRT
1. 主动脉
2. 右冠状动脉
3. 右缘支
4. 主动脉前急性瘘管
5. 前室间支

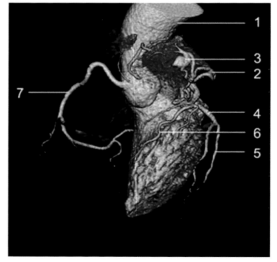

图 5.36 冠状动脉 CTA 3D VRT
1. 主动脉
2. 源于前室间支的瘘管与肺动脉连通
3. 动脉瘤扩张
4. 旋支
5. 左缘支
6. 前室间支
7. 右冠状动脉

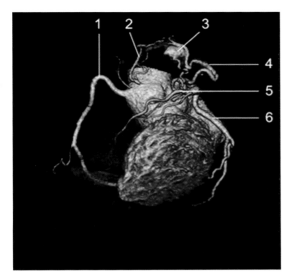 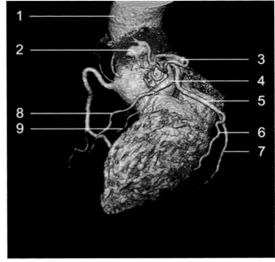

图 5.37 冠状动脉 CTA 3D VRT
1. 右冠状动脉
2. 瘘管
3. 动脉瘤扩张
4. 瘘管
5. 前室间支
6. 旋支

图 5.38 冠状动脉 CTA 3D VRT
1. 主动脉
2. 动脉瘤扩张
3. 瘘管
4. 前室间支近端
5. 旋支
6. 左缘支
7. 左缘支
8. 前室间支
9. 外侧支

5.7   冠状动脉钙化

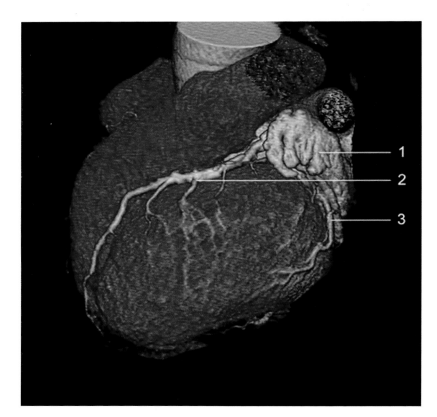

图 5.39   冠状动脉 CTA 3D VRT
1. 左心耳
2. 前室间支
3. 旋支

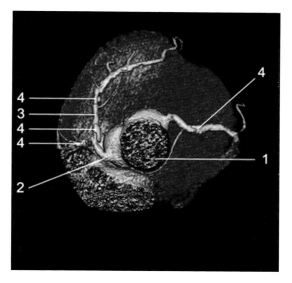

图 5.40 冠状动脉 CTA 3D VRT
1. 主动脉
2. 左冠状动脉干
3. 前室间支
4. 三条冠状动脉上的钙化斑块

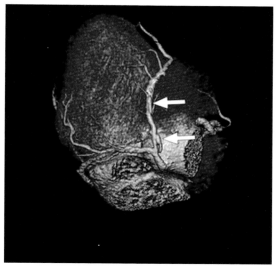

图 5.42 冠状动脉 CT 造影 3D VRT
全箭头指示动脉粥样硬化斑块钙化

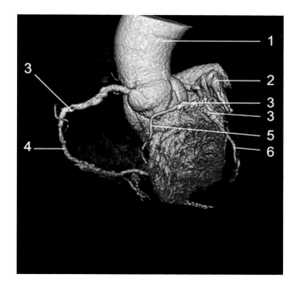

图 5.41 冠状动脉 CTA 3D VRT
1. 主动脉
2. 左心耳
3. 三条冠状动脉上的钙化斑块
4. 右冠状动脉
5. 前室间支
6. 旋支

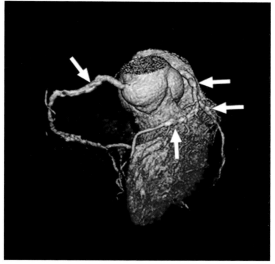

图 5.43 冠状动脉 CT 造影 3D VRT
全箭头指示动脉粥样硬化斑块钙化

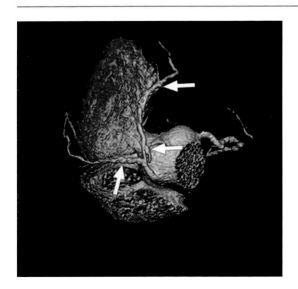

图 5.44 冠状动脉 CT 造影 3D VRT
全箭头指示动脉粥样硬化斑块钙化

5.8　单冠状动脉疾病：右冠状动脉闭塞

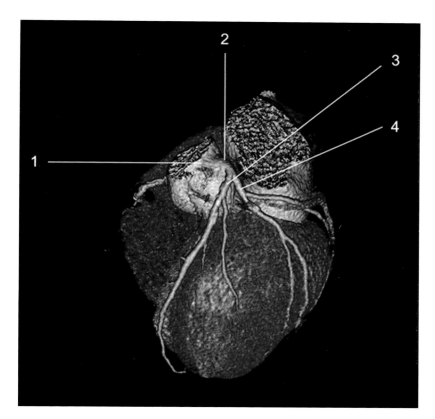

图 5.45　冠状动脉 CT 造影 3D VRT
1. 主动脉
2. 左冠状动脉干
3. 左室间支
4. 旋支

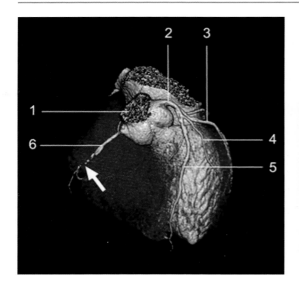

图 5.46 冠状动脉 CTA 3D VRT
1. 主动脉
2. 左冠状动脉干
3. 旋支
4. 外侧支
5. 前室间支
6. 右冠状动脉
全箭头指示右冠状动脉中段闭塞区

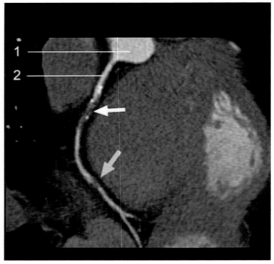

图 5.48 冠状动脉 CTA 3D MIP
1. 主动脉
2. 右冠状动脉
白色箭头：右冠状动脉中段闭塞区
黄色箭头：右冠状动脉远端闭塞区

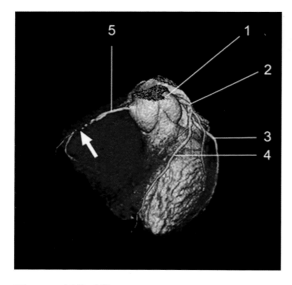

图 5.47 冠状动脉 CTA 3D VRT
1. 主动脉
2. 左冠状动脉干
3. 旋支
4. 前室间支
5. 右冠状动脉
箭头：右冠状动脉中段闭塞区

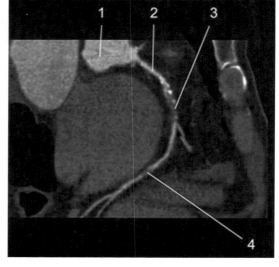

图 5.49 冠状动脉 CTA 3D MIP
1. 主动脉
2. 右冠状动脉
3 和 4. 右冠状动脉中段和远端闭塞区

5.9 前室间支中段闭塞性病变：右冠状动脉 – 前室间支 侧支循环

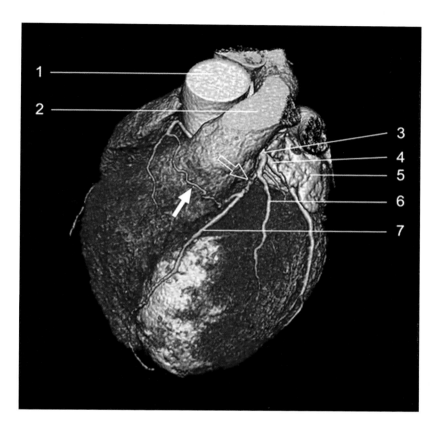

图 5.50　冠状动脉 CTA 3D VRT
1. 主动脉
2. 肺动脉干
3. 左冠状动脉干
4. 旋支
5. 左心耳
6. 外侧支
7. 前室间支—中段
白色箭头：侧支动脉
空心箭：闭塞 / 亚闭塞病变

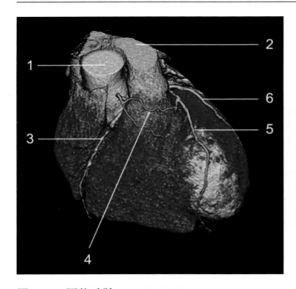

图 5.51　冠状动脉 CTA 3D VRT
1. 主动脉
2. 肺动脉干
3. 右冠状动脉
4. 右冠状动脉—前室间支
5. 前室间支—远侧部
6. 外侧支

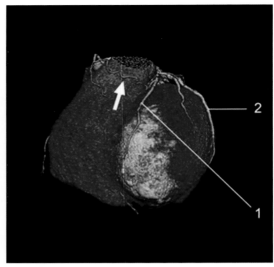

图 5.53　冠状动脉 CTA 3D VRT
1. 前室间支
2. 旋支
全箭头指示右冠状动脉前室间支

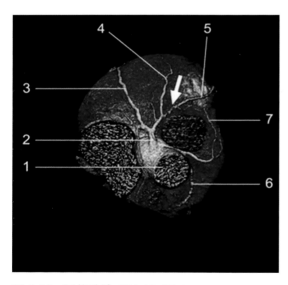

图 5.52　冠状动脉 CTA 3D VRT
1. 主动脉
2. 左冠状动脉干
3. 旋支
4. 外侧支
5. 前室间支
6. 右冠状动脉
7. 右冠状动脉—前室间支
全箭头指示前室间支中段闭塞区域

5.10 双血管冠心病

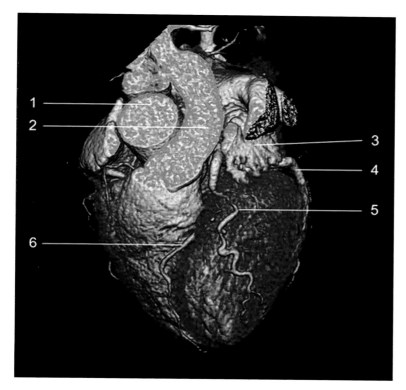

图 5.54 冠状动脉 CTA 3D VRT
1. 主动脉
2. 肺动脉
3. 左心耳
4. 旋支
5. 外侧支
6. 前室间支

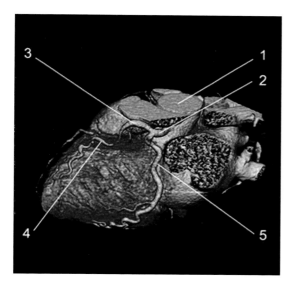

图 5.55 冠状动脉 CTA 3D VRT
1. 主动脉
2. 左冠状动脉干
3. 前室间支
4. 外侧支
5. 旋支

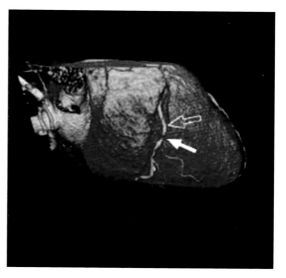

图 5.56 冠状动脉 CTA 3D VRT
全箭头：中段狭窄区
空心箭：右冠状动脉

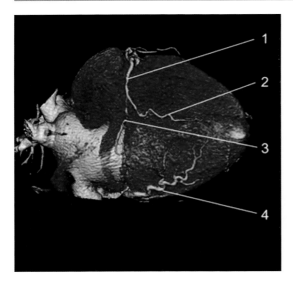

图 5.57　冠状动脉 CTA 3D VRT
1. 右冠状动脉—远端
2. 后室间支
3. 右后外侧支
4. 左缘支

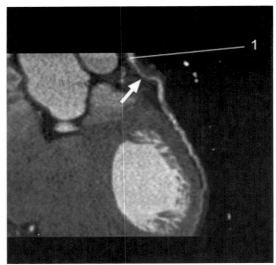

图 5.59　冠状动脉 CTA 3D MPR
1. 外侧支
全箭头指示严重的狭窄病变

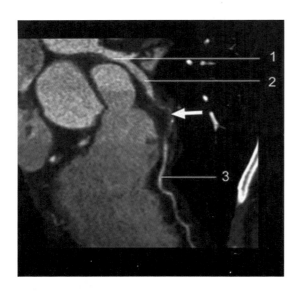

图 5.58　冠状动脉 CTA 3D MPR
1. 左冠状动脉干
2. 未闭合的前室间支—近端
3. 未闭合的前室间支—远端
全箭头指示中段的闭塞病变

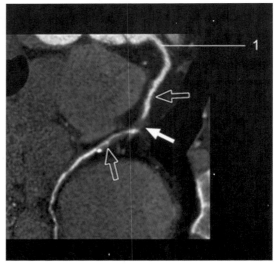

图 5.60　冠状动脉 CTA 3D MPR
1. 右冠状动脉
全箭头：右冠状动脉闭塞区域
空心箭：中度狭窄处的动脉粥样斑块

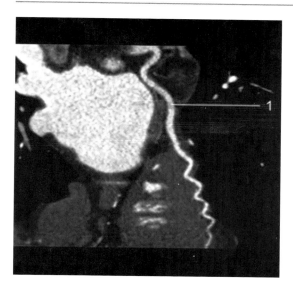

图 5.61　冠状动脉 CTA 3D MPR

1. 旋支 + 左缘支没有明显的狭窄病变

5.11 三血管冠心病

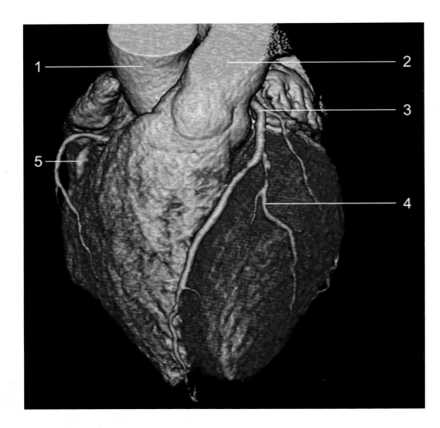

图 5.62 冠状动脉 CTA
3D VRT
1. 主动脉
2. 肺动脉干
3. 前室间支
4. 外侧支
5. 右冠状动脉

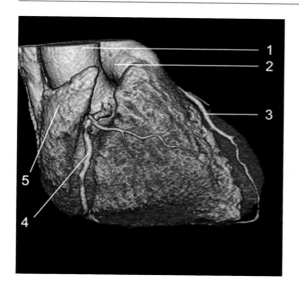

图 5.63 冠状动脉 CTA 3D VRT
1. 主动脉
2. 肺动脉干
3. 前室间支
4. 右冠状动脉
5. 右心耳

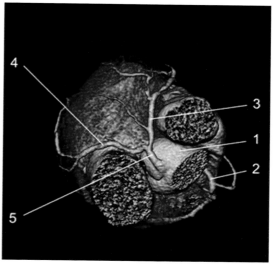

图 5.65 冠状动脉 CTA 3D VRT
1. 主动脉
2. 右冠状动脉
3. 前室间支
4. 旋支
5. 左冠状动脉干

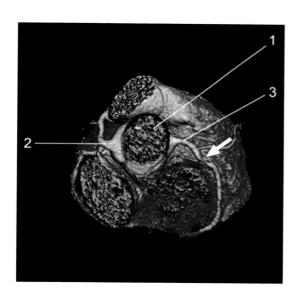

图 5.64 冠状动脉 CTA 3D VRT
1. 主动脉
2. 左冠状动脉干
3. 右冠状动脉
全箭头指示右冠状动脉近端的狭窄区域

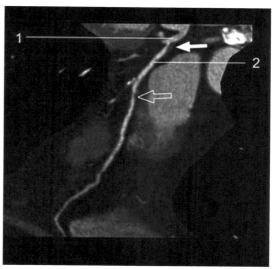

图 5.66 冠状动脉 CTA 3D MPR
1. 左冠状动脉
2. 前室间支
全箭头指示严重狭窄病变
空心箭指示严重狭窄病变

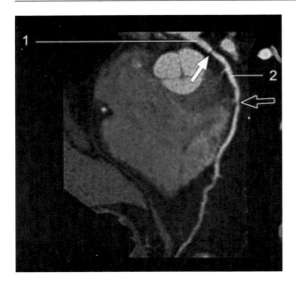

图 5.67 冠状动脉 CTA 3D MPR
1. 左冠状动脉
2. 前室间支
全箭头：位于前室间支的显著狭窄病变
空心箭：位于中段和远段的非钙化动脉粥样硬化斑块

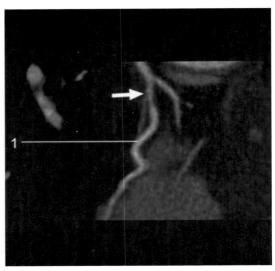

图 5.69 冠状动脉血管造影术 3D MPR
1. 左缘支
全箭头指示位于左缘支近端无明显钙化的狭窄斑块

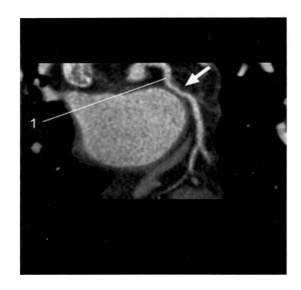

图 5.68 冠状动脉血管造影术 3D MPR
1. 旋支
全箭头指示位于旋支近端的非钙化轻度狭窄斑块

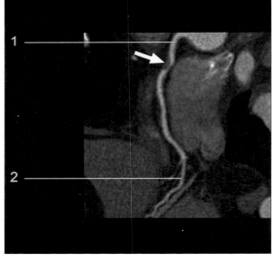

图 5.70 冠状动脉血管造影术 3D MPR
1. 右冠状动脉
2. 后室间支
全箭头指示位于右冠状动脉近端的非钙化偏心性斑块局部阻塞

5.12 左心室动脉瘤和前室间支闭塞

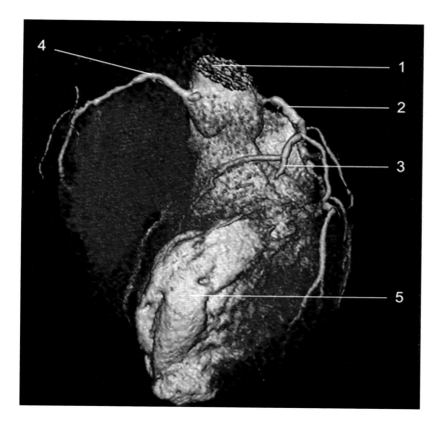

图 5.71 冠状动脉 CTA 3D VRT
1. 主动脉
2. 左冠状动脉干
3. 前室间支中、远端段闭塞
4. 右冠状动脉
5. 左心室动脉瘤

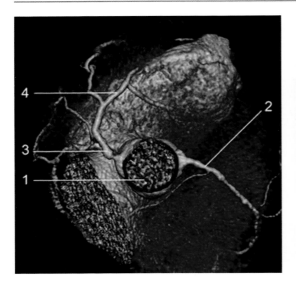

图 5.72 冠状动脉 CTA 3D VRT
1. 主动脉
2. 右冠状动脉
3. 左冠状动脉显著狭窄病变
4. 前室间支中段闭塞

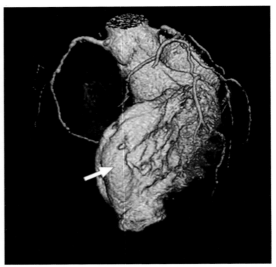

图 5.74 冠状动脉 CTA VRT
全箭头指示动脉瘤

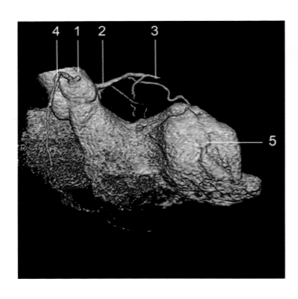

图 5.73 冠状动脉 CTA 3D VRT
1. 主动脉
2. 左冠状动脉干
3. 前室间支
4. 右冠状动脉
5. 左心室动脉瘤

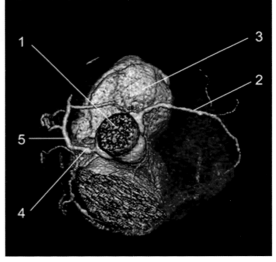

图 5.75 冠状动脉 CTA VRT
1. 主动脉
2. 右冠状动脉
3. 左心室动脉瘤
4. 左冠脉主干口严重狭窄病变
5. 前室间支

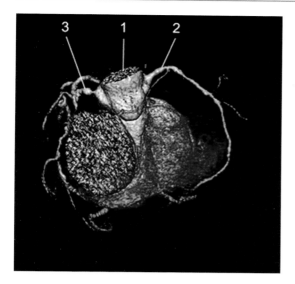

图 5.76 冠状动脉 CTA 3D VRT
1. 主动脉
2. 右冠状动脉
3. 左冠状动脉干

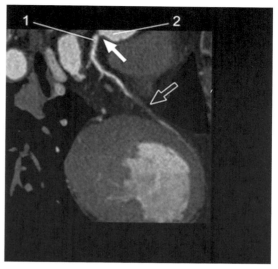

图 5.78 冠状动脉 CTA 3D MPR
1. 左冠状动脉干
2. 主动脉
全箭头：左冠状动脉口严重狭窄病变
空心箭：前室间支中段闭塞

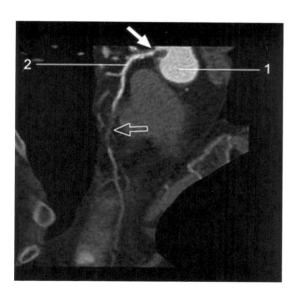

图 5.77 冠状动脉 CTA 3D MPR
1. 主动脉
2. 前室间支
箭头：左冠状动脉口显著狭窄病变
空心箭：前室间支中段闭塞

5.13 前室间支中段单冠状动脉病变支架置入术

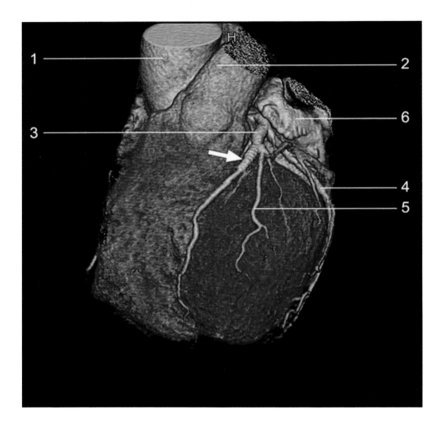

图 5.79 3D VRT 彩 色重建
1. 主动脉
2. 肺动脉干
3. 前室间支—近端部
4. 旋支
5. 外侧支
6. 左心耳
全箭头指示支架

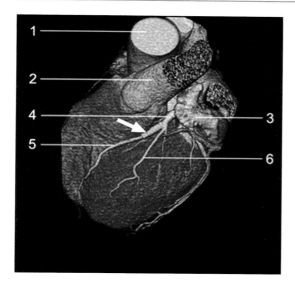

图 5.80 3D VRT 彩色重建
1. 主动脉
2. 肺动脉干
3. 左心耳
4. 前室间支—近端
5. 前室间支—远端
6. 外侧支
全箭头指示支架

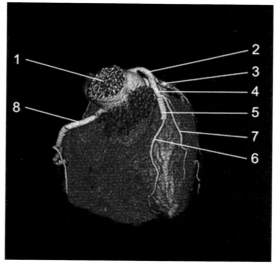

图 5.82 3D VRT 彩色重建
1. 主动脉
2. 左冠状动脉干
3. 旋支
4. 前室间支—近端
5. 前室间支中部的开放支架
6. 前室间支—远端
7. 外侧支
8. ACD

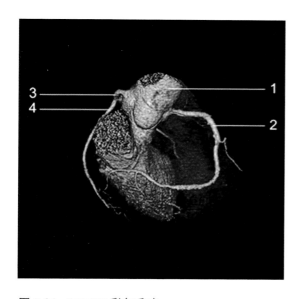

图 5.81 3D VRT 彩色重建
1. 主动脉
2. 右冠状动脉
3. 左冠状动脉干
4. 旋支

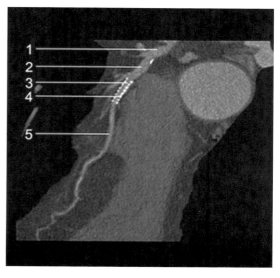

图 5.83 3D MPR 重建
1. 左冠状动脉干
2. 前室间支—近端
3. 支架开放
4. 支架
5. 前室间支—远端

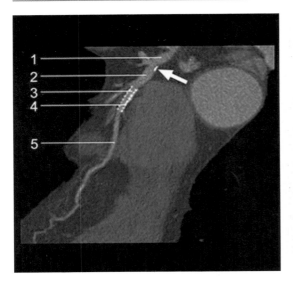

图 5.84 3D MPR 重建
1. 左冠状动脉干
2. 前室间支—近端
3. 开放的支架
4. 支架
5. 前室间支—远端
全箭头指示粥样硬化斑块钙化

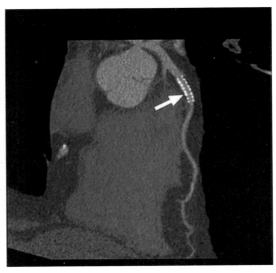

图 5.86 3D MPR 重建
箭头指示位于前室间支的可吸收支架

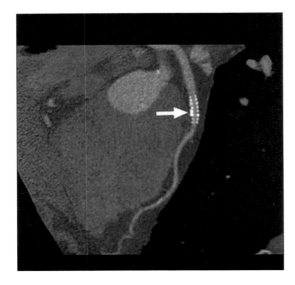

图 5.85 3D MPR 重建
全箭头指示位于前室间支中段的可吸收支架

5.14　支架植入后再狭窄

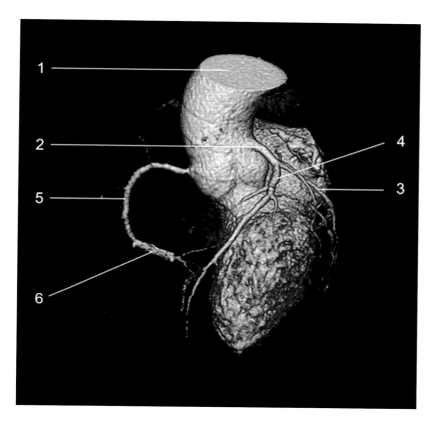

图 5.87　3D VRT 彩色重建

1. 主动脉
2. 左冠状动脉干
3. 旋支
4. 前室间支
5. 右冠状动脉
6. 从后十字交叉置入右冠状动脉近端的支架

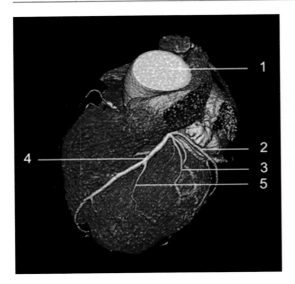

图 5.88 3D VRT 彩色重建
1. 主动脉
2. 旋支
3. 中房间支
4. 前室间支
5. 外侧支

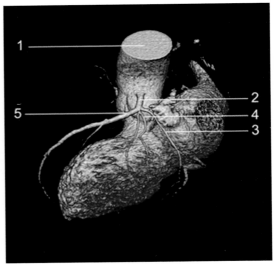

图 5.90 3D VRT 彩色重建
1. 主动脉
2. 左冠状动脉干
3. 旋支
4. 中房间支
5. 前室间支

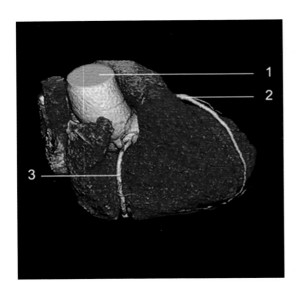

图 5.89 3D VRT 彩色重建
1. 主动脉
2. 前室间支
3. 右冠状动脉

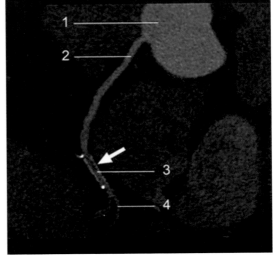

图 5.91 3D MPR 重建
1. 主动脉
2. 右冠状动脉
3. 支架
4. 分支
全箭头指示支架再狭窄区域

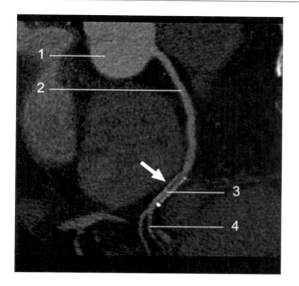

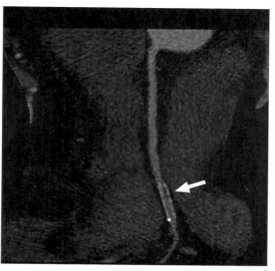

图 5.92　3D MPR 重建
1. 主动脉
2. 右冠状动脉
3. 支架
4. 分支
全箭头指示支架再狭窄区域

图 5.94　3D MPR 重建
全箭头指示支架再狭窄区域

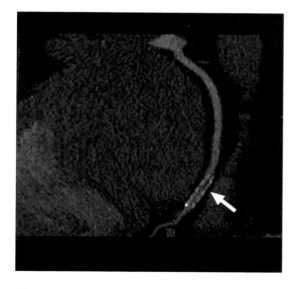

图 5.93　3D MPR 重建
全箭头指示支架再狭窄区域

5.15   右前室间支闭塞术

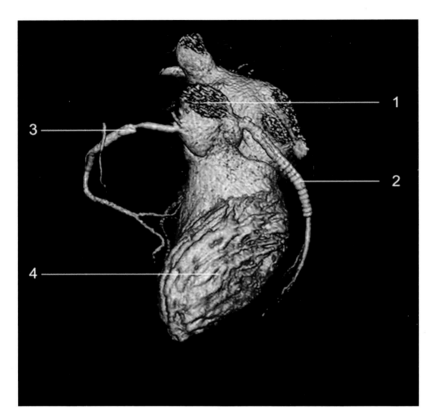

图 5.95   3D VRT 彩 色
重建
1. 主动脉
2. 旋支
3. 右冠状动脉
4. 左心室

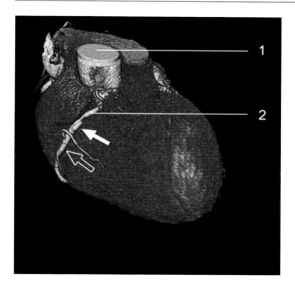

图 5.96 3D VRT 彩色重建
1. 主动脉
2. 右冠状动脉
全箭头：动脉粥样硬化斑块钙化
空心箭：支架

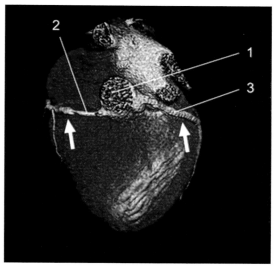

图 5.98 3D VRT 彩色重建
1. 主动脉
2. 右冠状动脉
3. 旋支
全箭头指示右冠状动脉和旋支支架

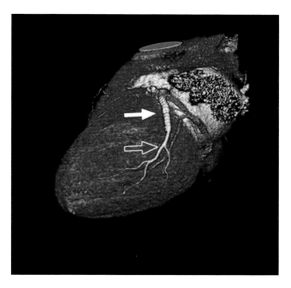

图 5.97 3D VRT 彩色重建
全箭头：旋支支架
空心箭：左缘支

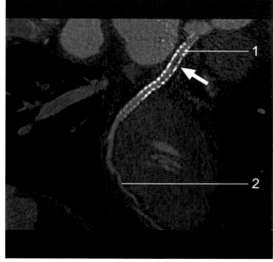

图 5.99 3D MPR 重建
1. 旋支支架
2. 左缘支
全箭头指示支架再狭窄区域

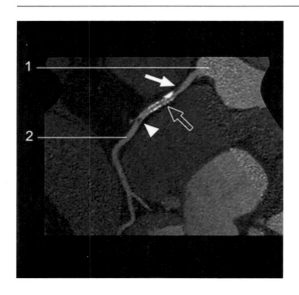

图 5.100 3D MPR 重建

1. 主动脉
2. 右冠状动脉

全箭头：支架狭窄近端病变

空心箭：支架狭窄区域

无尾箭：经有创血管造影证实的支架远端夹层区
域

5.16 冠状动脉旁路移植术的评估

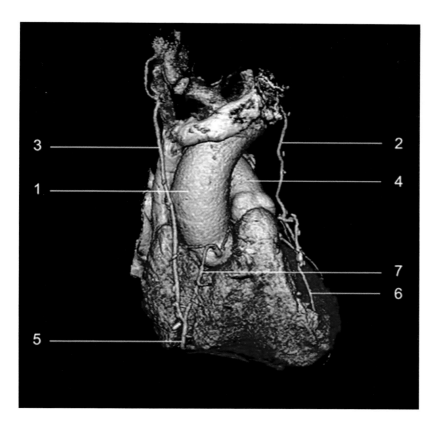

图 5.101 去除胸廓结构后的 3D VRT 彩色重建
1. 主动脉
2. 胸内主动脉移植至前室间支
3. 右胸内主动脉移植至右冠状动脉中部
4. 肺动脉干
5. 右冠状动脉吻合术后段
6. 后室间支吻合术后段
7. 右冠状动脉近中段闭塞病变

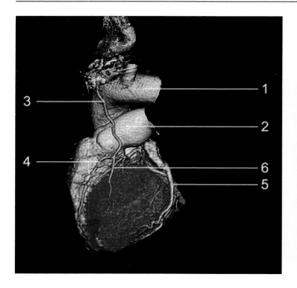

图 5.102 去除肋骨结构后 3D VRT 彩色重建
1. 主动脉
2. 肺动脉干
3. 左胸廓内动脉
4. 前室间支吻合术后段
5. 左缘支
6. 外侧支

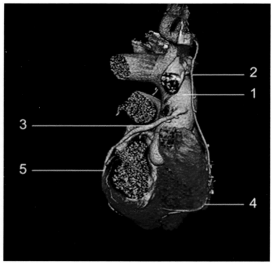

图 5.104 去除胸廓结构后 3D VRT 彩色重建
1. 主动脉
2. 右胸廓内动脉移植至右冠状动脉
3. 隐静脉移植至旋支
4. 右冠状动脉远侧部
5. 左缘支

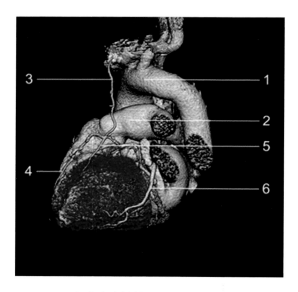

图 5.103 去除胸廓结构后 3D VRT 彩色重建
1. 主动脉
2. 肺动脉干
3. 左胸廓内动脉移植至前室间支
4. 前室间支远侧部
5. 外侧支
6. 左缘支

5.17 法洛四联症

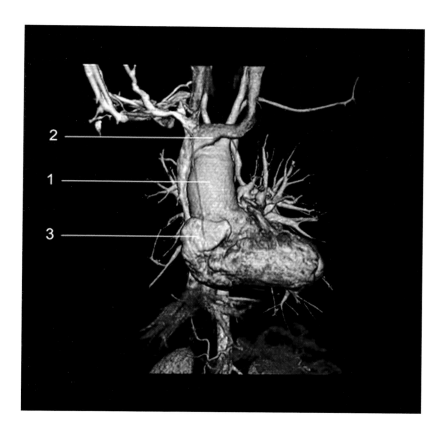

图 5.105 3D VRT 彩色重建
1. 主动脉
2. 上腔静脉
3. 右心耳

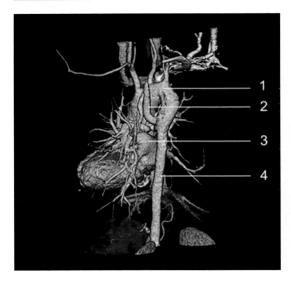

图 5.106　3D VRT 彩色重建
1. 主动脉弓
2. 主动脉 – 肺动脉旁支
3. 左心房
4. 降主动脉

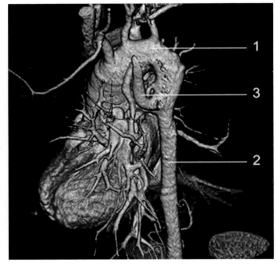

图 5.108　3D VRT 彩色重建
1. 主动脉弓伴出现侧支血管
2. 降主动脉
3. 主动脉 – 肺动脉旁支

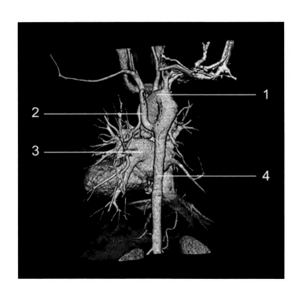

图 5.107　3D VRT 彩色重建
1. 主动脉弓
2. 主动脉 – 肺动脉旁支
3. 左心房
4. 降主动脉

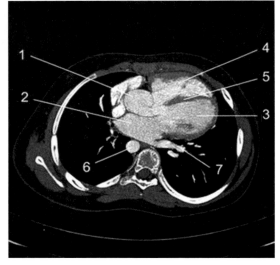

图 5.109　3D MIP 重建 4CV
1. 主动脉 "骑跨" 在以右心室负荷为主的室间隔上
2. 左心房
3. 左心室
4. 右心室
5. 室间隔
6. 降主动脉
7. 肺静脉

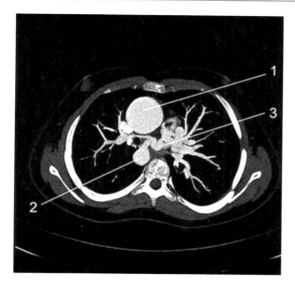

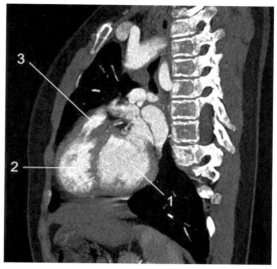

图 5.110 3D MIP 重建，轴面观
1. 升主动脉
2. 降主动脉
3. 主动脉 – 肺动脉旁支

图 5.111 3D MIP 重建
1. 左心室
2. 右心室
3. 肺动脉瓣上方和下方的严重狭窄

5.18　法洛四联症成人病例

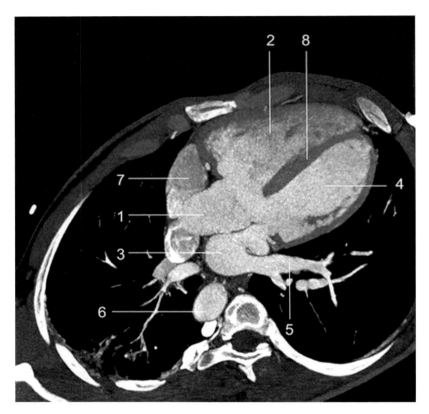

图 5.112　3D MIP 重建
1. 主动脉"骑跨"在室间隔上
2. 右心室
3. 左心房
4. 左心室
5. 肺静脉
6. 降主动脉
7. 右心房
8. 室间隔

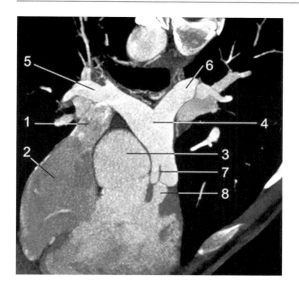

图 5.113　3D MIP 彩色重建

1. 上腔静脉
2. 右心房
3. 主动脉
4. 肺动脉干
5. 右肺动脉
6. 左肺动脉
7. 肺动脉瓣
8. 瓣膜下狭窄区域

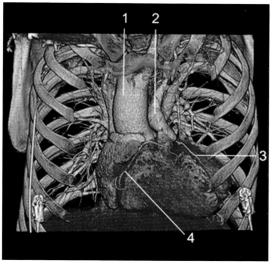

图 5.115　3D VRT 彩色重建

1. 主动脉
2. 肺动脉
3. 前室间支
4. 右冠状动脉

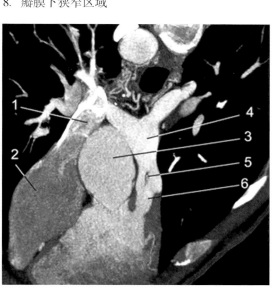

图 5.114　3D MIP 彩色重建

1. 上腔静脉
2. 右心房
3. 主动脉
4. 肺动脉干
5. 肺动脉瓣
6. 瓣膜下狭窄区域

第 6 章　腹部血管造影

目录

6.1 正常腹部血管造影

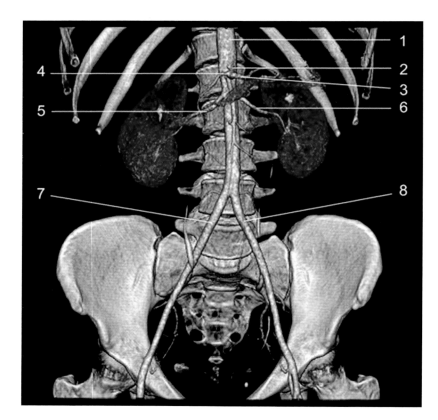

图 6.1   3D VRT 彩色重建，正面观
1. 腹主动脉
2. 腹腔干
3. 脾动脉
4. 肝总动脉
5. 右肾动脉
6. 左肾动脉
7. 右髂总动脉
8. 左髂总动脉

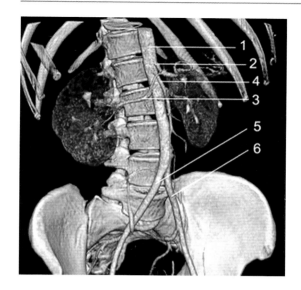

图 6.2 3D VRT 彩色重建，右前斜平面观
1. 腹主动脉
2. 腹腔干
3. 右肾动脉
4. 肠系膜上动脉
5. 右髂总动脉
6. 左髂总动脉

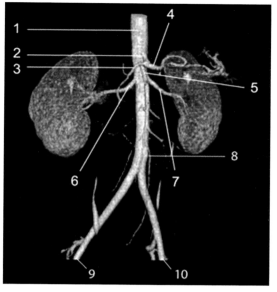

图 6.4 3D VRT 彩色重建，左，去除骨骼结构后
1. 腹主动脉
2. 腹腔干
3. 肝总动脉
4. 脾动脉
5. 肠系膜上动脉
6. 右肾动脉
7. 左肾动脉
8. 肠系膜下动脉
9. 右髂总动脉
10. 左髂总动脉

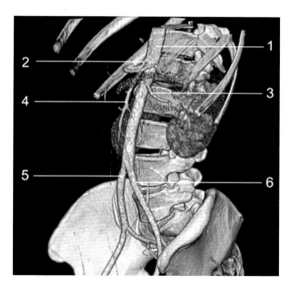

图 6.3 3D VRT 彩色重建，左前斜平面
1. 腹主动脉
2. 腹腔干
3. 左肾动脉
4. 肠系膜上动脉
5. 右髂总动脉
6. 左髂总动脉

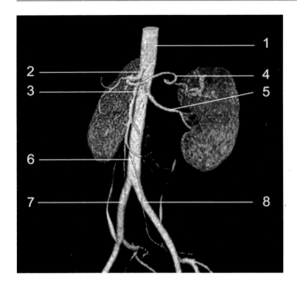

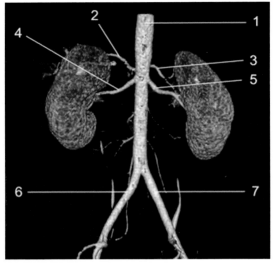

图 6.5　3D VRT 彩色重建，左，去除骨骼结构后
1. 腹主动脉
2. 腹腔干
3. 肠系膜上动脉
4. 脾动脉
5. 左肾动脉
6. 肠系膜下动脉
7. 右髂总动脉
8. 左髂总动脉

图 6.6　3D VRT 彩色重建，左，去除骨骼结构后，后面观
1. 腹主动脉
2. 脾动脉
3. 肝总动脉
4. 左肾动脉
5. 右肾动脉
6. 右髂总动脉
7. 左髂总动脉

6.2　腹腔干动脉瘤与肝总动脉狭窄病变

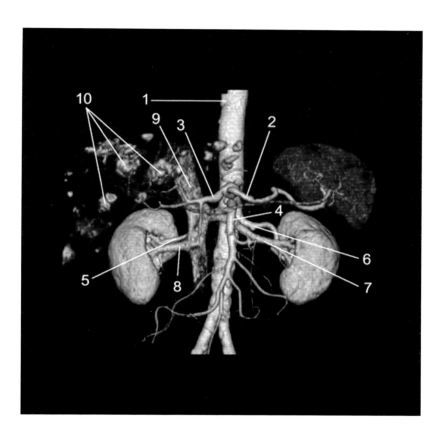

图 6.7　3D VRT 重建，正面观

1. 腹主动脉
2. 脾动脉
3. 肝总动脉
4. 肠系膜上动脉
5. 右肾动脉
6. 左肾动脉
7. 左肾静脉
8. 右肾静脉
9. 下腔静脉
10. 肝血管瘤

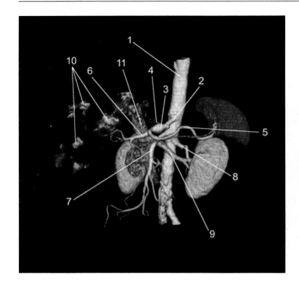

图 6.8 3D VRT 重建，前外侧面观
1. 腹主动脉
2. 腹腔干
3. 腹腔干动脉瘤
4. 胃左动脉
5. 脾动脉
6. 肝总动脉
7. 肠系膜上动脉
8. 左肾动脉
9. 左肾静脉
10. 肝血管瘤
11. 下腔静脉

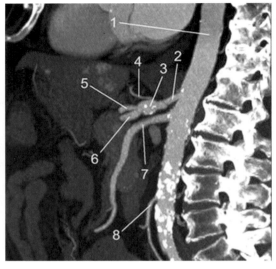

图 6.9 3D MIP 重建，矢状面
1. 腹主动脉
2. 腹腔干
3. 腹腔干动脉瘤，伴钙化斑块
4. 胃左动脉
5. 脾动脉
6. 肝总动脉
7. 肠系膜上动脉
8. 肠系膜下动脉

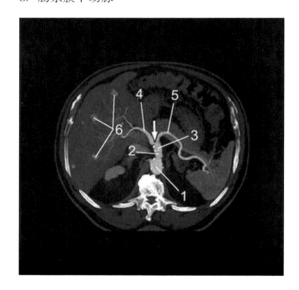

图 6.10 3D MIP 重建，横断面
1. 腹主动脉
2. 腹腔干
3. 腹腔干动脉瘤
4. 肝总动脉
5. 脾动脉
6. 肝血管瘤
全箭头指示肝总动脉狭窄段

6.3 左肾动静脉瘘

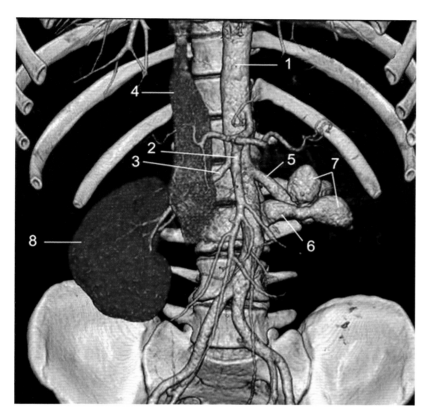

图 6.11 3D VRT 彩色重建

1. 腹主动脉
2. 肠系膜上动脉
3. 右肾动脉
4. 下腔静脉
5. 左肾动脉
6. 左肾静脉
7. 左肾静脉瘘病程中的动脉瘤性扩张
8. 右肾的正常血管分布 – 左肾实质未见血管分布

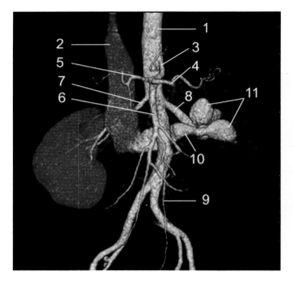 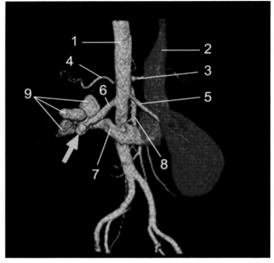

图 6.12 3D VRT 彩色重建，去除骨骼结构后
1. 腹主动脉
2. 下腔静脉
3. 腹腔干
4. 脾动脉
5. 肝动脉
6. 肠系膜上动脉
7. 右肾动脉
8. 左肾动脉
9. 肠系膜下动脉
10. 左肾静脉瘘伴主动脉返流
11. 左肾动静脉瘘病程中的动脉瘤样扩张

图 6.13 3D VRT 彩色重建，去除骨骼结构后，后面观
1. 腹主动脉
2. 下腔静脉
3. 肝动脉
4. 脾动脉
5. 右肾动脉
6. 左肾动脉
7. 左肾静脉瘘伴主动脉返流
8. 肠系膜上动脉
9. 瘘管的动脉瘤样扩张
全箭头指示瘘管壁钙化

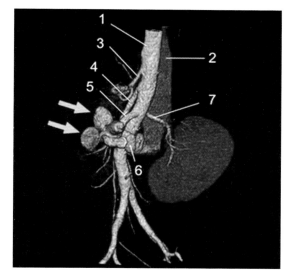

图 6.14 3D VRT 彩色重建，去除骨骼结构后
1. 腹主动脉
2. 下腔静脉
3. 腹腔干
4. 肠系膜上动脉
5. 左肾动脉
6. 左肾静脉
7. 右肾动脉
全箭头指示瘘管的动脉瘤性扩张

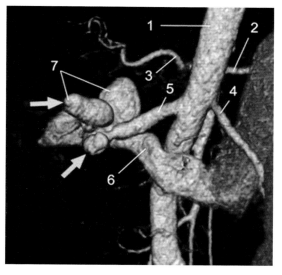

图 6.16 3D VRT 彩色重建，后冠状面（放大的图片）
1. 腹主动脉
2. 肝动脉
3. 脾动脉
4. 右肾动脉
5. 左肾动脉
6. 左肾静脉
7. 全箭头指示瘘管的动脉瘤样扩张伴钙化斑块

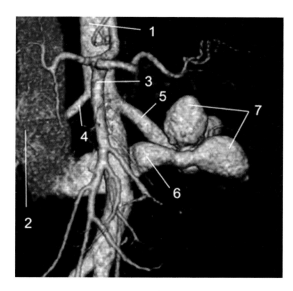

图 6.15 3D VRT 彩色重建，后冠状面（放大的图片）
1. 腹主动脉
2. 下腔静脉
3. 肠系膜上动脉
4. 右肾动脉
5. 左肾动脉
6. 左肾静脉
7. 瘘管的动脉瘤样扩张

6.4　腹主动脉瘤并发主动脉十二指肠瘘

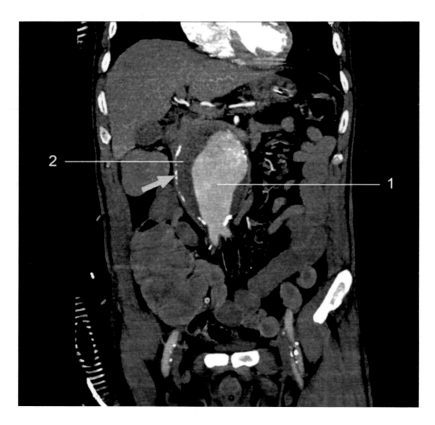

图 6.17　3D MIP 重建，冠状面
1. 主动脉腔动脉瘤样扩张
2. 动脉瘤血栓区域
全箭头指示动脉瘤伴瘤壁钙化

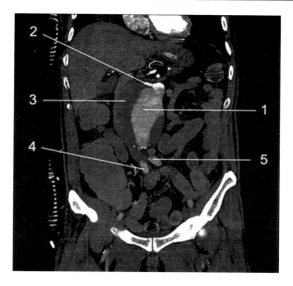

图 6.18 3D MIP 重建 , 冠状面
1. 主动脉腔动脉瘤样扩张
2. 瘘口和右肾动脉近端
3. 血栓区域
4. 右髂总动脉
5. 左髂总动脉

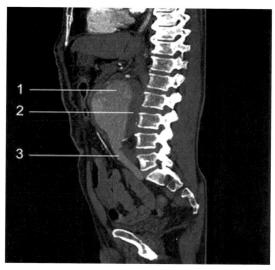

图 6.20 3D MIP 重建 , 矢状面
1. 主动脉动脉瘤样扩张
2. 动脉瘤附壁血栓形成
3. 左髂总动脉

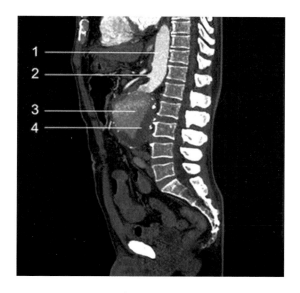

图 6.19 3D MIP 重建 , 矢状面
1. 腹主动脉
2. 肠系膜上动脉
3. 腹主动脉动脉瘤样扩张
4. 附壁血栓区

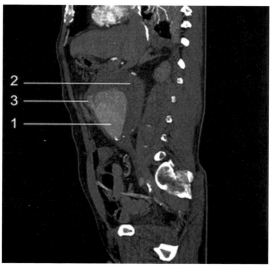

图 6.21 3D MIP 重建 , 矢状面
1. 主动脉动脉瘤样扩张
2. 腔壁血栓
3. 与十二指肠相连的动脉瘤处的瘘管

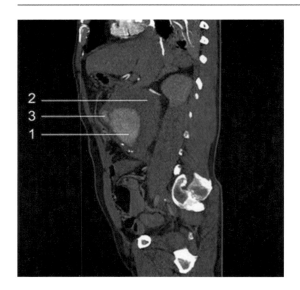

图 6.22 3D MIP 重建，矢状面
1. 主动脉动脉瘤样扩张
2. 腔壁血栓
3. 瘘管

6.5　腹主动脉瘤手术后并发症

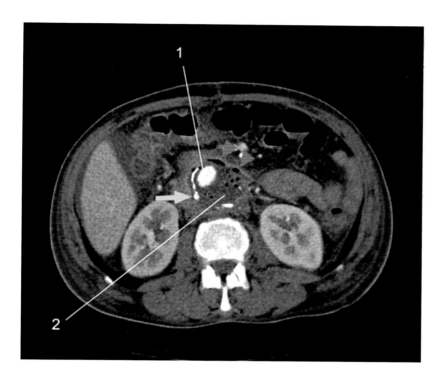

图 6.23 3D MIP 重建，轴面观
1. 腹主动脉移植腔
2. 假体周围血肿
全箭头：腹主动脉壁钙化斑块
无尾箭：假体周围血肿出现气泡提示过度感染

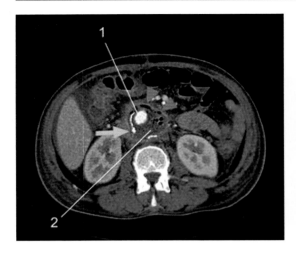

图 6.24 3D MIP 重建，轴面观
1. 腹主动脉移植腔
2. 假体周围血肿
全箭头：主动脉壁钙化斑块
无尾箭：假体周围血肿出现气泡提示过度感染

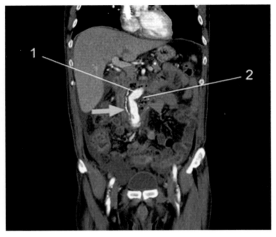

图 6.26 3D MIP 重建，冠状面
1. 腹主动脉移植腔
2. 假体周围血肿
全箭头：主动脉壁钙化斑块
无尾箭：假体周围血肿出现气泡提示过度感染

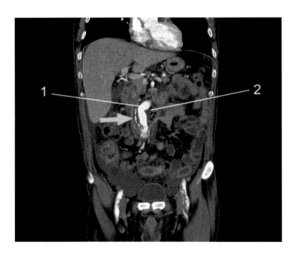

图 6.25 3D MIP 重建，冠状面
1. 腹主动脉移植腔
2. 假体周围血肿
全箭头：主动脉壁钙化斑块
无尾箭：假体周围血肿出现气泡提示过度感染

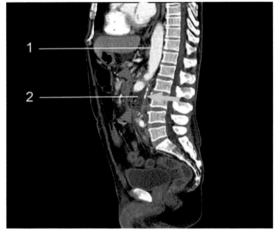

图 6.27 3D MIP 重建，矢状面
1. 腹主动脉移植腔
2. 假体周围血肿
全箭头：主动脉壁钙化斑块
无尾箭：假体周围血肿出现气泡提示过度感染

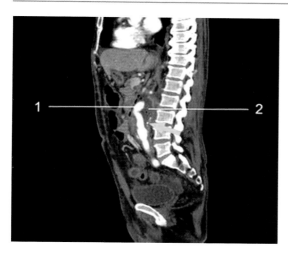

图 6.28　3D MIP 重建，矢状面

1. 腹主动脉移植腔
2. 假体周围血肿

全箭头：主动脉壁钙化斑块

无尾箭：假体周围血肿出现气泡提示过度感染

6.6　左肾动脉闭塞

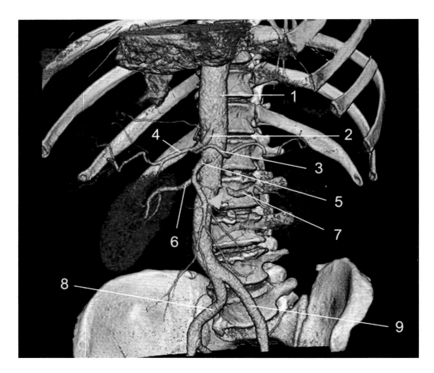

图 6.29　3D VRT 彩色重建，去除骨骼结构后
1. 腹主动脉
2. 腹腔干
3. 脾动脉
4. 肝动脉
6. 右肾动脉
7. 左肾动脉
8. 右髂总动脉
9. 左髂总动脉
无尾箭指示左肾动脉开口处严重狭窄区域

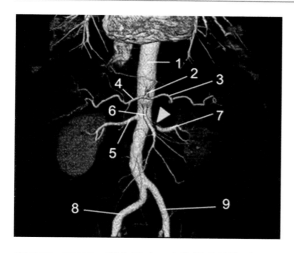

图 6.30　3D VRT 彩色重建，去除骨骼结构后
1. 腹主动脉
2. 腹腔干
3. 脾动脉
4. 肝动脉
6. 右肾动脉
7. 左肾动脉
8. 右髂总动脉
9. 左髂总动脉
无尾箭指示开口处严重狭窄

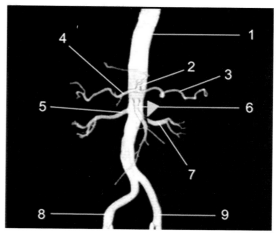

图 6.32　3D MIP 重建，去除骨骼结构后
1. 腹主动脉
2. 腹腔干
3. 脾动脉
4. 肝动脉
6. 右肾动脉
7. 左肾动脉
8. 右髂总动脉
9. 左髂总动脉
无尾箭指示开口处严重狭窄

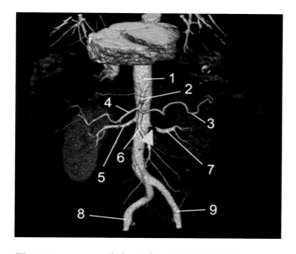

图 6.31　3D VRT 彩色重建，去除骨骼结构后
1. 腹主动脉
2. 腹腔干
3. 脾动脉
4. 肝动脉
6. 右肾动脉
7. 左肾动脉
8. 右髂总动脉
9. 左髂总动脉
无尾箭指示开口处严重狭窄

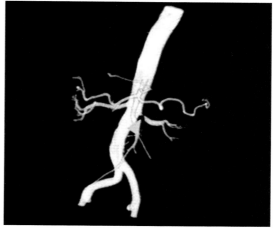

图 6.33　3D VRT 重建
无尾箭指示左肾动脉严重狭窄

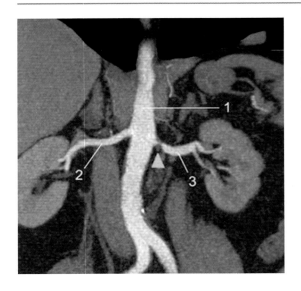

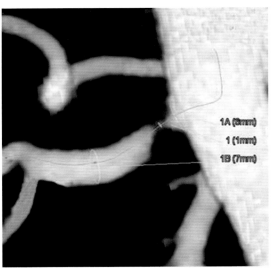

图 6.34 3D MIP 重建，冠状面
1. 腹主动脉
2. 右肾动脉
3. 左肾动脉
无尾箭指示严重狭窄区域

图 6.36 狭窄程度分级

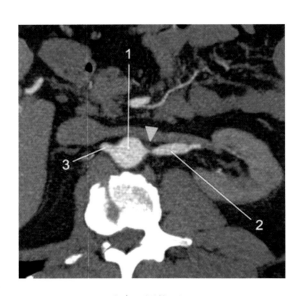

图 6.35 3D MIP 重建，冠状面
1. 腹主动脉
2. 右肾动脉
3. 左肾动脉
无尾箭指示严重狭窄区域

6.7　右肾动脉闭塞后肾实质的侧支循环

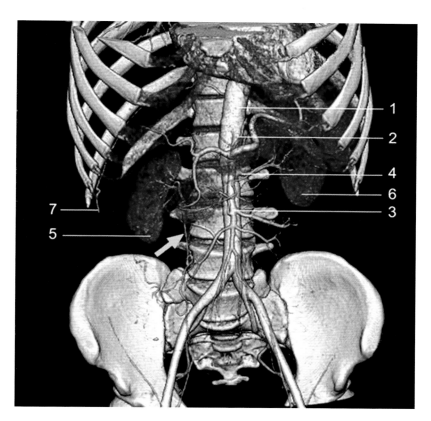

图 6.37　3D VRT 彩色重建
1. 腹主动脉
2. 腹腔干
3. 肠系膜上动脉
4. 左肾动脉
5. 右肾
6. 左肾
7. 肋间动脉，肾门侧支
   循环由其发展而来
全箭头指示通过右肾侧
支动脉血管分布

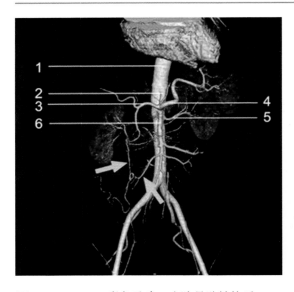

图 6.38 3D VRT 彩色重建，去除骨骼结构后
1. 主动脉
2. 腹腔干
3. 肝总动脉
4. 脾动脉
5. 左肾动脉
6. 肠系膜上动脉
箭头指示右肾侧支动脉血管分布

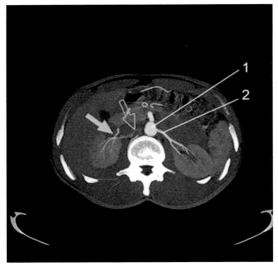

图 6.40 3D MIP 重建，横断面
1. 腹主动脉
2. 左肾动脉
全箭头：右肾门血管分布
空心箭：右肾动脉伴慢性闭塞

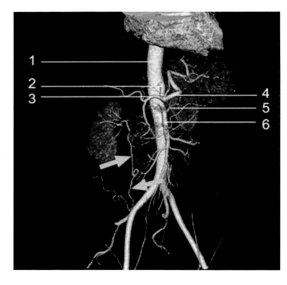

图 6.39 3D VRT 彩色重建，冠状面
1. 腹主动脉
2. 腹腔干
3. 肝总动脉
4. 脾动脉
5. 左肾动脉
6. 肠系膜上动脉
箭头指示右肾侧支动脉血管分布

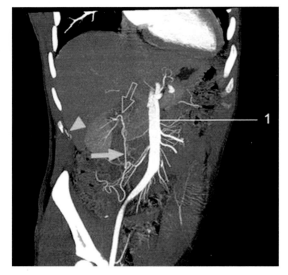

图 6.41 3D MIP 重建，矢状面
1. 腹主动脉
全箭头：右肾门侧支循环增加
空心箭：右肾门血管分布
无尾箭：肋间动脉侧支形成

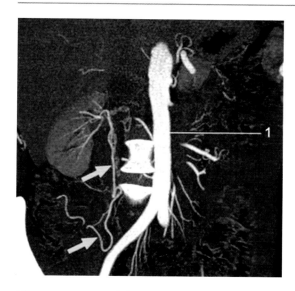

图 6.42 3D MIP 重建，冠状面
1. 腹主动脉
箭头指示右肾门侧支循环

6.8 腹主动脉夹层

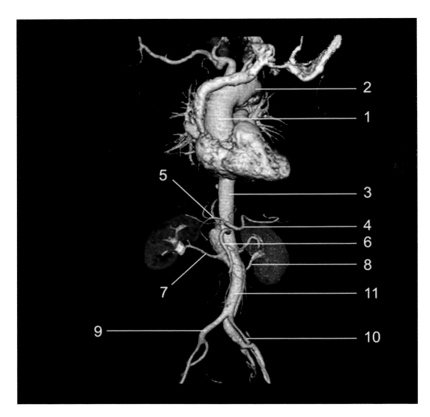

图 6.43 3D VRT 彩色重建，去除骨骼结构后
1. 升主动脉
2. 主动脉弓
3. 降主动脉
4. 脾动脉
5. 肝动脉
6. 肠系膜上动脉
7. 右肾动脉
8. 左肾动脉
9. 右髂总动脉
10. 左髂总动脉夹层
11. 真腔

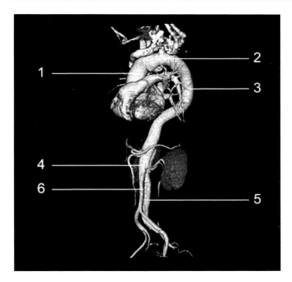

图 6.44　3D VRT 彩色重建
1. 升主动脉
2. 主动脉弓
3. 胸主动脉
4. 腹主动脉真腔
5. 假腔
6. 夹层

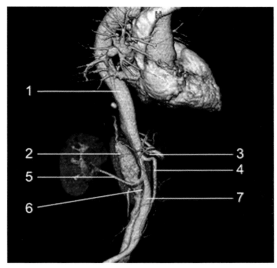

图 6.46　3D VRT 彩色重建
1. 升主动脉
2. 降主动脉
3. 假腔
4. 腹主动脉真腔
5. 肠系膜上动脉
6. 右肾动脉
7. 真腔

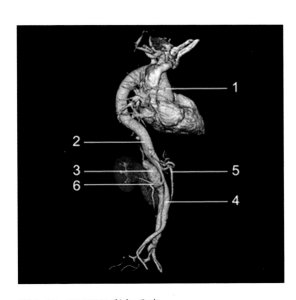

图 6.45　3D VRT 彩色重建
1. 升主动脉
2. 假腔
3. 从腔中分出的髂干
4. 肠系膜上动脉
5. 从真腔中分出的右肾动脉
6. 夹层

6.9　起源于腹主动脉的肝总动脉、脾动脉和副左肾上动脉

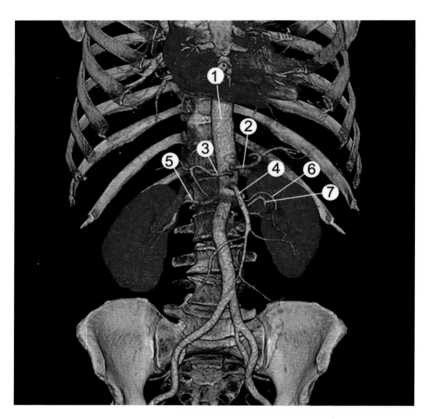

图 6.47　3D VRT 彩色重建
1. 主动脉
2. 脾动脉
3. 肝总动脉
4. 肠系膜上动脉
5. 右肾动脉
6. 副左肾动脉
7. 左肾动脉

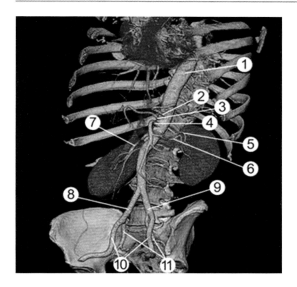

图 6.48　3D VRT 彩色重建
1. 主动脉
2. 起源于腹主动脉的脾动脉
3. 拥有独立血流的肝总动脉
4. 肠系膜上动脉
5. 副左肾动脉
6. 左肾动脉
7. 右肾动脉
8. 右髂总动脉
9. 左髂总动脉
10. 髂外动脉
11. 髂内动脉

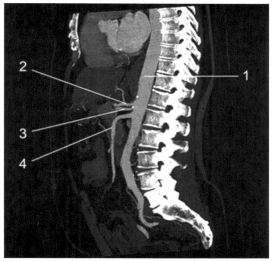

图 6.50　3D MIP 重建，矢状面
1. 腹主动脉
2. 脾动脉
3. 肝总动脉
4. 肠系膜上动脉

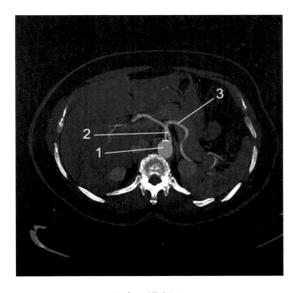

图 6.49　3D MIP 重建，横断面
1. 腹主动脉
2. 肝总动脉
3. 脾动脉

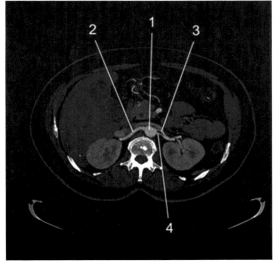

图 6.51　3D MIP 重建，轴向面
1. 腹主动脉
2. 右肾动脉
3. 副左肾动脉
4. 左肾动脉

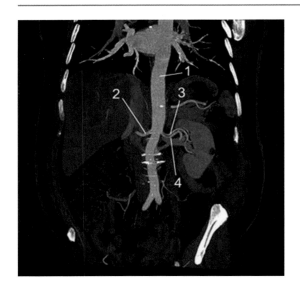

图 6.52 3D MIP 重建，轴向面
1. 腹主动脉
2. 右肾动脉
3. 副左肾动脉
4. 左肾动脉

6.10 脾动脉多发性动脉瘤伴发右肾动脉动脉瘤

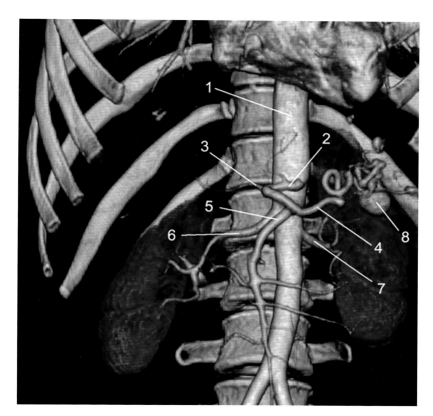

图 6.53 3D VRT 重建，
正面观
1. 腹主动脉
2. 腹腔干
3. 肝总动脉
4. 脾动脉
5. 肠系膜上动脉
6. 右肾动脉
7. 左肾动脉
8. 脾动脉动脉瘤

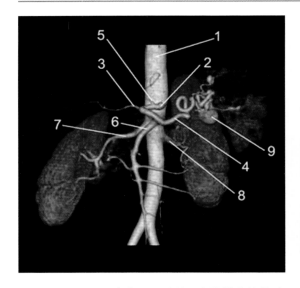

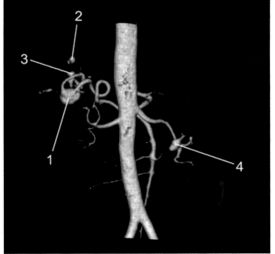

图 6.54   3D VRT 重建，正面观，去除骨骼结构后
1. 腹主动脉
2. 腹腔干
3. 肝总动脉
4. 脾动脉
5. 胃左动脉
6. 肠系膜上动脉
7. 右肾动脉
8. 左肾动脉
9. 脾动脉动脉瘤

图 6.56   3D VRT 重建，后面观
1. 脾动脉动脉瘤
2. 脾动脉动脉瘤
3. 脾动脉动脉瘤
4. 右肾动脉动脉瘤

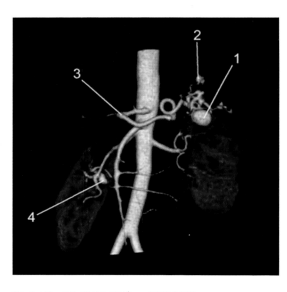

图 6.55   3D VRT 重建，前外侧观
1. 脾动脉动脉瘤
2. 脾动脉动脉瘤
3. 脾动脉动脉瘤
4. 右肾动脉动脉瘤

第 7 章　周围血管造影

目录

7.1 正常外周血管造影

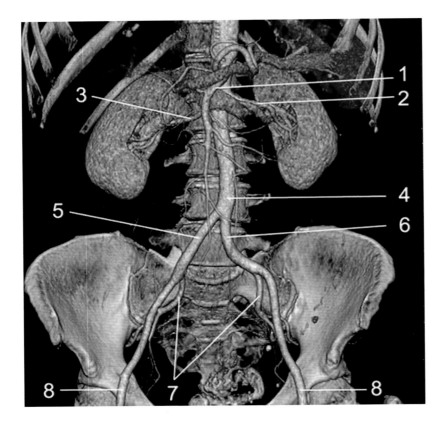

图 7.1 3D VRT 彩色重建，放大的图片
1. 肠系膜上动脉
2. 左肾动脉
3. 右肾动脉
4. 腹主动脉
5. 右髂总动脉
6. 左髂总动脉
7. 髂内动脉
8. 髂外动脉

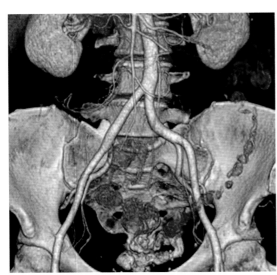

图 7.2 3D VRT 彩色重建，主动脉分叉

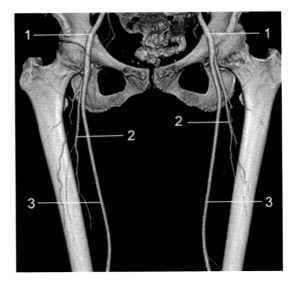

图 7.3 3D VRT 彩色重建
1. 髂外动脉
2. 股深动脉
3. 股动脉

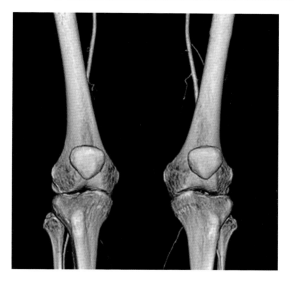

图 7.4　3D VRT 重建，股动脉远侧部

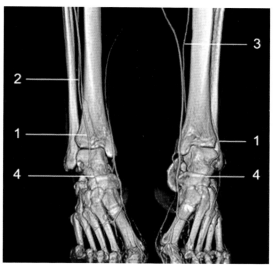

图 7.6　3D VRT 重建
1. 胫骨动脉前部
2. 腓动脉
3. 胫后动脉
4. 足背动脉

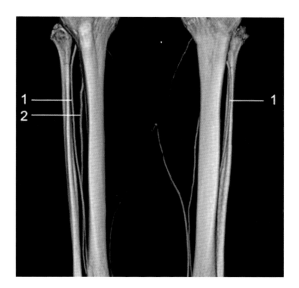

图 7.5　3D VRT 重建
1. 胫前动脉
2. 腓动脉

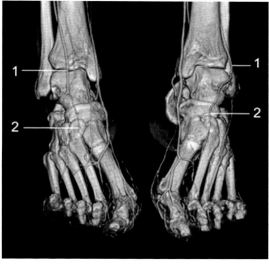

图 7.7　足背动脉 3D VRT 重建
1. 胫前动脉远侧部
2. 足背动脉

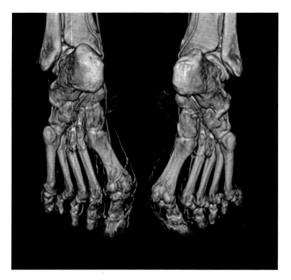

图 7.8 足背区可视化 3D VRT 重建

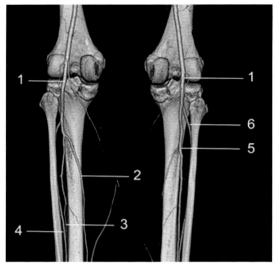

图 7.10 股骨区和腘窝区 3D VRT 重建
1. 腘动脉
2. 左胫骨动脉后部
3. 左腓动脉
4. 左胫前动脉
5. 右腓动脉
6. 右胫前动脉

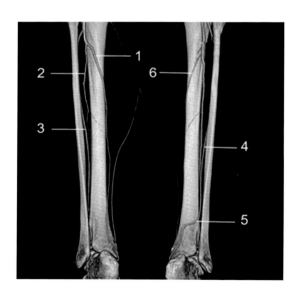

图 7.9 3D VRT 彩色重建，小腿区后面观
1. 左胫骨动脉后部
2. 左腓动脉
3. 左胫前动脉
4. 右胫前动脉
5. 胫后动脉
6. 右胫后动脉发育不全

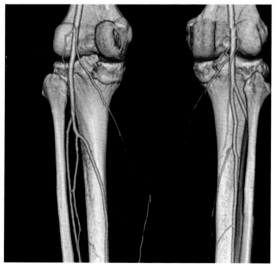

图 7.11 腘窝区 3D VRT 重建，放大的图片

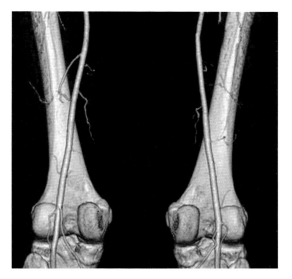

图 7.12　腘窝和下肢远端 1/3 水平 3D VRT 重建

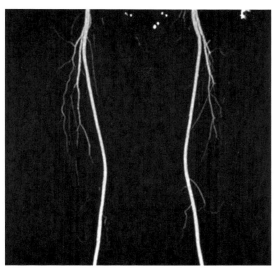

图 7.14　去除骨骼结构后，股动脉及股深动脉 3D VRT 重建

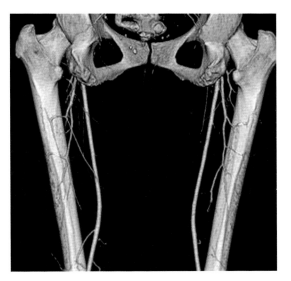

图 7.13　大腿内侧 1/3 水平股深动脉 3D VRT 重建

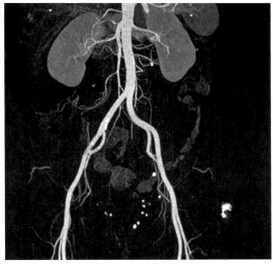

图 7.15　去除骨骼结构后，腹部水平髂动脉分叉处和股动脉 3D VRT 重建

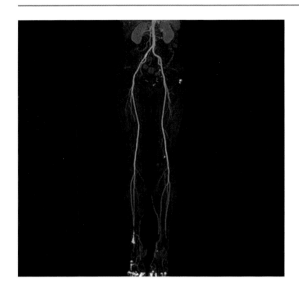

图 7.16 3D VRT 重建，去除骨骼结构后

7.2 Leriche 综合征

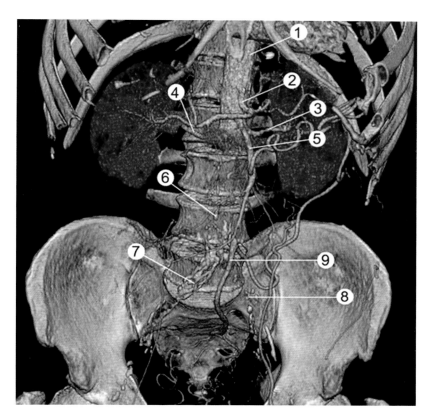

图 7.17 3D VRT 彩色重建

1. 腹主动脉近端
2. 腹腔干
3. 左肾动脉
4. 右肾动脉
5. 肠系膜上动脉
6. 腹主动脉远端 + 血栓形成并钙化
7. 髂外动脉血栓形成并钙化
8. 髂外动脉血栓形成并钙化
9. 肠系膜上动脉

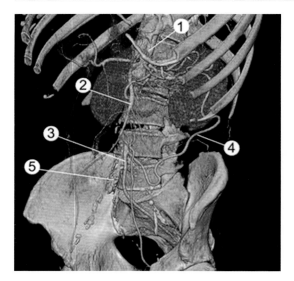

图 7.18　3D VRT 彩色重建
1. 腹主动脉
2. 肠系膜上动脉
3. 肠系膜下动脉
4. 侧支通过肠系膜下动脉形成血管
5. 髂总动脉血栓形成并钙化

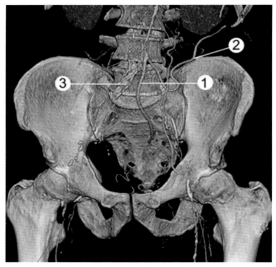

图 7.20　3D VRT 彩色重建
1. 肠系膜下动脉
2. 侧支
3. 髂总动脉血栓形成和钙化

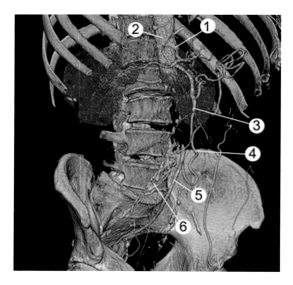

图 7.19　3D VRT 彩色重建
1. 腹腔干
2. 腹主动脉
3. 肠系膜上动脉
4. 侧支
5. 肠系膜下动脉
6. 髂总动脉血栓形成和钙化

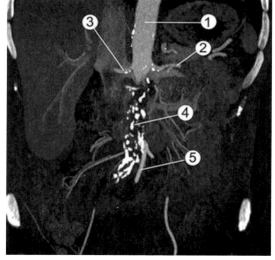

图 7.21　3D MIP 重建
1. 腹主动脉
2. 左肾动脉
3. 右肾动脉
4. 腹动脉远端血栓形成和钙化
5. 肠系膜下动脉

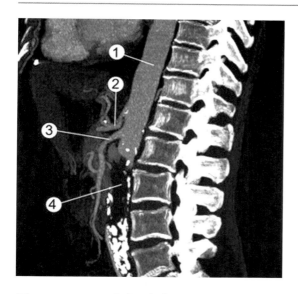

图 7.22 3D MIP 重建，矢状面
1. 腹主动脉
2. 腹腔干
3. 肠系膜上动脉
4. 腹主动脉远端血栓形成和钙化

7.3   Leriche 综合征——腋股动脉旁路移植术

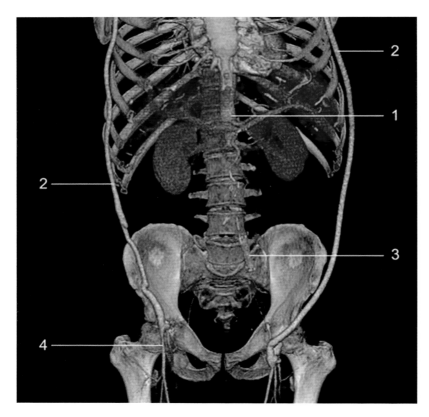

图 7.23   3D 彩色 VRT 重建
1. 腹主动脉
2. 腋股动脉移植物
3. 髂总动脉处支架闭塞
4. 股动脉

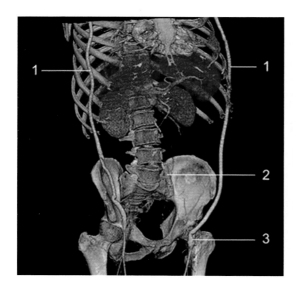

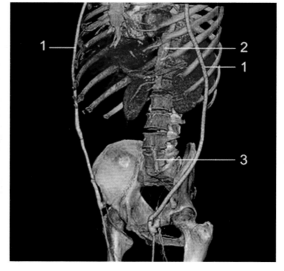

图 7.24   3D VRT 彩色重建，右斜平面
1. 腋股动脉移植物
2. 髂总动脉支架闭塞
3. 股动脉移植吻合术

图 7.25   3D VRT 彩色重建，右斜平面
1. 腋股动脉移植物
2. 腹主动脉
3. 股动脉吻合术

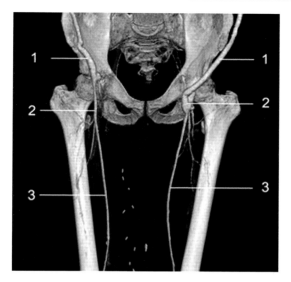

图 7.26 3D 彩色 VRT 重建
1. 外移植物
2. 移植物吻合 + 股动脉
3. 股动脉

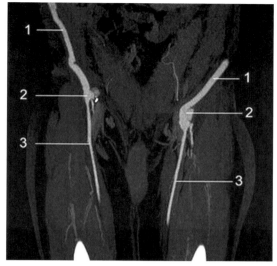

图 7.28 3D MIP 重建
1. 腋股动脉移植物
2. 移植物吻合
3. 股动脉

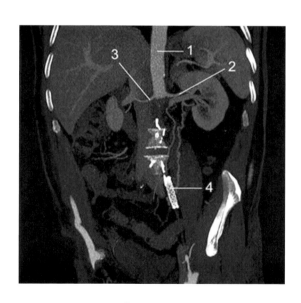

图 7.27 3D MIP 重建
1. 腹主动脉
2. 左肾动脉
3. 右肾动脉
4. 髂动脉支架闭塞

7.4   Leriche 综合征——主 – 双股动脉和股腘动脉移植术

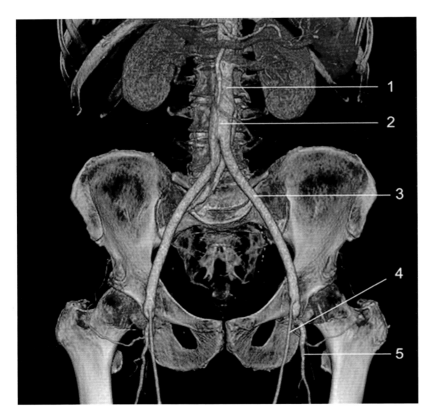

图 7.29 3D VRT 重建
1. 腹主动脉远端
2. 主 – 双股动脉移植物
3. 主 – 双股动脉移植臂
4. 股腘动脉移植物
5. 股深动脉

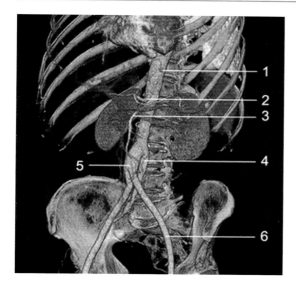

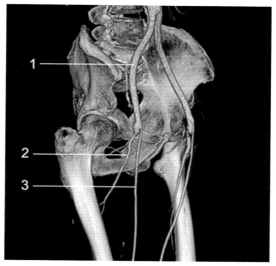

图 7.30　3D VRT 重建，左斜平面
1. 腹主动脉
2. 腹腔干动脉
3. 肠系膜上动脉
4. 腹主动脉远端
5. 主 – 双股动脉移植物
6. 主 – 双股动脉移植臂

图 7.32　3D VRT 重建，右斜平面
1. 主 – 双股动脉移植臂
2. 股深动脉
3. 股腘动脉移植物

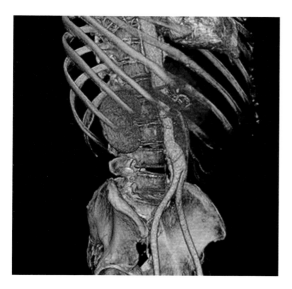

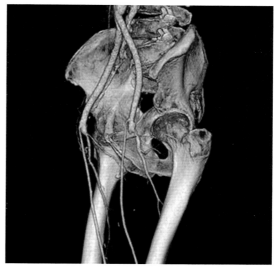

图 7.31　3D VRT 重建，右斜平面

图 7.33　3D VRT 重建，左斜平面

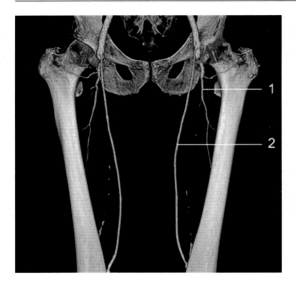

图 7.34 3D VRT 重建，矢状面
1. 股深动脉
2. 股腘动脉移植物

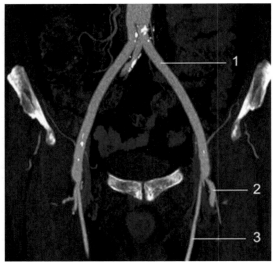

图 7.36 3D MIP 重建，正面观
1. 主 – 双股动脉移植臂
2. 股深动脉
3. 股腘动脉移植物

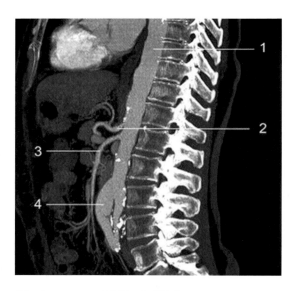

图 7.35 3D MIP 重建，矢状面
1. 腹主动脉
2. 腹腔干动脉
3. 肠系膜上动脉
4. 主 – 双股动脉移植物近端

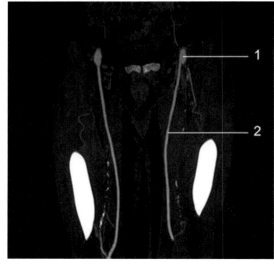

图 7.37 3D MIP 重建，正面观
1. 主 – 双股动脉移植臂
2. 股腘动脉移植物

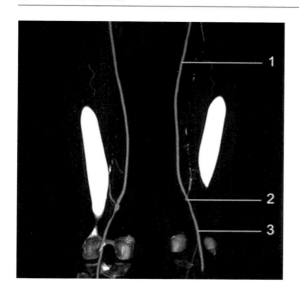

图 7.38　3D MIP 重建，正面观
1.　股腘动脉移植物
2.　股腘吻合口
3.　腘动脉

7.5 主 – 双股动脉移植与吻合口处动脉瘤

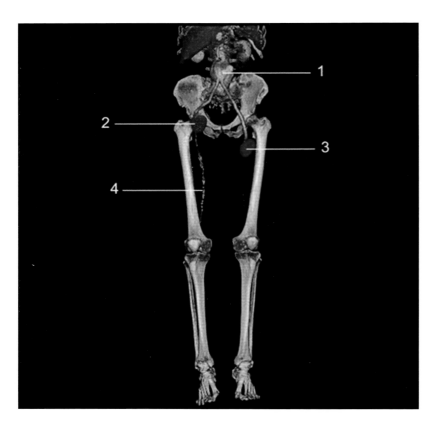

图 7.39 3D VRT 彩色重建
1. 腹主动脉远端移植物吻合口处动脉瘤
2. 右侧股动脉瘤
3. 左侧股动脉瘤
4. 右股动脉

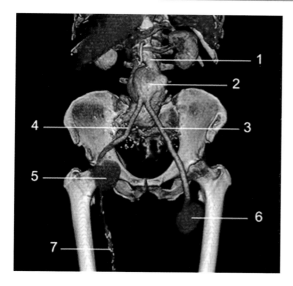

图 7.40 3D VRT 彩色重建，冠状面，放大图像
1. 腹主动脉
2. 主 – 双股动脉移植吻合口处动脉瘤
3. 移植物左臂
4. 移植物右臂
5. 右侧股动脉吻合口处动脉瘤
6. 左侧股动脉吻合口处动脉瘤
7. 右股动脉

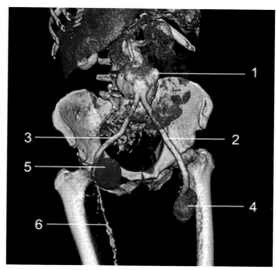

图 7.42 3D VRT 彩色重建
1. 动脉瘤
2. 移植物左臂
3. 移植物右臂
4. 吻合口处动脉瘤扩张
5. 吻合口处动脉瘤扩张
6. 右股动脉

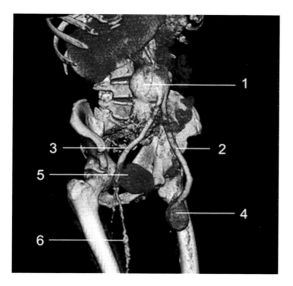

图 7.41 3D VRT 彩色重建
1. 动脉瘤
2. 移植物左臂
3. 移植物右臂
4. 吻合口处动脉瘤扩张
5. 吻合口处动脉瘤扩张
6. 右股动脉

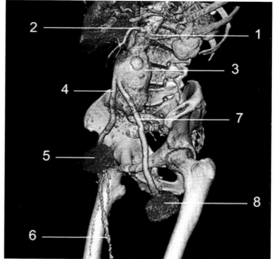

图 7.43 3D VRT 彩色重建
1. 腹主动脉
2. 肠系膜上动脉
3. 动脉瘤
4. 移植物右臂
5. 吻合口动脉瘤
6. 右股动脉
7. 移植物左臂
8. 动脉瘤

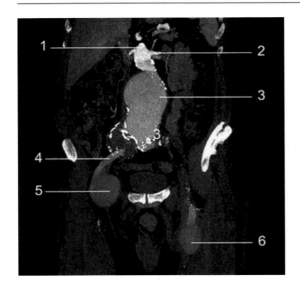

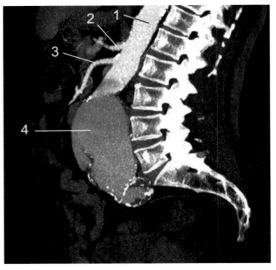

图 7.44 3D MIP 重建
1. 腹主动脉
2. 左肾动脉
3. 动脉瘤
4. 移植物右臂及吻合口处动脉瘤扩张（5）
6. 左臂吻合口处动脉瘤扩张

图 7.45 3D MIP 重建，矢状面
1. 腹主动脉
2. 腹腔干动脉
3. 肠系膜上动脉
4. 动脉瘤扩张

7.6　主－双股动脉移植物右臂闭塞

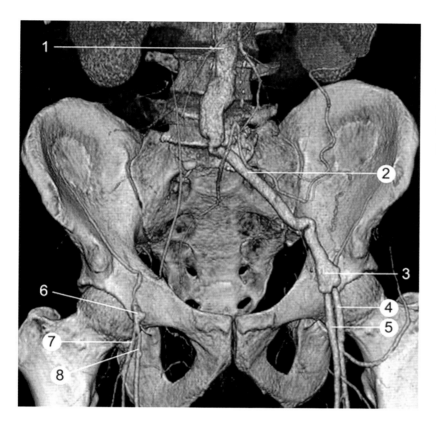

图 7.46　3D VRT 重建
1. 移植物近端
2. 移植物左臂
3. 左臂与股动脉吻合口
4. 左股深动脉
5. 左股动脉
6. 右股动脉
7. 右股深动脉
8. 右股动脉

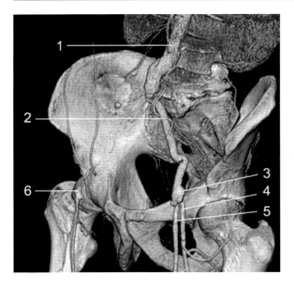

图 7.47 3D VRT 重建，斜面观
1. 移植物近端
2. 移植物左臂
3. 左臂与股动脉吻合口
4. 左股深动脉
5. 左股动脉
6. 右股动脉

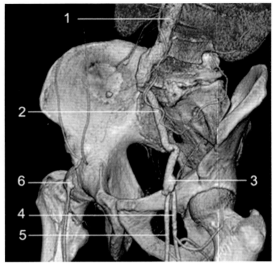

图 7.49 3D VRT 重建，斜面观
1. 移植物近端
2. 移植物左臂
3. 左臂与股动脉吻合口
4. 左股深动脉
5. 左股动脉
6. 右股动脉

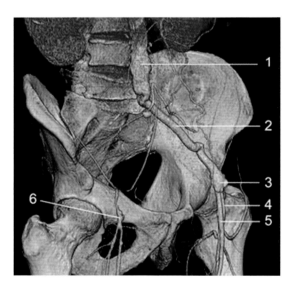

图 7.48 3D VRT 重建，斜面观
1. 移植物近端
2. 移植物左臂
3. 左臂与股动脉吻合口
4. 左股深动脉
5. 左股动脉
6. 右股动脉

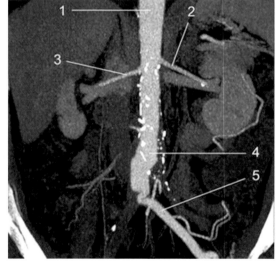

图 7.50 3D MIP 重建
1. 腹主动脉
2. 左肾动脉
3. 右肾动脉
4. 主动脉移植
5. 主 – 双股动脉移植左臂

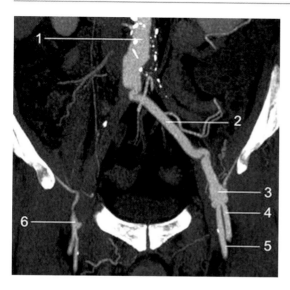

图 7.51　3D MIP 重建

1. 腹主动脉
2. 移植物左臂
3. 左股动脉
4. 左股深动脉
5. 左股动脉
6. 右股动脉

7.7 右股腓静脉移植术：左下肢动脉闭塞

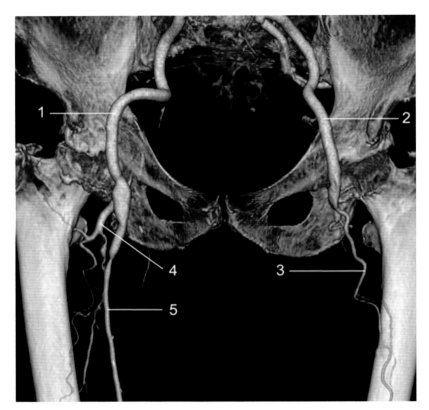

图 7.52 3D VRT 重建，
冠状面
1. 右股动脉
2. 左股动脉
3. 左股深动脉
4. 右股深动脉
5. 右股腓静脉移植物

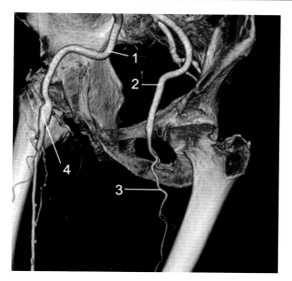

图 7.53 3D VRT 重建，斜面观
1. 右髂外动脉
2. 左髂外动脉
3. 左股深动脉
4. 右髂外动脉远端移植吻合口

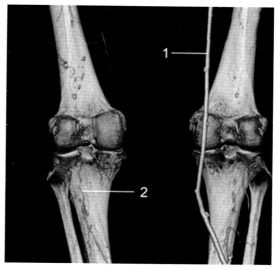

图 7.55 腘窝处 3D VRT 重建，后面观
1. 静脉移植
2. 侧支动脉

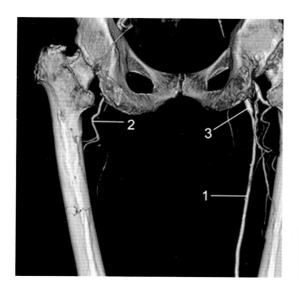

图 7.54 3D VRT 重建，后面观
1. 右股腓静脉移植
2. 右股深动脉
3. 左股深动脉

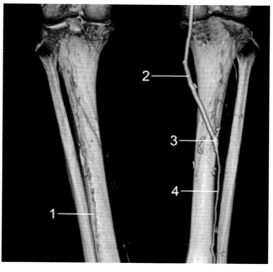

图 7.56 3D VRT 重建，小腿处后面观
1. 右腓动脉多发闭塞性病变
2. 右股腓静脉移植
3. 静脉移植与右腓动脉吻合处
4. 右腓动脉

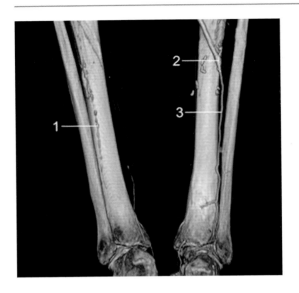

图 7.57 3D VRT 重建，小腿处后面观
1. 左腓动脉
2. 吻合处
3. 右腓动脉

7.8 髂动脉和股动脉支架：支架内再狭窄

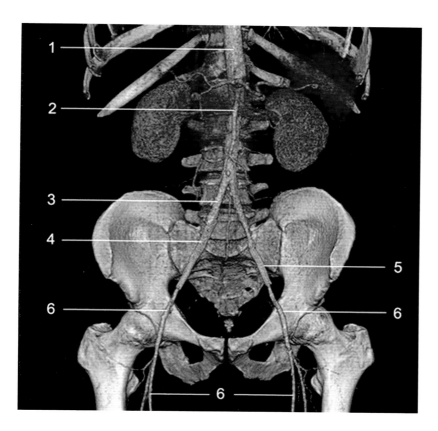

图 7.58 3D VRT 重建，冠状面
1. 腹主动脉
2. 肠系膜上动脉
3. 髂总动脉
4. 髂外动脉
5. 髂外动脉支架
6. 股动脉

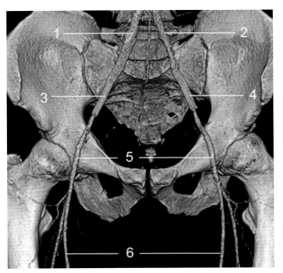

图 7.59 3D VRT 重建，冠状面
1. 右髂总动脉
2. 左髂总动脉
3. 右髂外动脉支架
4. 左髂外动脉支架
5. 股动脉
6. 股动脉

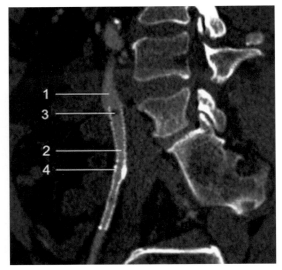

图 7.61 曲面 3D MPR
1. 右髂外动脉
2. 支架管腔
3. 支架内近端再狭窄
4. 支架

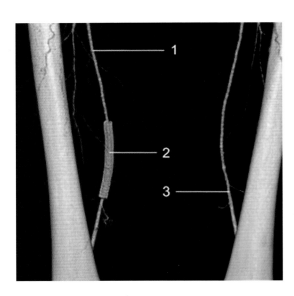

图 7.60 3D VRT 重建
1. 右股动脉
2. 右股动脉支架
3. 左股动脉

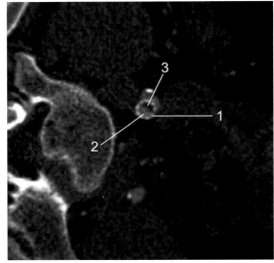

图 7.62 轴向 3D MPR
1. 支架
2. 支架管腔
3. 内膜增生（再狭窄）

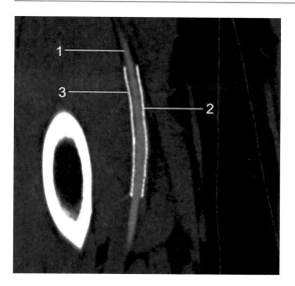

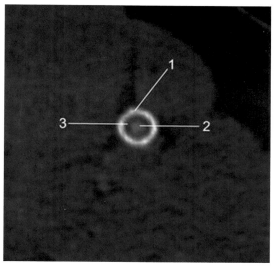

图 7.63 股骨水平的 3D MPR
1. 右股动脉处的支架管腔
2. 支架
3. 内膜增生区

图 7.64 3D MPR，轴向观
1. 支架
2. 支架管腔
3. 内膜增生

7.9   髂动脉和股动脉支架：髂动脉支架闭塞

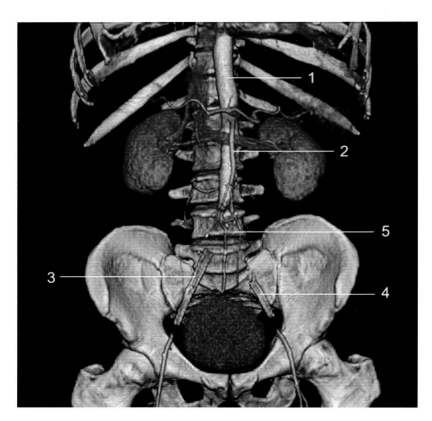

图 7.65   3D VRT 重建
1. 腹主动脉
2. 肠系膜上动脉
3. 髂总动脉和右髂外动脉闭塞
4. 髂总动脉和左髂外动脉闭塞
5. 髂总动脉闭塞

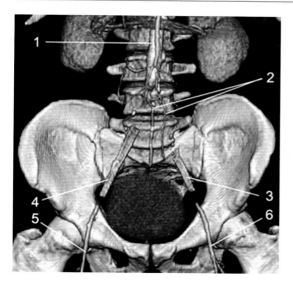

图 7.66 3D VRT 重建
1. 腹主动脉
2. 左髂总动脉闭塞
3. 左髂外动脉支架闭塞
4. 右髂外动脉支架闭塞
5. 右股动脉
6. 左股动脉

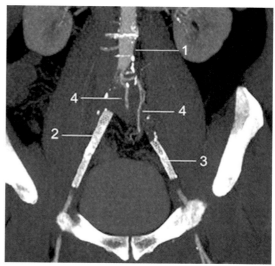

图 7.68 3D MIP 重建
1. 腹主动脉
2 和 3. 支架闭塞
4. 左髂总动脉处闭塞

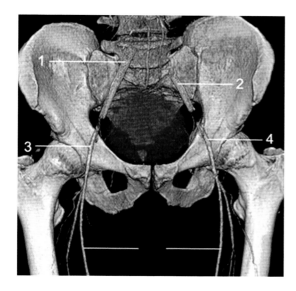

图 7.67 3D VRT 重建
1. 右髂总动脉和髂外动脉支架闭塞
2. 左髂外动脉支架闭塞
3. 右股动脉
4. 左股动脉

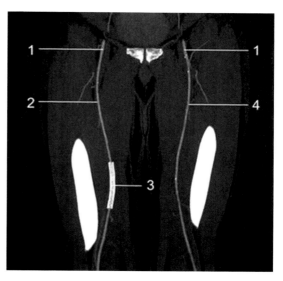

图 7.69 大腿水平的 3D MIP 重建
1. 右髂外动脉
2 和 4. 股动脉
3. 右股动脉处的支架管腔

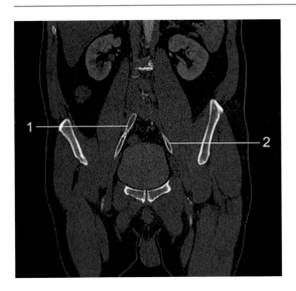

图 7.70 3D MPR 重建
1. 支架闭塞
2. 支架闭塞

7.10 自身免疫性血管炎

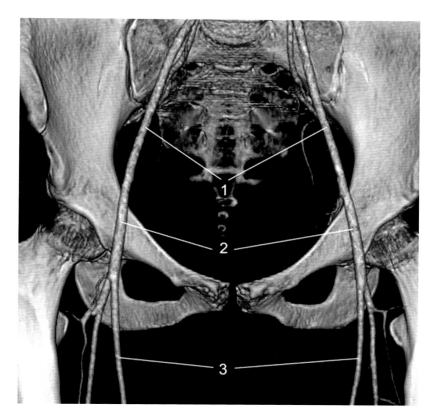

图 7.71 3D VRT 重建
1. 髂外动脉
2. 股动脉
3. 股动脉

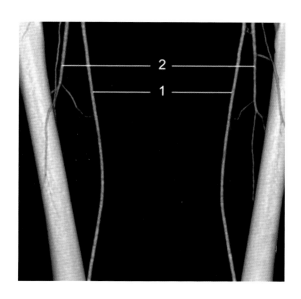

图 7.72 3D VRT 重建
1. 股动脉
2. 股深动脉

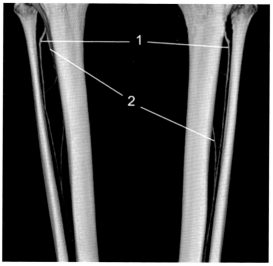

图 7.73 3D VRT 重建
1. 胫后动脉
2. 腓动脉

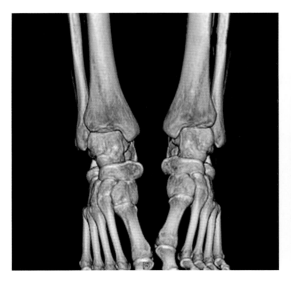

图7.74 小腿远端胫前动脉和足背动脉充盈缺损，3D VRT 重建

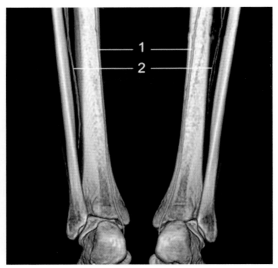

图 7.76 3D VRT 重建，后面观
1. 胫后动脉
2. 腓动脉

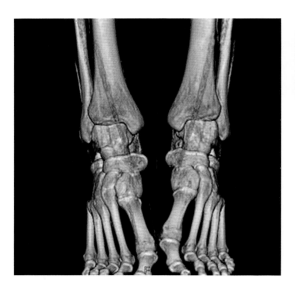

图7.75 小腿远端胫前动脉和足背动脉充盈缺损，3D VRT 重建

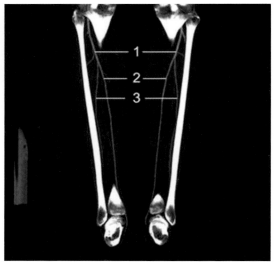

图 7.77 3D MIP 重建
1. 胫后动脉
2. 胫后动脉
3. 腓动脉

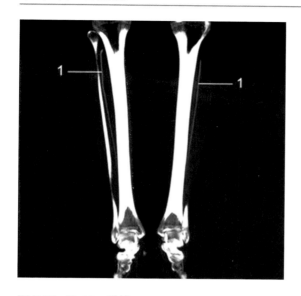

图 7.78　3D MIP 重建
1. 胫前动脉（仅在小腿中间 1/3 处可见动脉）

7.11　腿部肿瘤

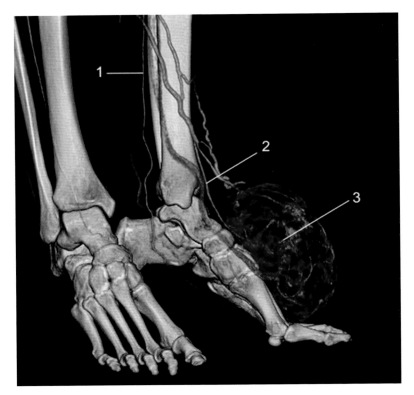

图 7.79　3D VRT 重建，动脉期
1. 左胫后动脉
2. 左胫前动脉
3. 富血供性肿瘤

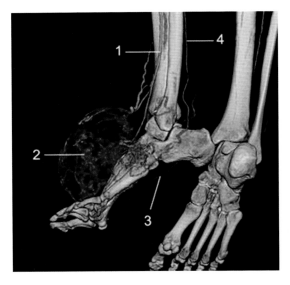

图 7.80　3D VRT 重建，动脉期
1. 左胫前动脉
2. 富血供性肿瘤
3. 足底动脉
4. 左胫后动脉

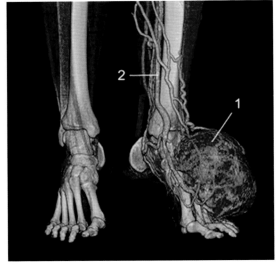

图 7.81　3D VRT 重建，静脉期
1. 肿瘤
2. 深、浅静脉系统

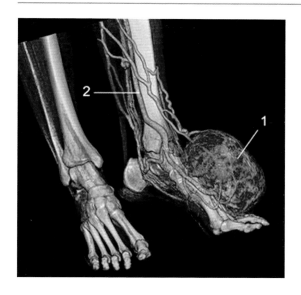

图 7.82　3D VRT 重建，静脉期
1.　肿瘤
2.　深、浅静脉系统

7.12　大腿巨大肿瘤

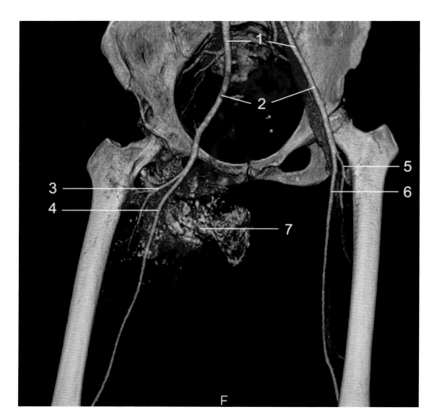

图 7.83　3D VRT 重建，
骨盆和大腿
1. 髂外动脉
2. 髂外动脉
3. 右股深动脉
4. 右股动脉
5. 左股深动脉
6. 左股动脉
7. 有钙化和血管形成的
   肿瘤，无血管包埋

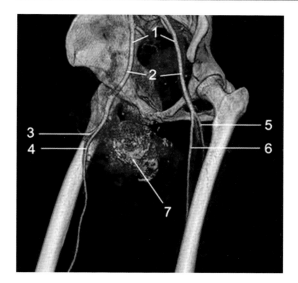

图 7.84 3D VRT 重建，骨盆和大腿
1. 髂外动脉
2. 髂外动脉
3. 右股深动脉
4. 右股动脉
5. 左股深动脉
6. 左股动脉
7. 有钙化和血管形成的肿瘤，无血管包埋

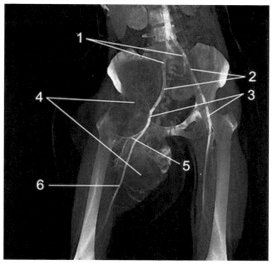

图 7.86 3D VRT 重建
1. 髂总动脉
2. 髂外动脉
3. 髂外动脉
4. 骨盆内有钙化和侵袭性肿瘤
5. 右股深动脉
6. 右股动脉

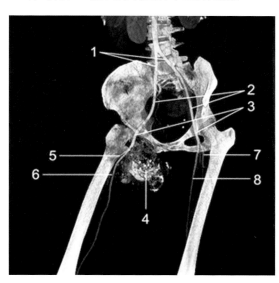

图 7.85 3D VRT 重建
1. 髂总动脉
2. 髂外动脉
3. 髂外动脉
4. 伴有钙化的肿瘤
5. 右股深动脉
6. 右股动脉
7. 左股深动脉
8. 左股动脉

7.13　右上肢 CT 血管造影：右桡动脉闭塞

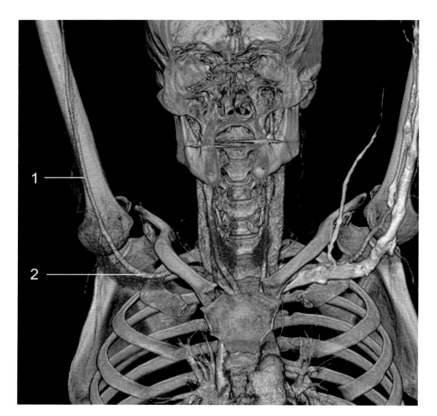

图 7.87　3D VRT 重建
1. 右肱动脉
2. 右腋动脉

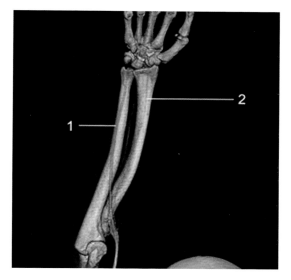

图 7.88 3D VRT 重建
1. 右尺动脉
2. 右桡动脉（闭塞）

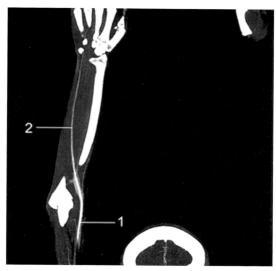

图 7.90 3D MIP 重建
1. 右肱动脉
2. 右尺动脉

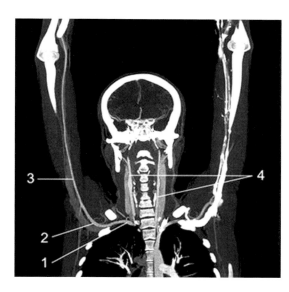

图 7.89 3D MIP 重建
1. 右锁骨下动脉
2. 右腋动脉
3. 右肱动脉
4. 颈总动脉

7.14 三角肌区动静脉畸形

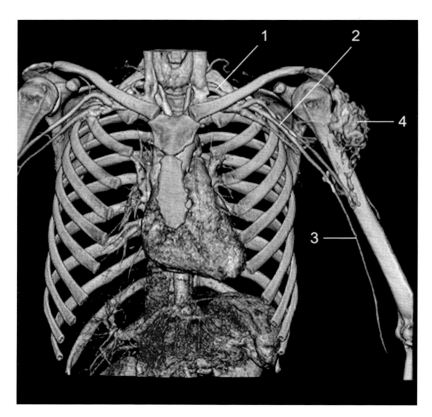

图 7.91 3D VRT 重建，
冠状面
1. 左锁骨下动脉
2. 左腋动脉
3. 左肱动脉
4. 动静脉畸形

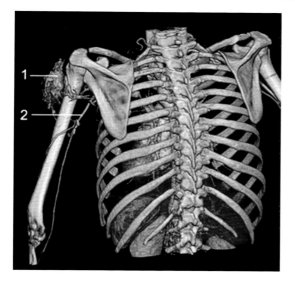

图 7.92　3D VRT 重建，后面观
1. 动静脉畸形
2. 左肱动脉

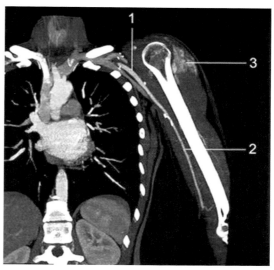

图 7.94　3D MIP 重建
1. 左锁骨下动脉
2. 左肱动脉
3. 动静脉畸形

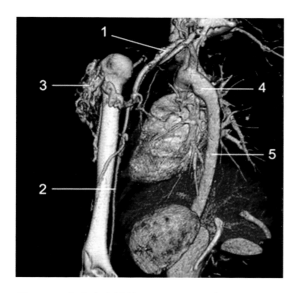

图 7.93　去除胸廓结构的 3D VRT 重建
1. 左锁骨下动脉和左腋动脉
2. 左肱动脉
3. 动静脉畸形
4. 主动脉弓
5. 降主动脉

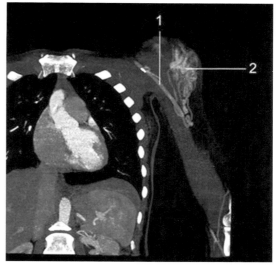

图 7.95　3D MIP 重建
1. 左腋动脉
2. 动静脉畸形

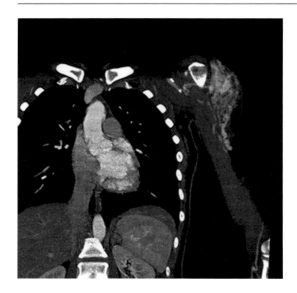

图 7.96 3D MIP 重建
动静脉畸形

7.15 CTA 检查的偶然发现

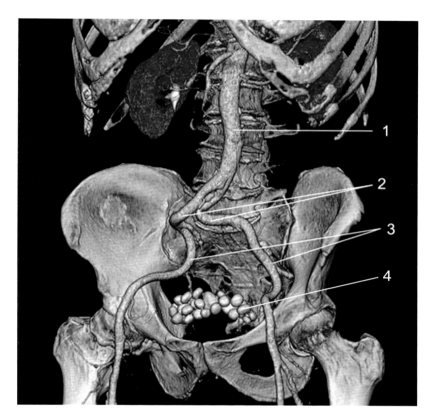

图 7.97　3D VRT 重建
1. 腹主动脉
2. 髂总动脉
3. 髂外动脉
4. 膀胱结石

第 8 章　儿童先天性心脏畸形

目录

8.1　肺动脉闭锁合并主肺侧支动脉（MAPCA）

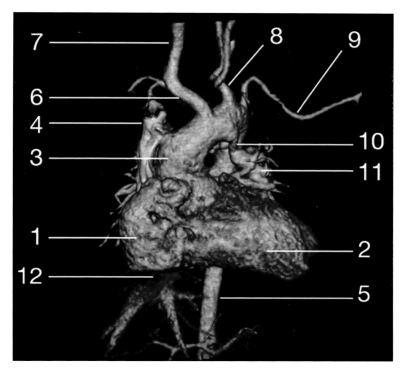

图 8.1　3D VRT 重建（正面观）
1. 右心房
2. 右心室
3. 升主动脉
4. 上腔静脉
5. 降主动脉
6. 头臂干
7. 右颈总动脉
8. 左颈总动脉
9. 左锁骨下动脉
10. 主肺侧支动脉（MAPCA）
11. 左肺动脉
12. 下腔静脉

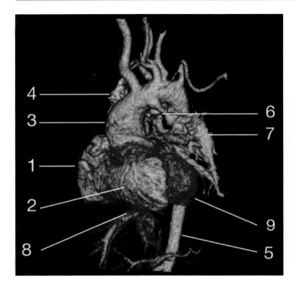

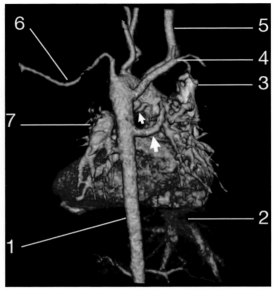

图 8.2 3D VRT 重建（斜前面观）
1. 右心房
2. 右心室
3. 升主动脉
4. 上腔静脉
5. 降主动脉
6. MAPCA
7. 左肺动脉
8. 下腔静脉
9. 左心室

图 8.3 3D VRT 重建（后面观）
1. 降主动脉
2. 下腔静脉
3. 上腔静脉
4. 右锁骨下动脉
5. 右颈总动脉
6. 左锁骨下动脉
7. 左肺动脉
箭头：MAPCA

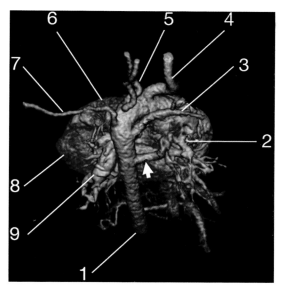
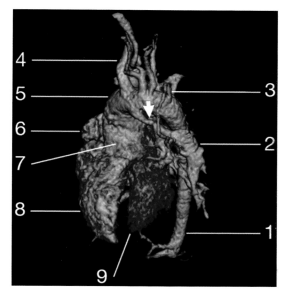

图 8.4 3D VRT 重建（俯视图）
1. 降主动脉
2. 右肺动脉
3. 右锁骨下动脉
4. 右颈总动脉
5. 左颈总动脉
6. 右心室
7. 左锁骨下动脉
8. 左心室
9. 左肺动脉
箭头：MAPCA

图 8.5 3D VRT 重建
1. 降主动脉
2. 右肺动脉
3. 右锁骨下动脉
4. 右颈总动脉
5. 主动脉弓
6. 右心耳
7. 升主动脉
8. 右心室
9. 左心室
箭头：MAPCA

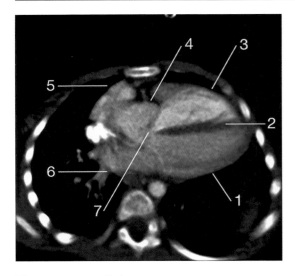

图 8.6 3D MPR 重建
1. 左心室
2. 室间隔
3. 右心室
4. 升主动脉
5. 右心耳
6. 左心房
7. 室间隔缺损

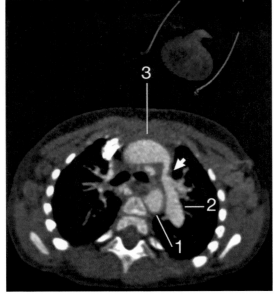

图 8.8 3D MIP 重建
1. 降主动脉
2. 左肺动脉
3. 主动脉弓
箭头：MAPCA

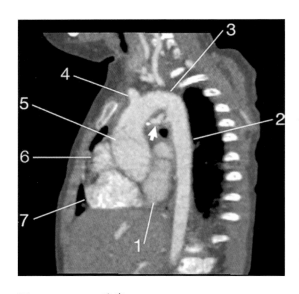

图 8.7 3D MIP 重建
1. 左心房
2. 降主动脉
3. 主动脉弓
4. 右颈总动脉
5. 升主动脉
6. 右心房
7. 右心室
箭头：MAPCA

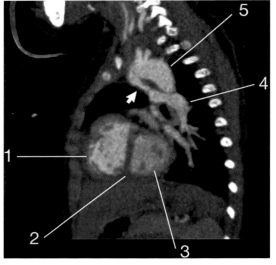

图 8.9 3D MIP 重建
1. 右心室
2. 室间隔
3. 左心室
4. 左肺动脉
5. 降主动脉
箭头：MAPCA

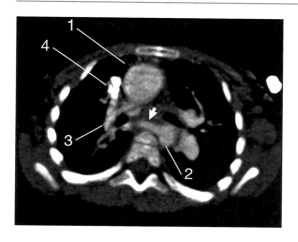

图 8.10　3D MIP 重建
1. 升主动脉
2. 降主动脉
3. 右肺动脉
4. 上腔静脉
箭头：MAPCA

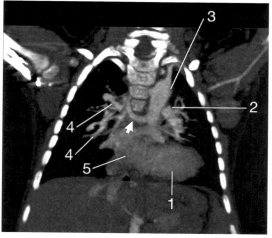

图 8.12　3D MIP 重建
1. 左心室
2. 左肺动脉
3. 降主动脉
4. 右肺动脉
5. 左心房
箭头：MAPCA

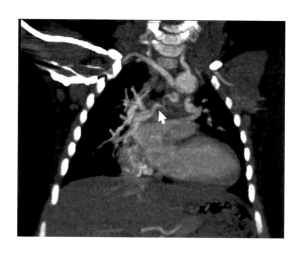

图 8.11　3D MIP 重建
箭头：MAPCA

8.2　房间隔缺损合并肺动脉高压

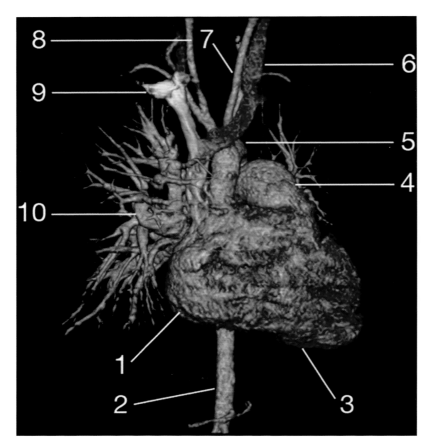

图 8.13　3D VRT 重建
1. 右心房
2. 降主动脉
3. 右心室
4. 肺动脉干
5. 主动脉弓
6. 左颈内静脉
7. 左颈总动脉
8. 右颈总动脉
9. 上腔静脉
10. 右肺动脉

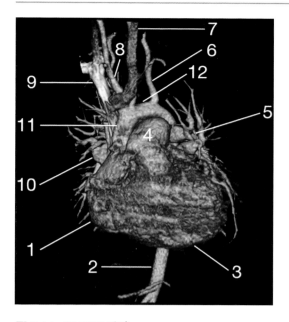

图 8.14　3D VRT 重建
1. 右心房
2. 降主动脉
3. 右心室
4. 肺动脉干
5. 左肺动脉
6. 左颈总动脉
7. 左颈内静脉
8. 头臂干
9. 上腔静脉
10. 右肺动脉
11. 升主动脉
12. 主动脉弓

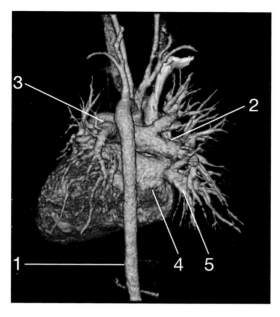

图 8.15　3D VRT 重建
1. 降主动脉
2. 左肺动脉
3. 右肺动脉
4. 左心房
5. 左下肺静脉

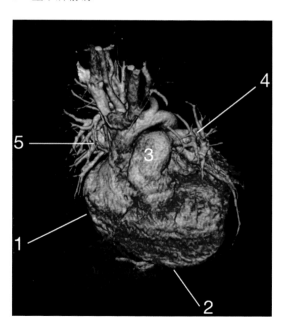

图 8.16　3D VRT 重建
1. 右心房
2. 右心室
3. 肺动脉干
4. 左肺动脉
5. 右肺动脉

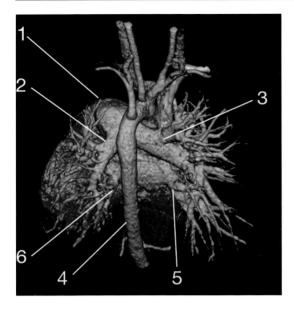

图 8.17　3D VRT 重建
1. 肺动脉干
2. 左肺动脉
3. 右肺动脉
4. 降主动脉
5. 右下肺静脉
6. 左下肺静脉

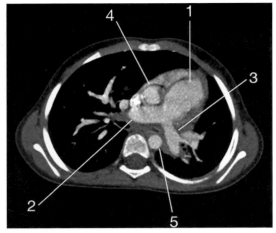

图 8.19　3D MIP 重建
1. 肺动脉干（扩张）
2. 右肺动脉
3. 左肺动脉
4. 升主动脉
5. 降主动脉

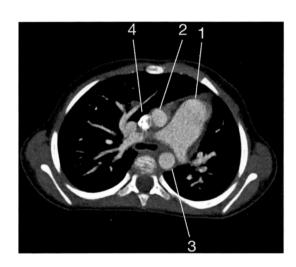

图 8.18　3D MIP 重建
1. 肺动脉干（扩张）
2. 升主动脉
3. 降主动脉
4. 上腔静脉

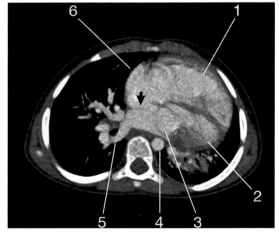

图 8.20　3D MIP 重建
1. 右心室
2. 左心室
3. 左心房
4. 降主动脉
5. 右下肺静脉
6. 右心房
箭头：ASD（房间隔缺损）

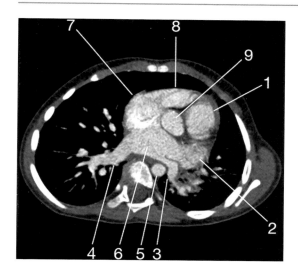

图 8.21 3D MIP 重建

1. 肺动脉干
2. 左心耳
3. 左下肺静脉
4. 右下肺静脉
5. 降主动脉
6. 左心房
7. 右心房
8. 右心室
9. 升主动脉

8.3 右主动脉弓合并 Kommerell 憩室引起的左锁骨下动脉变异

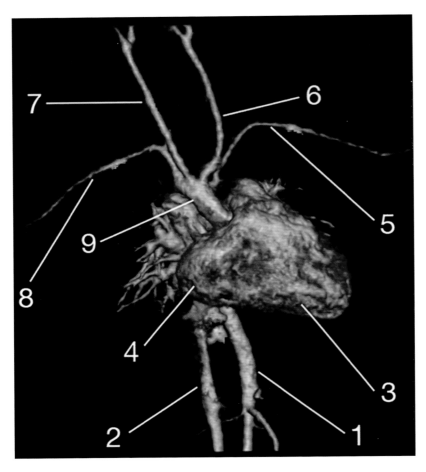

图 8.22 3D VRT 重建
1. 降主动脉
2. 下腔静脉
3. 右心室
4. 右心房
5. 左锁骨下动脉
6. 左颈总动脉
7. 右颈总动脉
8. 右锁骨下动脉
9. 升主动脉

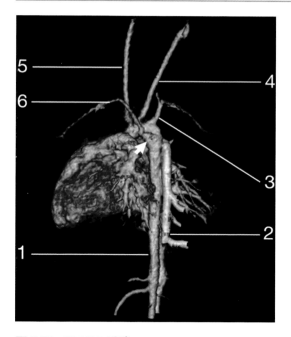

图 8.23　3D VRT 重建
1. 降主动脉
2. 下腔静脉
3. 右锁骨下动脉
4. 左颈总动脉
5. 右颈总动脉
6. 左锁骨下动脉
箭头：Kommerell 憩室

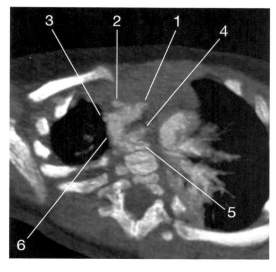

图 8.25　3D MIP 重建
1. 左颈总动脉
2. 右颈总动脉
3. 右锁骨下动脉
4. 左锁骨下动脉
5. 降主动脉
6. 主动脉弓

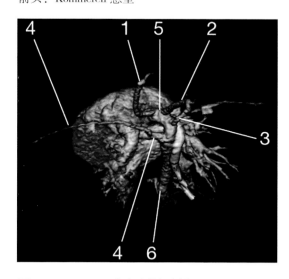

图 8.24　3D VRT 重建（俯视图）
1. 左颈总动脉
2. 右颈总动脉
3. 右锁骨下动脉
4. 左锁骨下动脉
5. 主动脉弓
6. 降主动脉

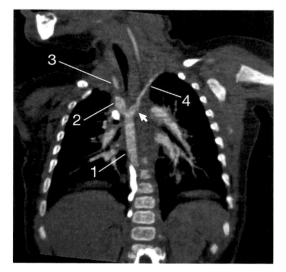

图 8.26　3D MIP 重建
1. 降主动脉
2. 主动脉弓
3. 右颈总动脉
4. 左锁骨下动脉
箭头：Kommerell 憩室

8.4 内脏转位；单心房；房间隔缺损；严重肺动脉瓣膜下狭窄

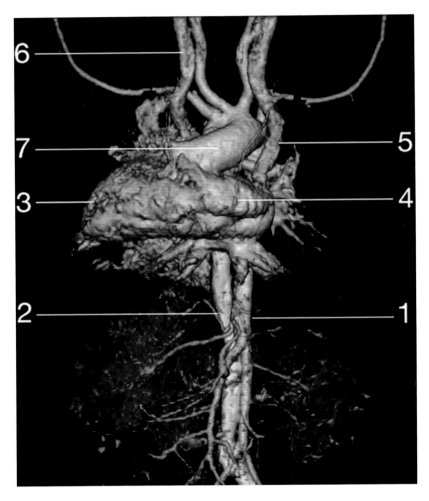

图 8.27 3D VRT 重建
1. 降主动脉
2. 下腔静脉
3. 左心室
4. 单心房
5. 左上腔静脉
6. 右上腔静脉
7. 升主动脉

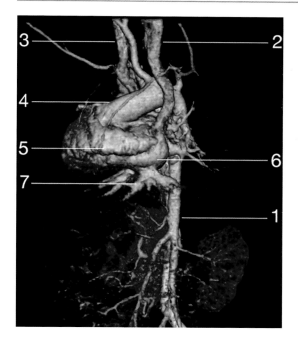

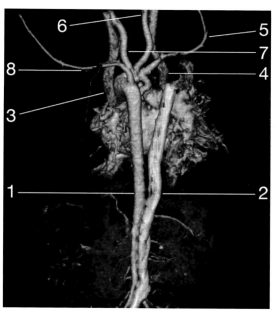

图 8.28　3D VRT 重建
1. 降主动脉
2. 左上腔静脉
3. 右上腔静脉
4. 升主动脉
5. 单心房
6. 冠状窦
7. 左右肝静脉

图 8.29　3D VRT 重建
1. 降主动脉
2. 下腔静脉
3. 左上腔静脉
4. 右上腔静脉
5. 右锁骨下动脉
6. 右颈总动脉
7. 左颈总动脉
8. 左锁骨下动脉

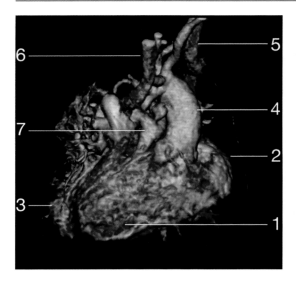

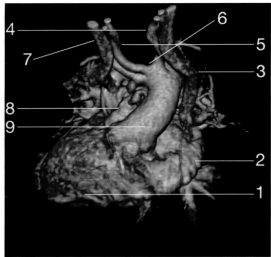

图 8.30 3D VRT 重建
1. 左心室
2. 单心房
3. 右心室
4. 升主动脉
5. 左上腔静脉
6. 右上腔静脉
7. 肺动脉干

图 8.31 3D VRT 重建
1. 左心室
2. 单心房
3. 左上腔静脉
4. 左颈总动脉
5. 右颈总动脉
6. 颈总动脉干
7. 右上腔静脉
8. 肺动脉干
9. 升主动脉

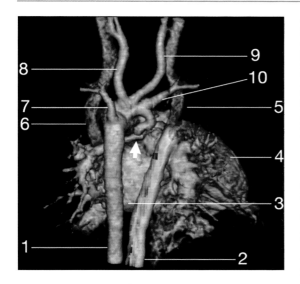

图 8.32 3D VRT 重建
1. 降主动脉
2. 下腔静脉
3. 单心房
4. 左心室
5. 右上腔静脉
6. 左上腔静脉
7. 左锁骨下动脉
8. 左颈总动脉
9. 右颈总动脉
10. 右锁骨下动脉
箭头：动脉导管

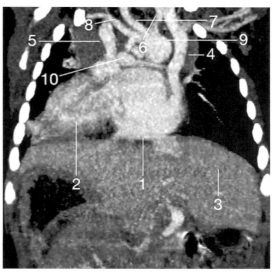

图 8.34 3D MIP 重建
1. 单心房
2. 左心室
3. 肝脏位于身体左侧（完全转位）
4. 左上腔静脉
5. 右上腔静脉
6. 左颈总动脉
7. 右颈总动脉
8. 右锁骨下动脉
9. 主动脉弓
10. 肺动脉干

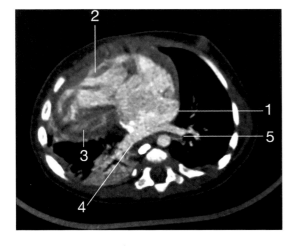

图 8.33 3D MIP 重建
1. 单心房
2. 左心室
3. 右心室
4. 右肺静脉
5. 左肺静脉

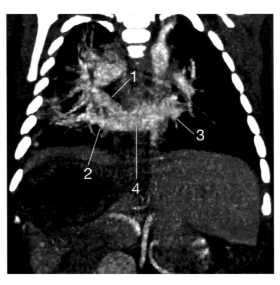

图 8.35 3D MIP 重建
1. 右上肺静脉
2. 右下肺静脉
3. 左肺静脉
4. 单心房

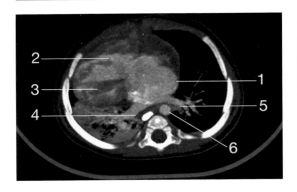

图 8.36 3D MIP 重建
1. 单心房
2. 左心室
3. 右心室
4. 右肺静脉
5. 左肺静脉
6. 降主动脉

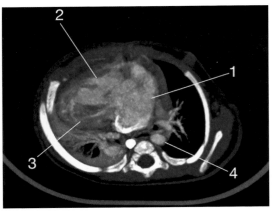

图 8.38 3D MIP 重建
1. 单心房
2. 左心室
3. 右心室
4. 降主动脉

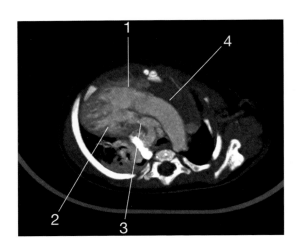

图 8.37 3D MIP 重建
1. 左心室
2. 右心室
3. 肺动脉干
4. 升主动脉

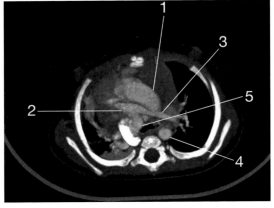

图 8.39 3D MIP 重建
1. 升主动脉
2. 肺动脉干
3. 左肺动脉
4. 降主动脉
5. 右肺动脉

8.5 主动脉弓发育不全；右上腔静脉缺如； 左上腔静脉异常合并引流入冠状窦

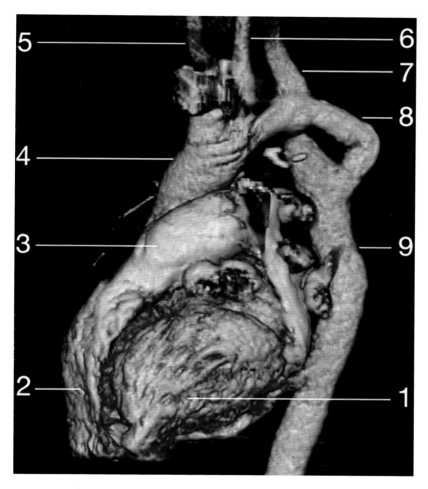

图 8.40 3D VRT 重建
1. 左心室
2. 右心室
3. 肺动脉干
4. 升主动脉
5. 右颈总动脉
6. 左颈总动脉
7. 左锁骨下动脉
8. 主动脉弓（主动脉弓发育不全）
9. 降主动脉

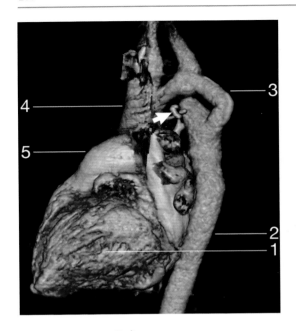

图 8.41 3D VRT 重建
1. 左心室
2. 降主动脉
3. 主动脉弓（主动脉弓发育不全）
4. 升主动脉
5. 肺动脉干
箭头：金属夹

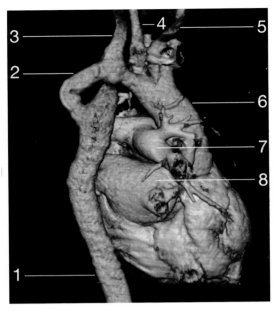

图 8.43 3D VRT 重建
1. 降主动脉
2. 主动脉弓（主动脉弓发育不全）
3. 左锁骨下动脉
4. 左颈总动脉
5. 右颈总动脉
6. 升主动脉
7. 右肺动脉
8. 左心房

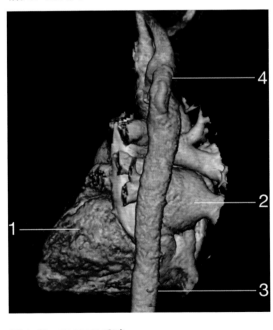

图 8.42 3D VRT 重建
1. 左心室
2. 左心房
3. 降主动脉
4. 主动脉弓

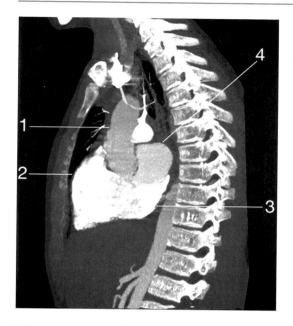

图 8.44　3D MIP 重建
1.　升主动脉
2.　右心室
3.　右心房
4.　左心房

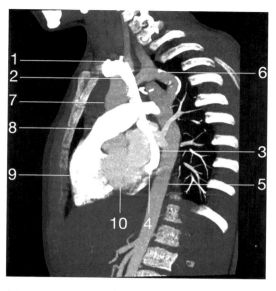

图 8.46　3D MIP 重建
1.　右锁骨下静脉
2.　左上腔静脉
3.　左上腔静脉
4.　冠状窦
5.　降主动脉
6.　主动脉弓（主动脉弓发育不全）
7.　升主动脉
8.　肺动脉干
9.　右心室
10.　左心室

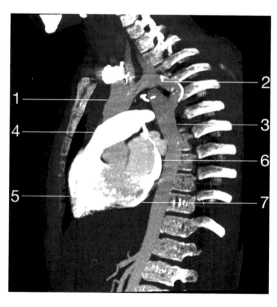

图 8.45　3D MIP 重建
1.　升主动脉
2.　主动脉弓（主动脉弓发育不全）
3.　降主动脉
4.　肺动脉干
5.　右心室
6.　左上腔静脉
7.　冠状窦

8.6　动脉导管未闭

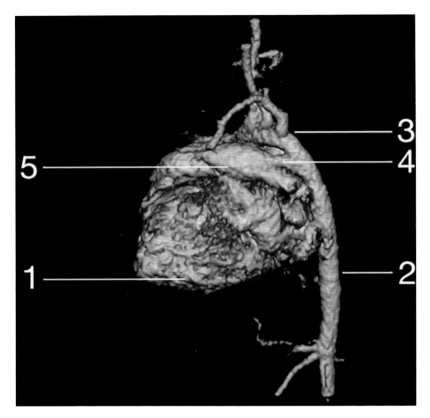

图 8.47　3D VRT 重建
1. 左心室
2. 降主动脉
3. 主动脉弓
4. 动脉导管未闭
5. 肺动脉干

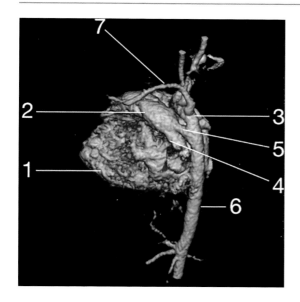

图 8.48 3D VRT 重建
1. 左心室
2. 肺动脉干
3. 主动脉弓
4. 左肺动脉
5. 动脉导管未闭
6. 降主动脉
7. 左锁骨下动脉

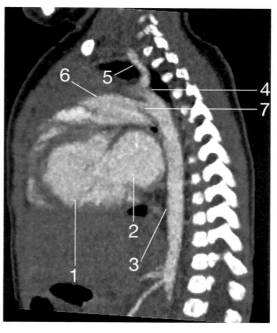

图 8.49 3D MIP 重建
1. 左心室
2. 左心房
3. 降主动脉
4. 主动脉弓
5. 左锁骨下动脉
6. 肺动脉干
7. 动脉导管未闭

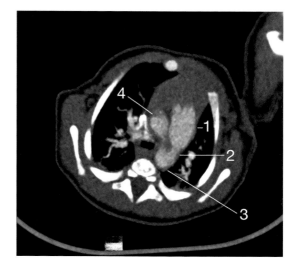

图 8.50 3D MIP 重建
1. 肺动脉干
2. 动脉导管未闭
3. 降主动脉
4. 升主动脉

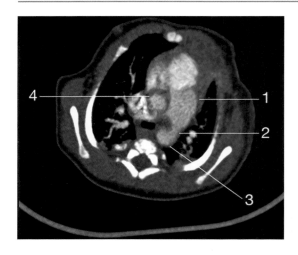

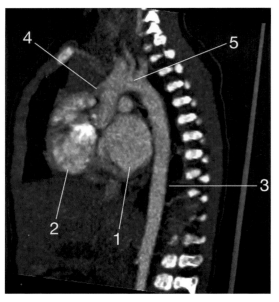

图 8.51 3D MIP 重建
1. 肺动脉干
2. 动脉导管未闭
3. 降主动脉
4. 升主动脉

图 8.53 3D MIP 重建
1. 左心房
2. 右心房
3. 降主动脉
4. 升主动脉
5. 主动脉弓

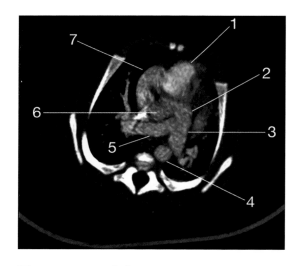

图 8.52 3D MIP 重建
1. 右心室
2. 肺动脉干
3. 左肺动脉
4. 降主动脉
5. 右肺动脉
6. 升主动脉
7. 右心房

8.7 川崎病

8.7.1 川崎病：基线检查

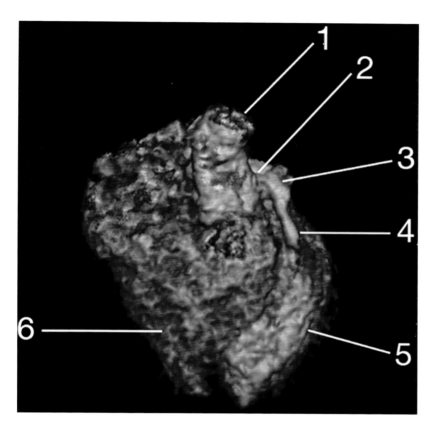

图 8.54 3D VRT 重建
1. 升主动脉
2. 左冠状动脉
3. 前室间隔支（LAD 近端 – 扩张）
4. 前室间隔支（LAD 中段 – 扩张）
5. 左心室
6. 右心室

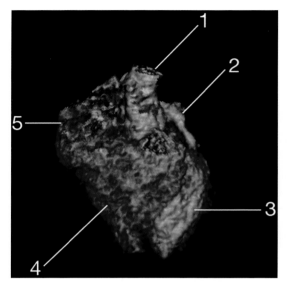

图 8.55 3D VRT 重建
1. 升主动脉
2. 前室间隔支（LAD 近段 – 扩张）
3. 左心室
4. 右心室
5. 右心房

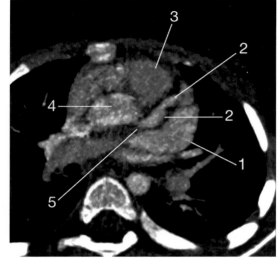

图 8.57 3D MIP 重建
1. 左心房
2. 前室间隔支（LAD 近段 – 扩张）
3. 右心室
4. 升主动脉
5. 左冠状动脉

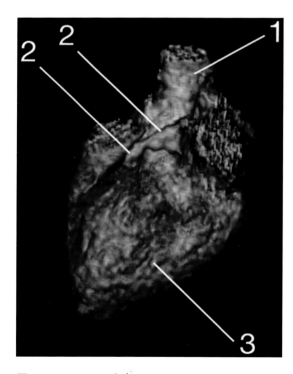

图 8.56 3D VRT 重建
1. 升主动脉
2. 前室间隔支（LAD 近段 – 扩张）
3. 左心室

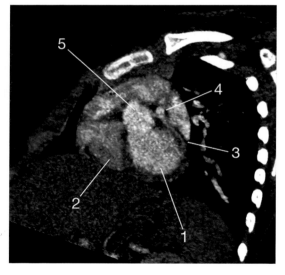

图 8.58 3D MIP 重建
1. 左心室
2. 右心室
3. 旋支
4. 前室间隔支（LAD 近段 – 扩张）
5. 升主动脉

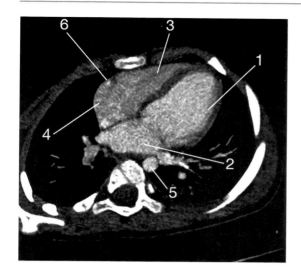

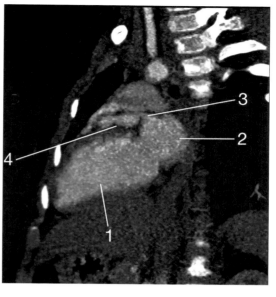

图 8.59 3D MIP 重建
1. 左心室
2. 左心房
3. 右心室
4. 右心房
5. 降主动脉
6. 右冠状动脉

图 8.60 3D MIP 重建
1. 左心室
2. 左心房
3. 左冠状动脉
4. 前室间隔支（LAD 近段 – 扩张）

8.7.2 川崎病：同一患者，治疗后

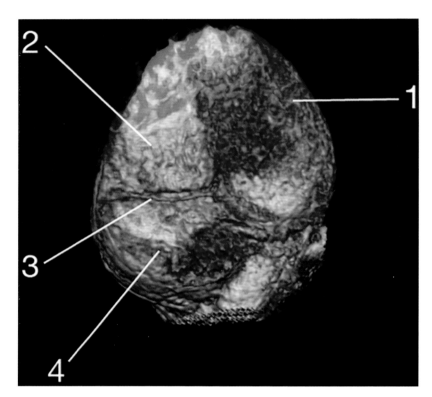

图 8.61 3D VRT 重建
1. 左心室
2. 右心室
3. 右冠状动脉
4. 右心房

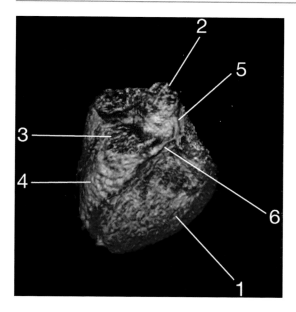

图 8.62 3D VRT 重建
1. 左心室
2. 升主动脉
3. 肺动脉干（切除）
4. 右心室
5. 左冠状动脉
6. 前室间隔支

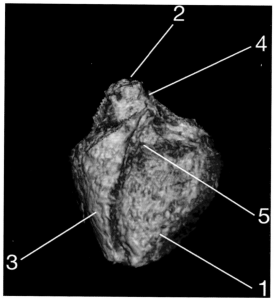

图 8.64 3D VRT 重建
1. 左心室
2. 升主动脉
3. 右心室
4. 左冠状动脉
5. 前室间隔支

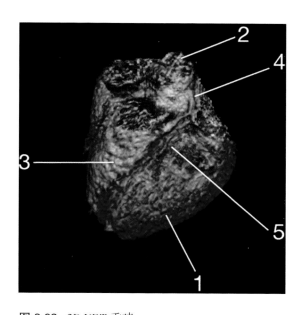

图 8.63 3D VRT 重建
1. 左心室
2. 升主动脉
3. 右心室
4. 左冠状动脉
5. 前室间隔支

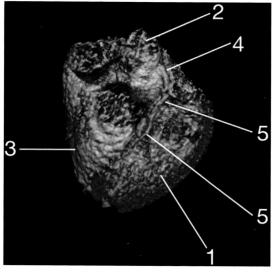

图 8.65 3D VRT 重建
1. 左心室
2. 升主动脉
3. 右心室
4. 左冠状动脉
5. 前室间隔支

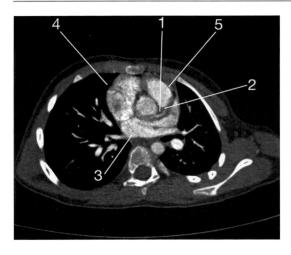

图 8.66 3D MIP 重建
1. 左冠状动脉
2. 前室间隔支
3. 左心房
4. 右心房
5. 右心室

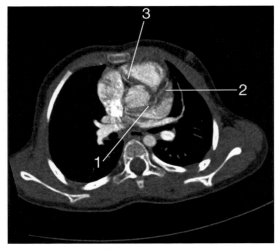

图 8.68 3D MIP 重建
1. 左冠状动脉
2. 前室间隔支
3. 右冠状动脉

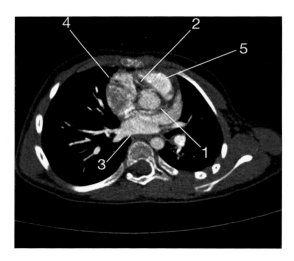

图 8.67 3D MIP 重建
1. 左冠状动脉
2. 右冠状动脉
3. 左心房
4. 右心房
5. 右心室

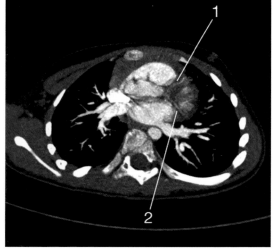

图 8.69 3D MIP 重建
1. 前室间隔支
2. 旋支

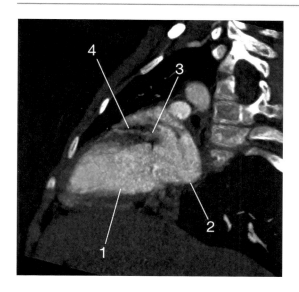

图 8.70 3D MIP 重建
1. 左心室
2. 左心房
3. 左冠状动脉
4. 前室间隔支（冠状动脉的正常直径）

8.8　肺动静脉畸形；左位主动脉弓合并右锁骨下动脉异常

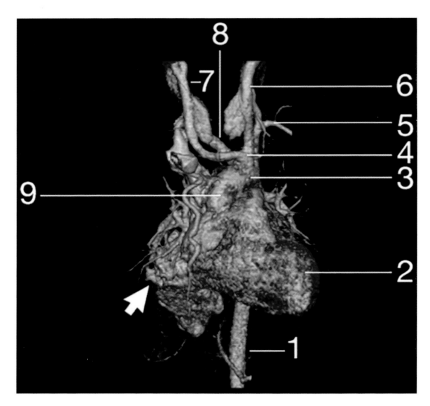

图 8.71　3D VRT 重建
1. 降主动脉
2. 左心室
3. 主动脉弓
4. 颈总动脉干
5. 左锁骨下动脉
6. 左颈总动脉
7. 右颈总动脉
8. 右锁骨下动脉（异常起源于降主动脉）
9. 升主动脉

箭头：AVM（动静脉畸形）

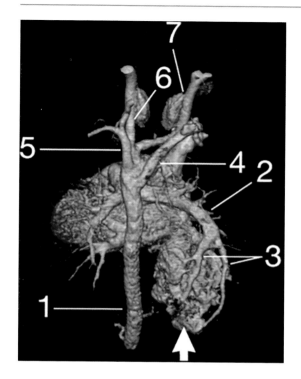 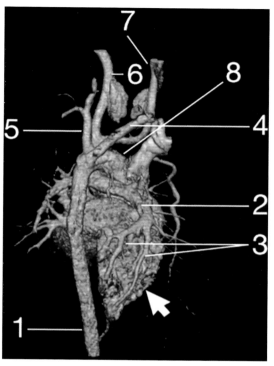

图 8.72　3D VRT 重建
1.　降主动脉
2.　右肺动脉
3.　肺基底动脉
4.　右锁骨下动脉（异常起源于降主动脉）
5.　左锁骨下动脉
6.　左颈总动脉
7.　右颈总动脉
箭头：AVM（动静脉畸形）

图 8.73　3D VRT 重建
1.　降主动脉
2.　右肺动脉
3.　肺基底动脉
4.　右锁骨下动脉（异常起源于降主动脉）
5.　左锁骨下动脉
6.　左颈总动脉
7.　右颈总动脉
8.　主动脉弓
箭头：AVM（动静脉畸形）

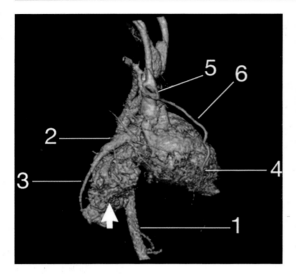

图 8.74 3D VRT 重建
1. 降主动脉
2. 右肺动脉
3. 肺基底动脉
4. 右心室
5. 上腔静脉
6. 右乳内动脉
箭头：AVM（动静脉畸形）

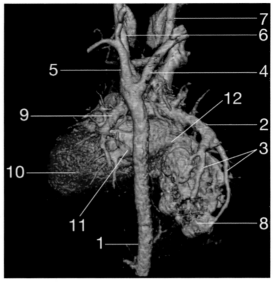

图 8.75 3D VRT 重建
1. 降主动脉
2. 右肺动脉
3. 肺基底动脉
4. 右锁骨下动脉（异常起源于降主动脉）
5. 左锁骨下动脉
6. 左颈总动脉
7. 右颈总动脉
8. AVM（动静脉畸形）
9. 左肺动脉
10. 左心室
11. 左心房
12. 右下肺静脉

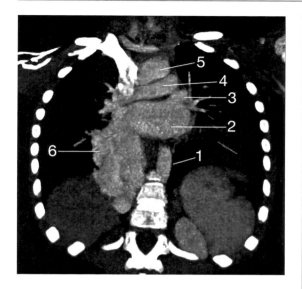

图 8.76 3D MIP 重建
1. 降主动脉
2. 左心房
3. 左上肺静脉
4. 肺动脉干
5. 主动脉弓
6. AVM（动静脉畸形）

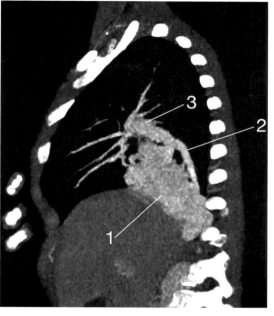

图 8.78 3D MIP 重建
1. AVM（动静脉畸形）
2. 右肺动脉
3. 肺基底动脉

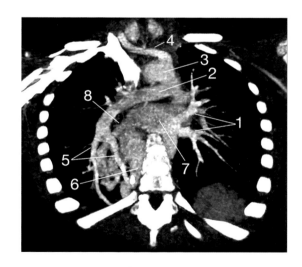

图 8.77 3D MIP 重建
1. 右上、下肺静脉
2. 右肺动脉
3. 主动脉弓
4. 右锁骨下动脉（异常起源于降主动脉）
5. 肺基底动脉
6. AVM（动静脉畸形）
7. 左心房
8. 右下肺静脉

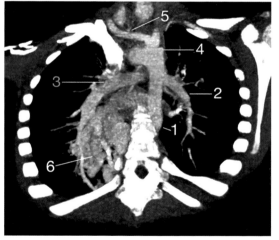

图 8.79 3D MIP 重建
1. 降主动脉
2. 左肺动脉
3. 右肺动脉
4. 主动脉弓
5. 右颈总动脉
6. AVM（动静脉畸形）

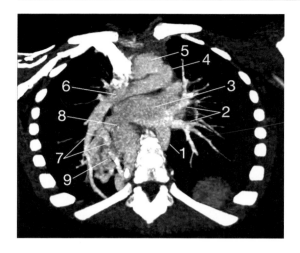

图 8.80　3D MIP 重建
1. 降主动脉
2. 右上、下肺静脉
3. 左心房
4. 肺动脉干
5. 主动脉弓
6. 右肺动脉
7. 肺基底动脉
8. 右下肺静脉
9. AVM（动静脉畸形）

8.9　右心室双出口；肺动脉狭窄；体－肺分流术；左上腔静脉异常合并引流入冠状窦

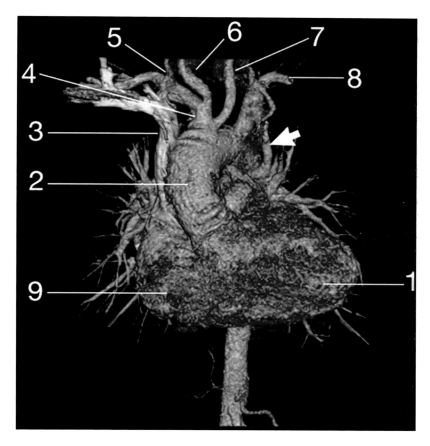

图 8.81　3D VRT 重建
1. 右心室
2. 升主动脉
3. 右上腔静脉
4. 头臂干
5. 右锁骨下动脉
6. 右颈总动脉
7. 左颈总动脉
8. 左锁骨下动脉
9. 右心房
箭头：体－肺分流

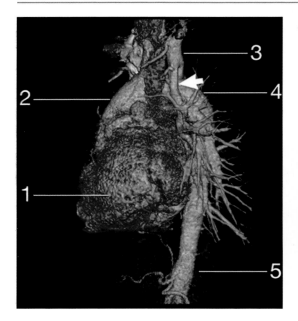

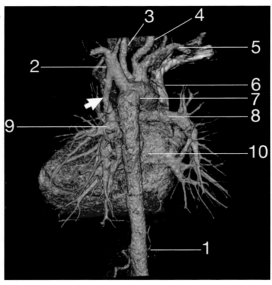

图 8.82 3D VRT 重建
1. 右心室
2. 升主动脉
3. 左锁骨下动脉
4. 主动脉弓
5. 降主动脉
箭头：体 – 肺分流

图 8.83 3D VRT 重建
1. 降主动脉
2. 左锁骨下动脉
3. 左颈总动脉
4. 右颈总动脉
5. 右锁骨下动脉
6. 右上腔静脉
7. 主动脉弓
8. 右肺动脉
9. 左肺动脉
10. 左心房
箭头：体 – 肺分流

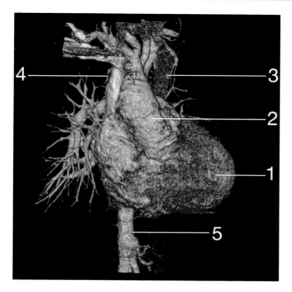

图 8.84　3D VRT 重建
1. 右心室
2. 升主动脉
3. 左上腔静脉
4. 右上腔静脉
5. 降主动脉

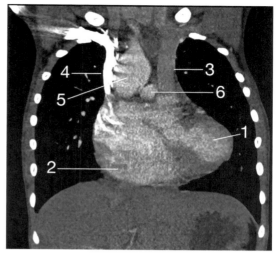

图 8.86　3D MIP 重建
1. 右心室
2. 右心房
3. 左上腔静脉
4. 右上腔静脉
5. 升主动脉
6. 右肺动脉

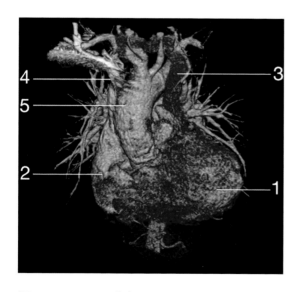

图 8.85　3D VRT 重建
1. 右心室
2. 右心房
3. 左上腔静脉
4. 右上腔静脉
5. 升主动脉

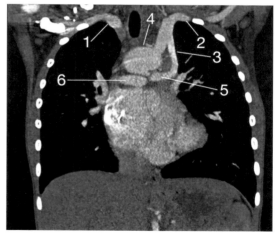

图 8.87　3D MIP 重建
1. 右锁骨下动脉
2. 左锁骨下动脉
3. 体 – 肺分流
4. 主动脉弓
5. 左肺动脉
6. 右肺动脉

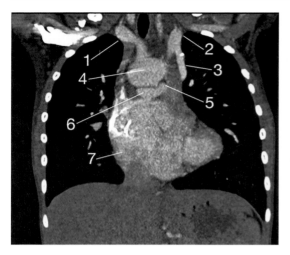

图 8.88　3D MIP 重建
1.　右锁骨下动脉
2.　左锁骨下动脉
3.　体 – 肺分流
4.　主动脉弓
5.　左肺动脉
6.　右肺动脉
7.　右心房

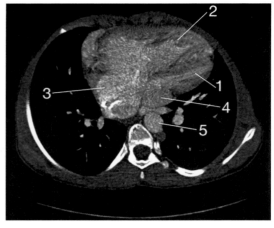

图 8.90　3D MIP 重建
1.　左心室
2.　右心室
3.　右心房
4.　左心房
5.　升主动脉

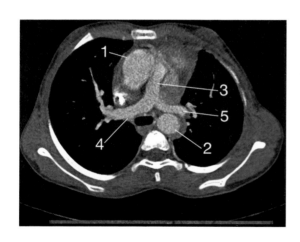

图 8.89　3D 重建 MIP
1.　升主动脉
2.　主动脉降
3.　肺动脉干
4.　右肺动脉
5.　左肺动脉

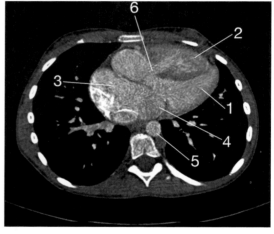

图 8.91　3D MIP 重建
1.　左心室
2.　右心室
3.　右心房
4.　左心房
5.　降主动脉
6.　室间隔缺损

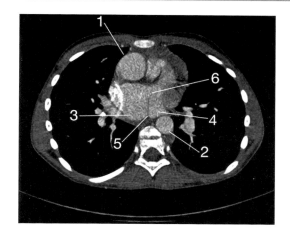

图 8.92 3D MIP 重建
1. 升主动脉
2. 降主动脉
3. 右心房
4. 左心房
5. 房间隔
6. 房间隔缺损

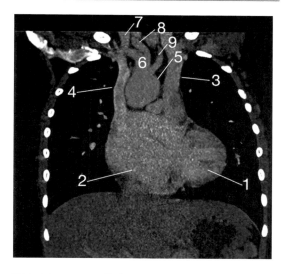

图 8.94 3D MIP 重建
1. 左心室
2. 右心房
3. 左上腔静脉
4. 右上腔静脉
5. 主动脉弓
6. 头臂干
7. 右颈内静脉
8. 右颈总动脉
9. 左颈总动脉

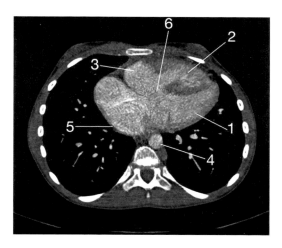

图 8.93 3D MIP 重建
1. 左心室
2. 右心室
3. 升主动脉
4. 降主动脉
5. 右心房
6. 室间隔缺损

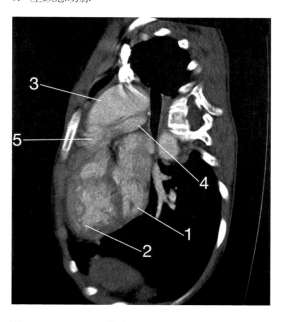

图 8.95 3D MPR 重建
1. 左心室
2. 右心室
3. 升主动脉
4. 肺动脉干
5. 双出口

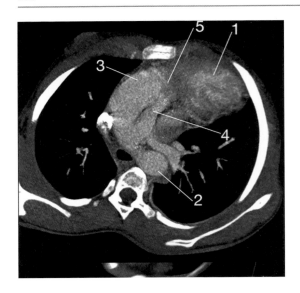

图 8.96 3D MIP 重建
1. 右心室
2. 降主动脉
3. 升主动脉
4. 肺动脉干
5. 双出口

8.10 单心室；右位心；腔－肺分流术（Glenn 分流术）

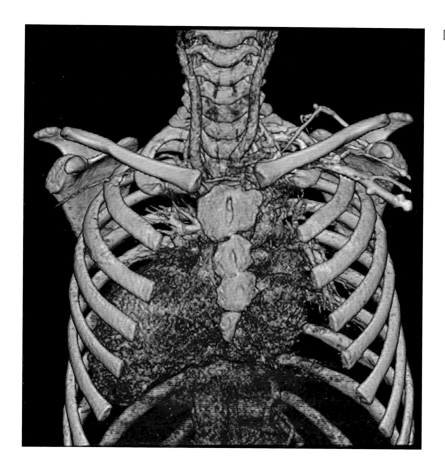

图 8.97 3D VRT 重建

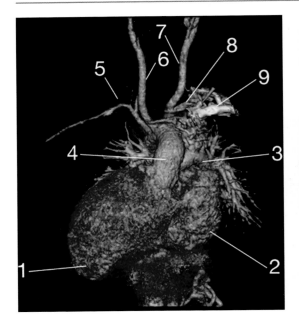

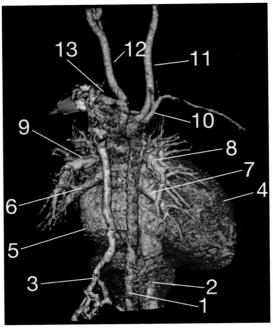

图 8.98　3D VRT 重建
1.　右心室（单心室）
2.　右心房
3.　左肺动脉
4.　升主动脉
5.　右锁骨下动脉
6.　右颈总动脉
7.　左颈总动脉
8.　左锁骨下动脉
9.　左锁骨下静脉

图 8.99　3D VRT 重建
1.　降主动脉
2.　下腔静脉
3.　奇静脉
4.　右心室（单心室）
5.　右心房
6.　左下肺静脉
7.　右下肺静脉
8.　右肺动脉
9.　左肺动脉
10.　右锁骨下动脉
11.　右颈总动脉
12.　左颈总动脉
13.　左锁骨下动脉

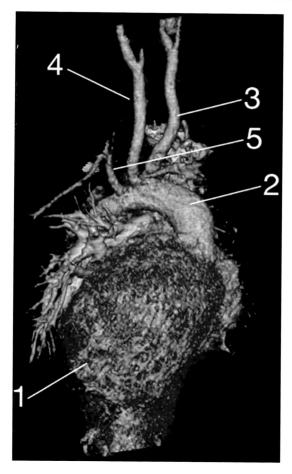

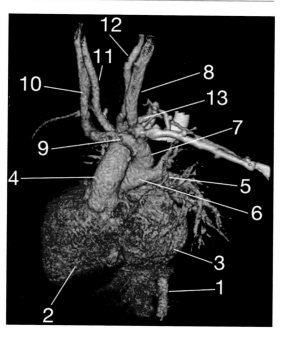

图 8.100 3D VRT 重建
1. 右心室（单心室）
2. 升主动脉
3. 左颈总动脉
4. 右颈总动脉
5. 右锁骨下动脉

图 8.101 3D VRT 重建
1. 降主动脉
2. 右心室（单心室）
3. 右心房
4. 升主动脉
5. 左肺动脉
6. 肺动脉干
7. 腔 – 肺分流
8. 左颈内静脉
9. 右头臂静脉
10. 右颈内静脉
11. 右颈总动脉
12. 左颈总动脉
13. 左锁骨下动脉

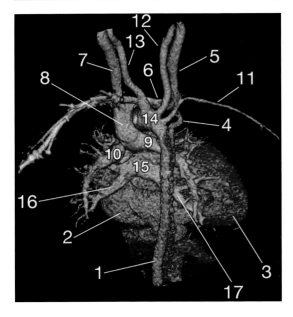

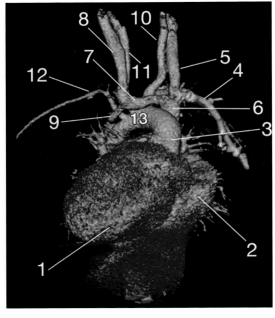

图 8.102　3D VRT 重建
1.　降主动脉
2.　右心房
3.　右心室（单心室）
4.　奇静脉（奇静脉弓）
5.　右颈内静脉
6.　右头臂静脉
7.　左颈内静脉
8.　腔 – 肺分流
9.　右肺动脉
10.　左肺动脉
11.　右锁骨下动脉
12.　右颈总动脉
13.　左颈总动脉
14.　主动脉弓
15.　左心房
16.　左下肺静脉
17.　右下肺静脉

图 8.103　3D VRT 重建
1.　右心室（单心室）
2.　右心房
3.　升主动脉
4.　左锁骨下静脉
5.　左颈内静脉
6.　腔 – 肺分流
7.　右头臂静脉
8.　右颈内静脉
9.　奇静脉（奇静脉弓）
10.　左颈总动脉
11.　右颈总动脉
12.　右锁骨下动脉
13.　主动脉弓

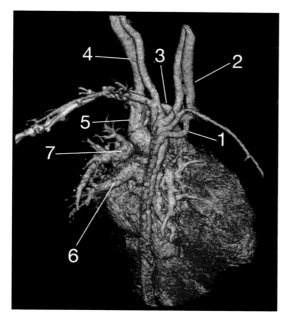

图 8.104　3D VRT 重建
1. 奇静脉（奇静脉弓）
2. 右颈内静脉
3. 右头臂静脉
4. 左颈内静脉
5. 腔 – 肺分流
6. 左下肺静脉
7. 左肺动脉

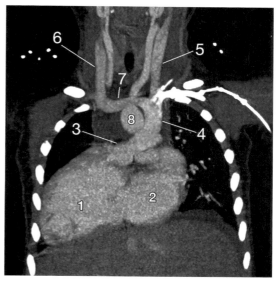

图 8.105　3D MIP 重建
1. 右心室（单心室）
2. 右心房
3. 肺动脉干
4. 腔 – 肺分流
5. 左颈内静脉
6. 右颈内静脉
7. 右头臂静脉
8. 主动脉弓

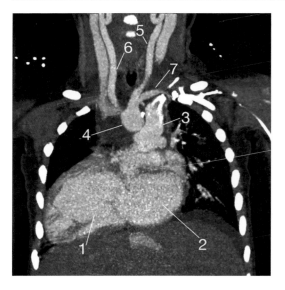

图 8.106　3D MIP 重建
1.　右心室（单心室）
2.　右心房
3.　腔 – 肺分流
4.　主动脉弓
5.　左颈总动脉
6.　右颈总动脉
7.　左锁骨下动脉

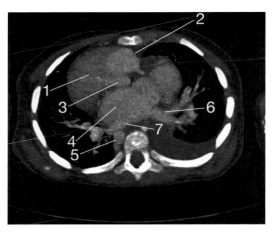

图 8.108　3D MIP 重建
1.　右心室（单心室）
2.　升主动脉
3.　肺动脉干
4.　左心房
5.　降主动脉
6.　左肺静脉
7.　右肺静脉

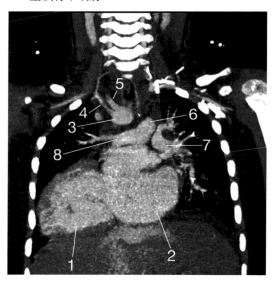

图 8.107　3D MIP 重建
1.　右心室（单心室）
2.　右心房
3.　主动脉弓
4.　右锁骨下动脉
5.　右颈总动脉
6.　腔 – 肺分流
7.　左肺动脉
8.　右肺动脉

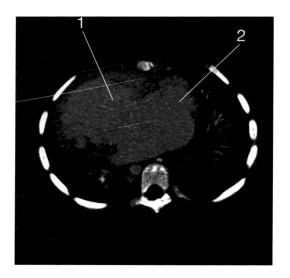

图 8.109　3D MIP 重建
1.　右心室（单心室）
2.　右心房

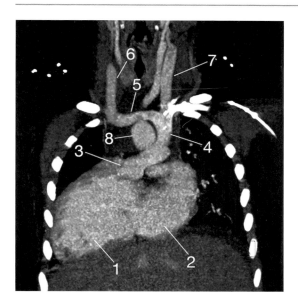

图 8.110 3D MIP 重建
1. 右心室（单心室）
2. 右心房
3. 肺动脉干
4. 腔－肺分流
5. 右头臂静脉
6. 右颈内静脉
7. 左颈内静脉
8. 主动脉弓

8.11 右位心；左上腔静脉引流入冠状窦；左主动脉弓合并右锁骨下动脉异常

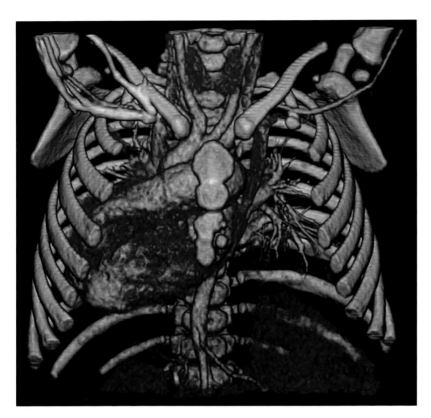

图 8.111　3D VRT 重建

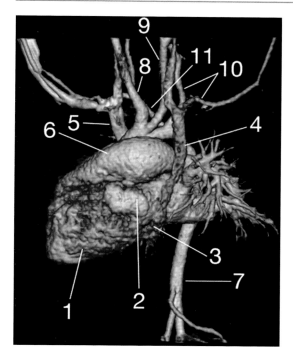

图 8.112　3D VRT 重建
1. 右心室
2. 右心房
3. 冠状窦
4. 左上腔静脉
5. 右上腔静脉
6. 肺动脉干
7. 降主动脉
8. 右颈总动脉
9. 左颈总动脉
10. 左锁骨下动脉
11. 右锁骨下动脉（右锁骨下动脉异常）

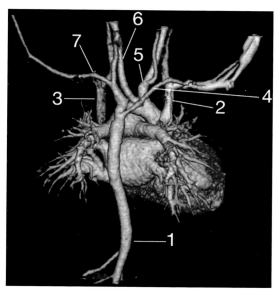

图 8.113　3D VRT 重建
1. 降主动脉
2. 右头臂静脉
3. 左上腔静脉
4. 右锁骨下动脉（右锁骨下动脉异常）
5. 右颈总动脉
6. 左颈总动脉
7. 左锁骨下动脉

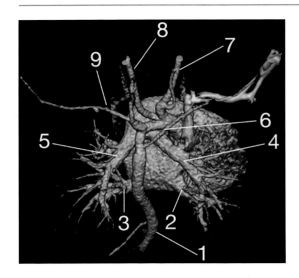

图 8.114　3D VRT 重建
1. 降主动脉
2. 右下肺静脉
3. 左下肺静脉
4. 右肺动脉
5. 左肺动脉
6. 右锁骨下动脉（右锁骨下动脉异常）
7. 右颈总动脉
8. 左颈总动脉
9. 左锁骨下动脉

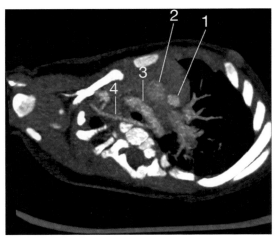

图 8.116　3D MIP 重建
1. 左上腔静脉
2. 肺动脉干
3. 主动脉弓
4. 右锁骨下动脉（右锁骨下动脉异常）

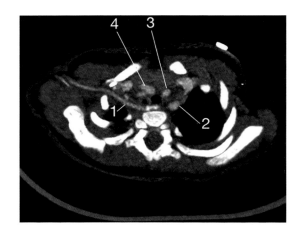

图 8.115　3D MIP 重建
1. 右锁骨下动脉（右锁骨下动脉异常）
2. 左锁骨下动脉
3. 左颈总动脉
4. 右颈总动脉

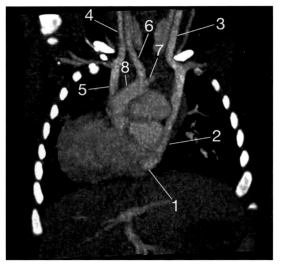

图 8.117　3D MIP 重建
1. 冠状窦
2. 左上腔静脉
3. 左颈内静脉
4. 右颈内静脉
5. 右上腔静脉
6. 右颈总动脉
7. 左颈总动脉
8. 主动脉弓

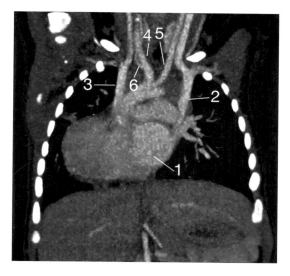

图 8.118　3D MIP 重建
1. 左心房
2. 左上腔静脉
3. 右上腔静脉
4. 右颈总动脉
5. 左颈总动脉
6. 右椎动脉

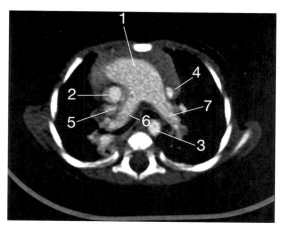

图 8.120　3D 重建 MIP
1. 肺动脉干
2. 升主动脉
3. 降主动脉
4. 左上腔静脉
5. 右上腔静脉
6. 右肺动脉
7. 左肺动脉

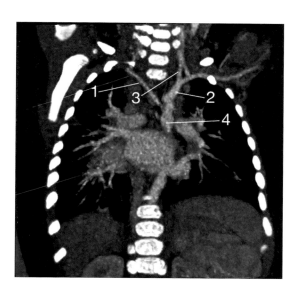

图 8.119　3D MIP 重建
1. 右锁骨下动脉（右锁骨下动脉异常）
2. 左锁骨下动脉
3. 左椎动脉
4. 降主动脉

8.12　主动脉缩窄

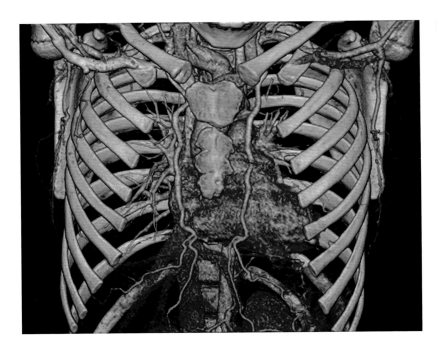

图 8.121　3D VRT 重建

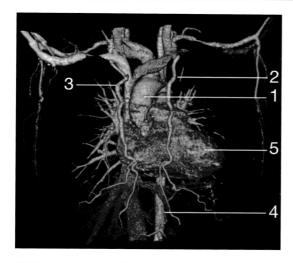

图 8.122 3D VRT 重建
1. 升主动脉
2. 左乳内动脉（扩张）
3. 右乳内动脉（扩张）
4. 降主动脉
5. 左心室

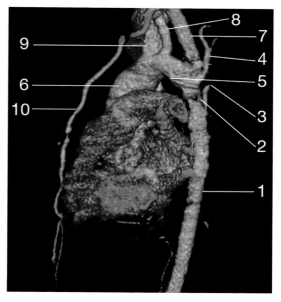

图 8.124 3D VRT 重建
1. 降主动脉
2. 主动脉峡部（狭窄）
3. 侧支动脉（狭窄之下）
4. 侧支动脉（狭窄之上）
5. 主动脉弓
6. 升主动脉
7. 左锁骨下动脉
8. 左颈总动脉
9. 头臂干
10. 左乳内动脉（扩张）

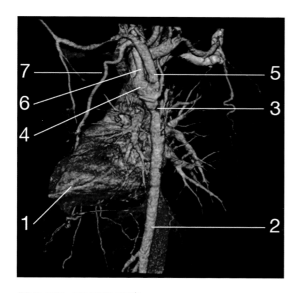

图 8.123 3D VRT 重建
1. 左心室
2. 降主动脉
3. 主动脉峡部（狭窄）
4. 主动脉弓
5. 左锁骨下动脉
6. 左颈总动脉
7. 左乳内动脉（扩张）

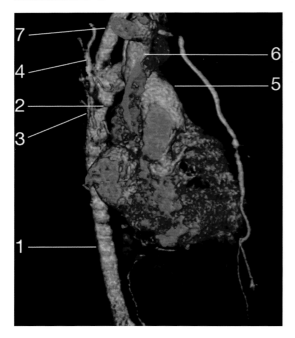

图 8.125 3D VRT 重建
1. 降主动脉
2. 主动脉峡部（狭窄）
3. 侧支动脉（狭窄之下）
4. 侧支动脉（狭窄之上）
5. 升主动脉
6. 头臂干
7. 左锁骨下动脉

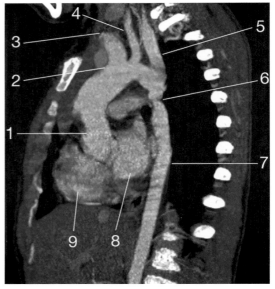

图 8.127 3D MIP 重建
1. 升主动脉
2. 主动脉弓
3. 头臂干
4. 右颈总动脉
5. 左锁骨下动脉
6. 主动脉峡部（狭窄）
7. 降主动脉
8. 左心房
9. 右心室

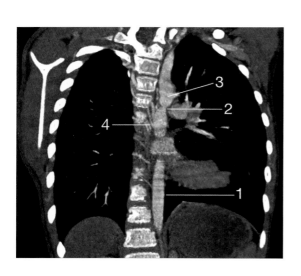

图 8.126 3D MIP 重建
1. 降主动脉
2. 主动脉峡部（狭窄）
3. 主动脉弓
4. 侧支动脉（狭窄之下）

8.13 右主动脉弓伴头臂动脉异常合并 Non-Kommerell 憩室；气管狭窄

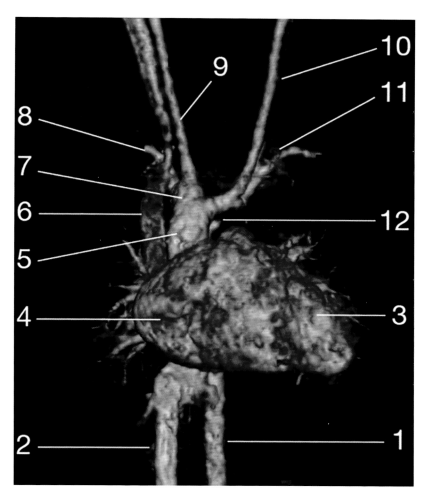

图 8.128 3D VRT 重建
1. 降主动脉（右侧降主动脉）
2. 下腔静脉
3. 右心室
4. 右心房
5. 升主动脉（右侧升主动脉）
6. 上腔静脉
7. 头臂干
8. 右锁骨下动脉
9. 右颈总动脉
10. 左颈总动脉
11. 左锁骨下动脉
12. Non-Kommerell 憩室

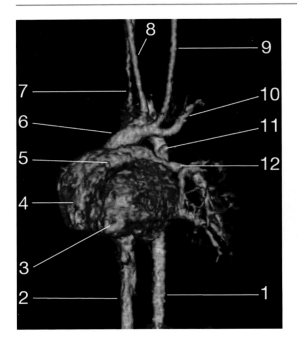

图 8.129 3D VRT 重建
1. 降主动脉（右侧降主动脉）
2. 下腔静脉
3. 右心室
4. 右心房
5. 肺动脉干
6. 升主动脉（右侧升主动脉）
7. 右颈内静脉
8. 右颈总动脉
9. 左颈总动脉
10. 左锁骨下动脉
11. Non-Kommerell 憩室
12. 左肺动脉

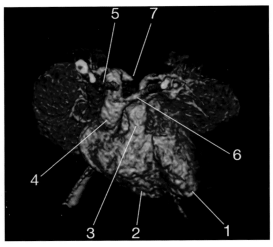

图 8.130 3D VRT 重建
1. 左心室
2. 右心室
3. 肺动脉干
4. 升主动脉（右侧升主动脉）
5. 右颈总动脉
6. 左颈总动脉
7. Non-Kommerell 憩室

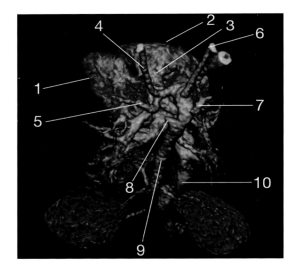

图 8.131 3D VRT 重建
1. 左心室
2. 右心室
3. 肺动脉干
4. 左颈总动脉
5. 左锁骨下动脉
6. 右颈总动脉
7. 右锁骨下动脉
8. Non-Kommerell 憩室
9. 降主动脉（右侧降主动脉）
10. 下腔静脉

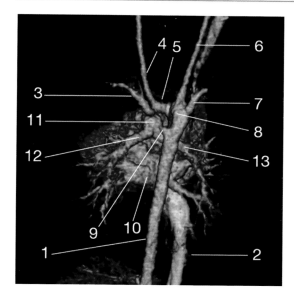

图 8.132 3D VRT 重建
1. 降主动脉（右侧降主动脉）
2. 下腔静脉
3. 左锁骨下动脉
4. 左颈总动脉
5. 左头臂干
6. 右颈总动脉
7. 右锁骨下动脉
8. 主动脉弓
9. Non-Kommerell 憩室
10. 左心房
11. 肺动脉干
12. 左肺动脉
13. 右肺动脉

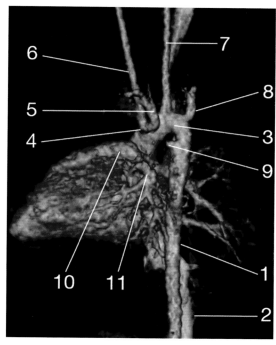

图 8.133 3D VRT 重建
1. 降主动脉（右侧降主动脉）
2. 下腔静脉
3. 主动脉弓（右侧主动脉弓）
4. 左头臂干
5. 左锁骨下动脉
6. 左颈总动脉
7. 右颈总动脉
8. 右锁骨下动脉
9. Non-Kommerell 憩室
10. 肺动脉干
11. 左肺动脉

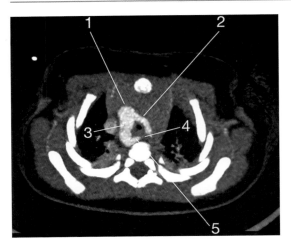

图 8.134　3D MIP 重建
1. 升主动脉（右侧升主动脉）
2. 左颈总动脉
3. 主动脉弓
4. 动脉韧带
5. Non-Kommerell 憩室

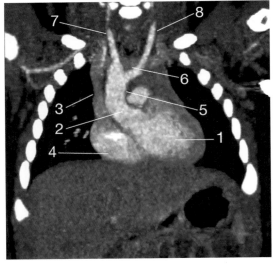

图 8.136　3D MIP 重建
1. 左心室
2. 升主动脉（主动脉窦）
3. 上腔静脉
4. 右心房
5. 升主动脉（右侧升主动脉）
6. 左头臂干
7. 右颈总动脉
8. 左颈总动脉

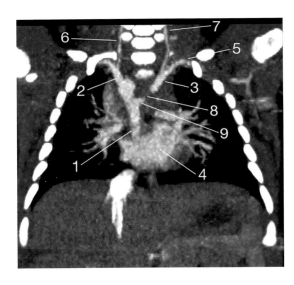

图 8.135　3D MIP 重建
1. 降主动脉（右侧降主动脉）
2. 右锁骨下动脉
3. 左头臂干
4. 左心房
5. 左锁骨下动脉
6. 右椎动脉
7. 左椎动脉
8. 动脉韧带
9. Non-Kommerell 憩室

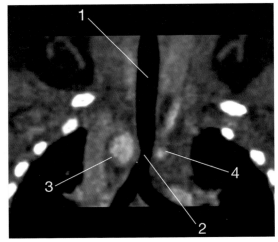

图 8.137　3D MIP 重建
1. 气管
2. 气管狭窄性病变
3. 主动脉弓（右侧主动脉弓）
4. 左头臂干

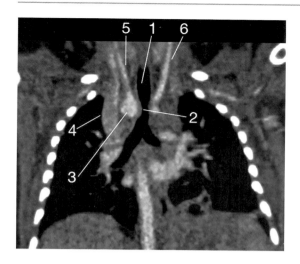

图 8.138 3D MIP 重建
1. 气管
2. 气管狭窄性病变
3. 主动脉弓（右侧主动脉弓）
4. 上腔静脉
5. 右颈总动脉
6. 左颈总动脉

8.14　与右肺动脉相连的动脉导管未闭；
　　　肺动脉干重度狭窄

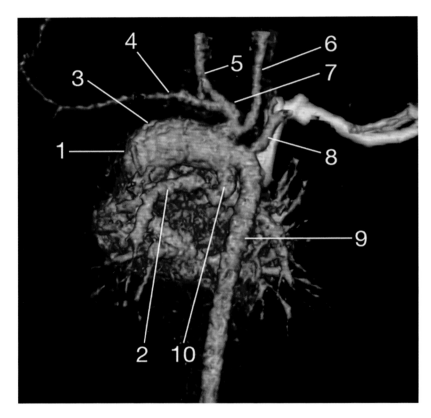

图 8.139　3D VRT 重建
1. 升主动脉
2. 左肺动脉
3. 主动脉弓
4. 左锁骨下动脉
5. 左颈总动脉
6. 左头臂干
7. 右颈总动脉
8. 右锁骨下动脉
9. 降主动脉
10. 动脉导管未闭

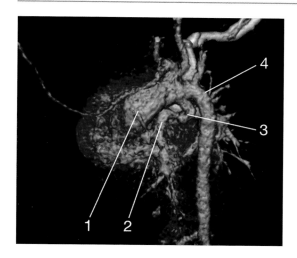

图 8.140　3D VRT 重建
1. 升主动脉
2. 左肺动脉
3. 动脉导管未闭
4. 降主动脉

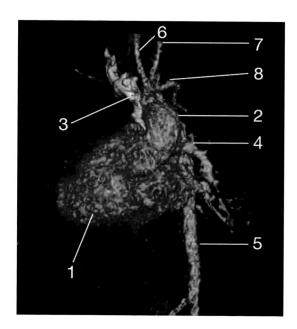

图 8.141　3D VRT 重建
1. 左心室
2. 主动脉弓
3. 上腔静脉
4. 左肺动脉
5. 降主动脉
6. 右颈总动脉
7. 左颈总动脉
8. 左锁骨下动脉

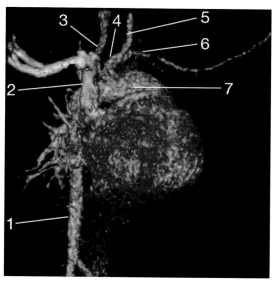

图 8.142　3D VRT 重建
1. 升主动脉
2. 上腔静脉
3. 右颈总动脉
4. 左头臂干
5. 左颈总动脉
6. 左锁骨下动脉
7. 主动脉弓

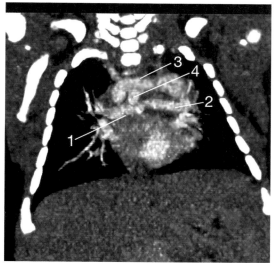

图 8.143　3D MIP 重建
1. 右肺动脉
2. 左肺动脉
3. 主动脉弓
4. 动脉导管未闭

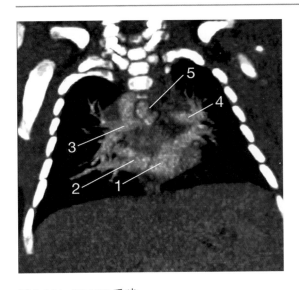

图 8.144　3D MIP 重建
1. 左下肺静脉
2. 右下肺静脉
3. 右肺动脉
4. 左肺动脉
5. 动脉导管未闭

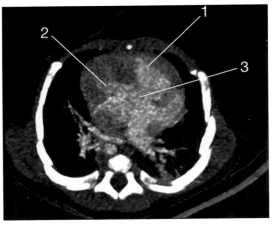

图 8.146　3D MIP 重建
1. 左心室
2. 右心室
3. 室间隔缺损

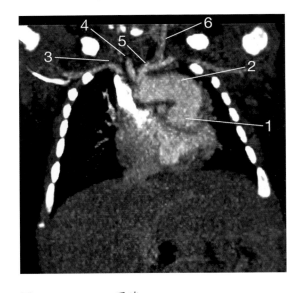

图 8.145　3D MIP 重建
1. 主动脉球部
2. 主动脉弓
3. 右锁骨下动脉
4. 右颈总动脉
5. 左头臂干
6. 左颈总动脉

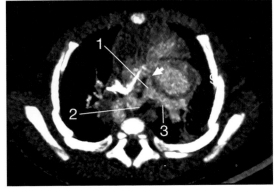

图 8.147　3D MIP 重建
1. 肺动脉干
2. 右肺动脉
3. 左肺动脉
箭头：肺动脉干重度狭窄

8.15 法洛五联症手术；肺动脉瘤

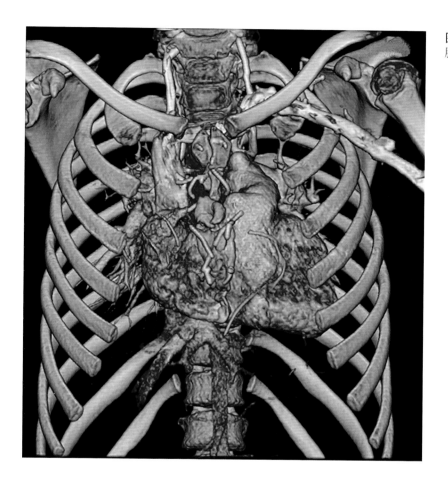

图 8.148 3D VRT 重建
胸骨劈开后

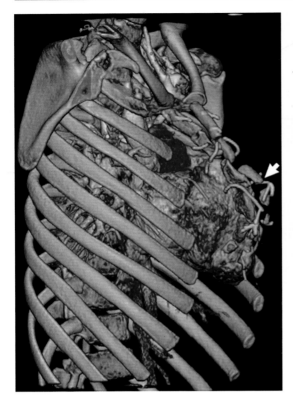

图 8.149 3D VRT 重建
箭头：胸骨劈开和胸骨隆起处

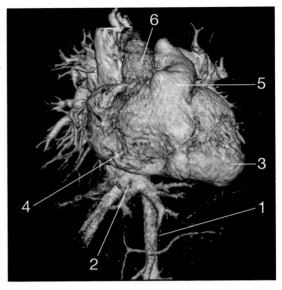

图 8.150 3D VRT 重建
1. 降主动脉
2. 下腔静脉
3. 左心室
4. 右心室
5. 肺动脉干（肺动脉瘤样扩张）
6. 升主动脉

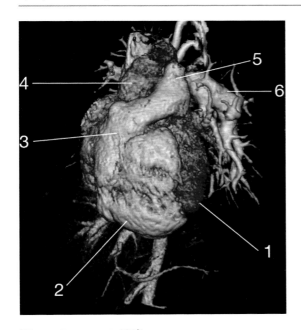

图 8.151　3D VRT 重建
1. 左心室
2. 右心室
3. 右心室流出道
4. 升主动脉
5. 肺动脉干（肺动脉瘤样扩张）
6. 左肺动脉

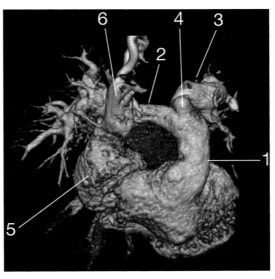

图 8.153　3D VRT 重建
1. 肺动脉干（肺动脉瘤样扩张）
2. 右肺动脉
3. 左肺动脉
4. 左肺动脉起源处狭窄后动脉瘤样扩张
5. 右心房
6. 上腔静脉

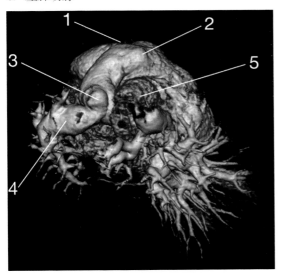

图 8.152　3D VRT 重建
1. 右心室流出道
2. 肺动脉干（肺动脉瘤样扩张）
3. 左肺动脉起源处狭窄后动脉瘤样扩张
4. 左肺动脉
5. 升主动脉

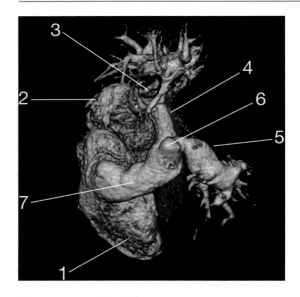

图 8.154　3D VRT 重建
1. 右心室
2. 右心房
3. 上腔静脉
4. 右肺动脉
5. 左肺动脉
6. 左肺动脉起源处狭窄后动脉瘤样扩张
7. 肺动脉干（肺动脉瘤样扩张）

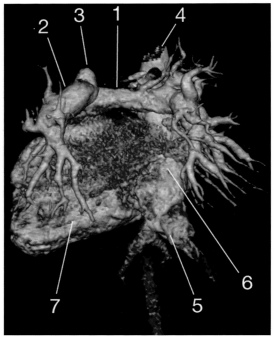

图 8.155　3D VRT 重建
1. 右肺动脉
2. 左肺动脉
3. 左肺动脉起源处狭窄后动脉瘤样扩张
4. 上腔静脉
5. 下腔静脉
6. 右心房
7. 右心室

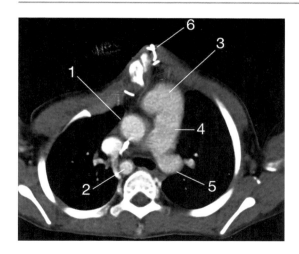

图 8.156　3D MIP 重建
1. 升主动脉
2. 降主动脉
3. 右心室流出道
4. 肺动脉干（肺动脉瘤样扩张）
5. 左肺动脉起源处狭窄后动脉瘤样扩张
6. 胸骨劈开和隆起处

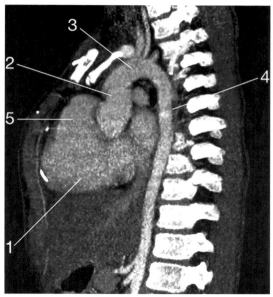

图 8.158　3D MIP 重建
1. 右心室
2. 升主动脉
3. 主动脉弓
4. 降主动脉
5. 右心室流出道

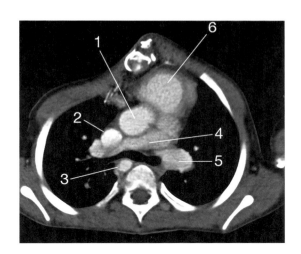

图 8.157　3D MIP 重建
1. 升主动脉
2. 上腔静脉
3. 降主动脉
4. 右肺动脉
5. 左肺动脉起源处狭窄后动脉瘤样扩张
6. 右心室流出道

8.16　法洛四联症

8.16.1　法洛四联症：术前

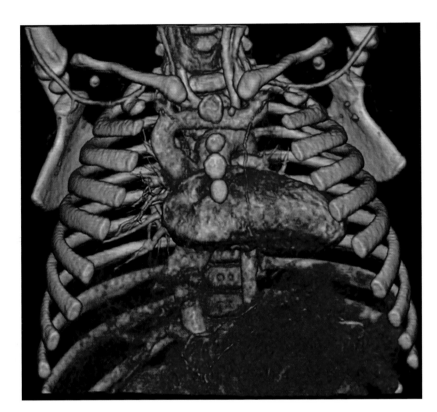

图 8.159　3D VRT 重建

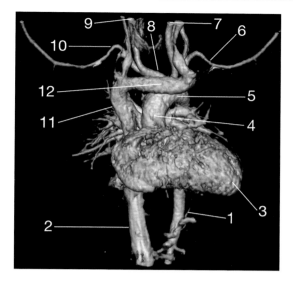
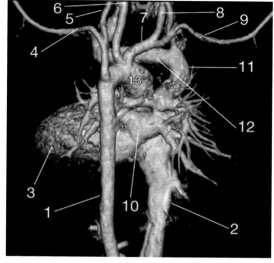

图 8.160 3D VRT 重建
1. 降主动脉
2. 下腔静脉
3. 左心室
4. 升主动脉
5. 主动脉弓
6. 左锁骨下动脉
7. 左颈总动脉
8. 头臂干
9. 右颈总动脉
10. 右锁骨下动脉
11. 上腔静脉
12. 左头臂静脉

图 8.161 3D VRT 重建
1. 降主动脉
2. 下腔静脉
3. 左心室
4. 左锁骨下动脉
5. 左椎动脉
6. 左颈总动脉
7. 头臂干
8. 右颈总动脉
9. 右锁骨下动脉
10. 左心房
11. 上腔静脉
12. 左头臂静脉
13. 主动脉弓

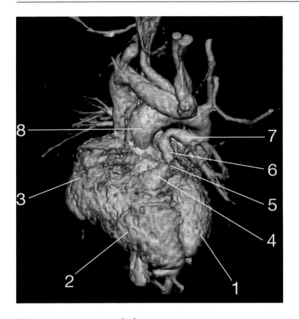

图 8.162 3D VRT 重建
1. 左心室
2. 右心室
3. 右心房
4. 右心室流出道
5. 肺动脉干瓣膜上区狭窄
6. 肺动脉干
7. 左肺动脉
8. 主动脉弓

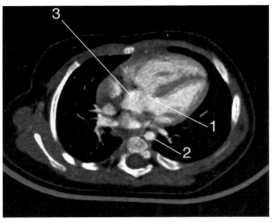

图 8.164 3D MIP 重建
1. 室间隔缺损
2. 降主动脉
3. 主动脉球部

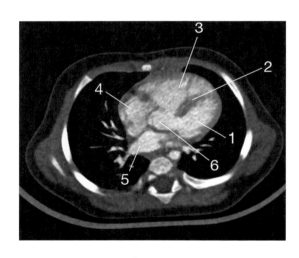

图 8.163 3D MIP 重建
1. 左心室
2. 室间隔
3. 右心室
4. 右心房
5. 左心房
6. 主动脉球部

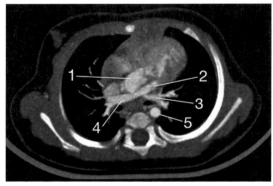

图 8.165 3D MIP 重建
1. 升主动脉
2. 肺动脉干
3. 左肺动脉
4. 右肺动脉
5. 降主动脉

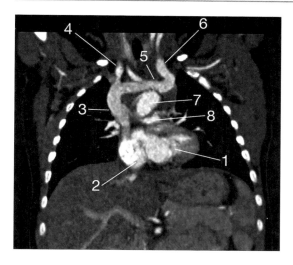

图 8.166　3D MIP 重建
1. 右心室
2. 右心房
3. 上腔静脉
4. 右颈内动脉
5. 左头臂动脉
6. 左颈内静脉
7. 主动脉弓
8. 肺动脉干

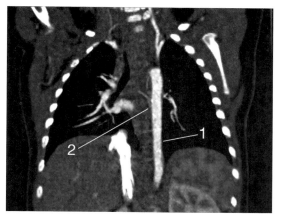

图 8.168　3D MIP 重建
1. 降主动脉
2. MAPCA（主肺动脉侧支）

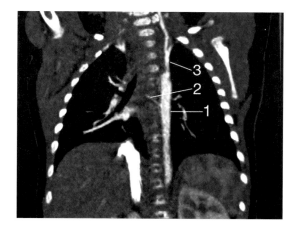

图 8.167　3D MIP 重建
1. 降主动脉
2. MAPCA（主肺动脉侧支）
3. 左锁骨下动脉

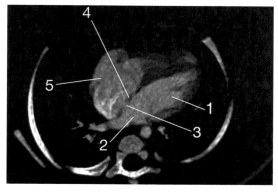

图 8.169　3D MIP 重建
1. 左心室
2. 左心房
3. 房间隔缺损
4. 房间隔
5. 右心房

8.16.2　法洛四联症：术后

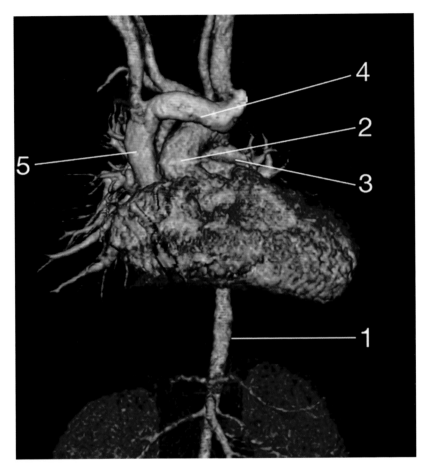

图 8.170　3D VRT 重建
1. 降主动脉
2. 升主动脉
3. 左肺动脉
4. 左头臂静脉
5. 上腔静脉

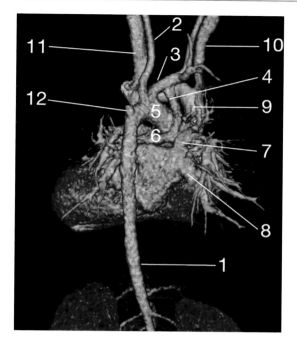

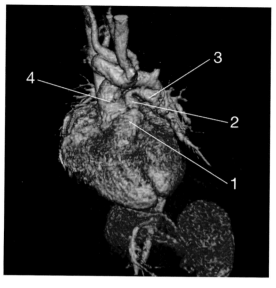

图 8.171　3D VRT 重建
1.　降主动脉
2.　左颈总动脉
3.　头臂干
4.　体 – 肺循环分流
5.　主动脉弓
6.　右肺动脉
7.　右上肺静脉
8.　右下肺静脉
9.　上腔静脉
10.　右颈内静脉
11.　左颈内静脉
12.　左锁骨下动脉

图 8.172　3D VRT 重建
1.　右心室流出道
2.　肺动脉干
3.　左肺动脉
4.　升主动脉

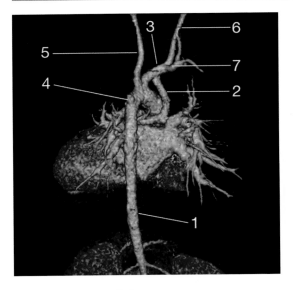

图 8.173　3D VRT 重建
1. 降主动脉
2. 体 – 肺循环分流
3. 头臂干
4. 左锁骨下动脉
5. 左颈总动脉
6. 右颈总动脉
7. 右锁骨下动脉

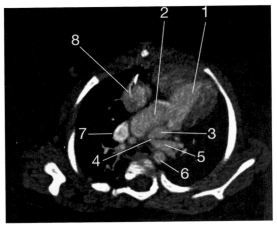

图 8.175　3D MIP 重建
1. 左心室
2. 主动脉球部
3. 肺动脉干
4. 左肺动脉狭窄
5. 左肺动脉
6. 降主动脉
7. 上腔静脉
8. 右心房

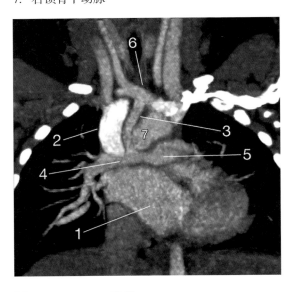

图 8.174　3D MIP 重建
1. 右心房
2. 上腔静脉
3. 体 – 肺循环分流
4. 右肺动脉
5. 左肺动脉
6. 头臂干
7. 主动脉弓

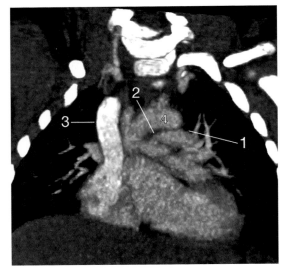

图 8.176　3D MIP 重建
1. 左肺动脉
2. 左肺动脉狭窄
3. 上腔静脉
4. 主动脉弓

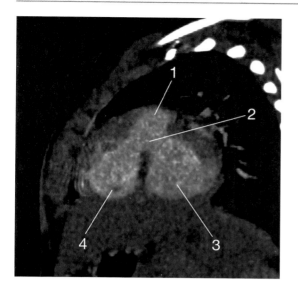

图 8.177 3D MIP 重建
1. 主动脉球部
2. 室间隔缺损
3. 左心室
4. 右心室

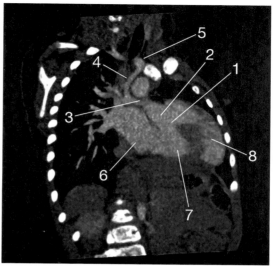

图 8.179 3D MIP 重建
1. 室间隔缺损
2. 主动脉球部
3. 肺动脉干
4. 体 – 肺循环分流
5. 头臂干
6. 右心房
7. 右心室
8. 左心室

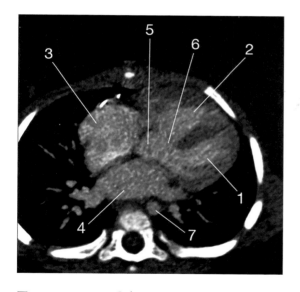

图 8.178 3D MIP 重建
1. 左心室
2. 右心室
3. 右心房
4. 左心房
5. 主动脉球部
6. 室间隔缺损
7. 降主动脉

8.17 单心房；肺动脉瘤；完全性器官转位；右位心；左上腔静脉；左主动脉弓合并 Kommerell 憩室引起的右锁骨下静脉异常

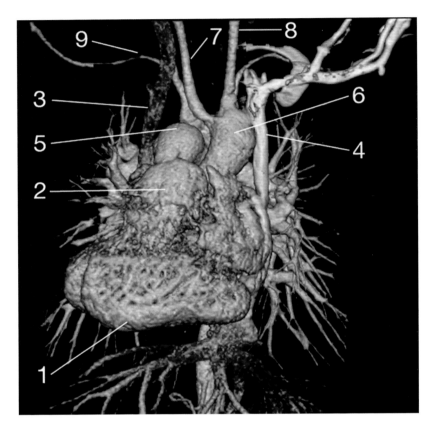

图 8.180　3D VRT 重建
1. 右心室
2. 右流出道扩张
3. 右上腔静脉
4. 左上腔静脉
5. 肺动脉干
6. 主动脉弓
7. 右颈总动脉
8. 右锁骨下动脉

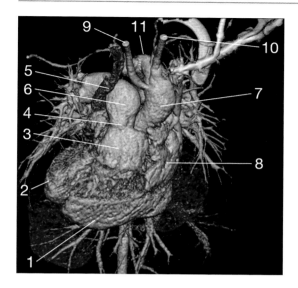

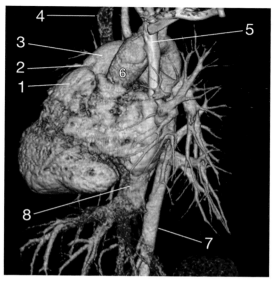

图 8.181　3D VRT 重建
1. 右心室
2. 单心房
3. 右流出道扩张
4. 肺动脉瓣狭窄性病变
5. 右上腔静脉
6. 肺动脉干 (扩张)
7. 升主动脉
8. 左心耳
9. 右颈总动脉
10. 左颈总动脉
11. 主动脉弓

图 8.182　3D VRT 重建
1. 右流出道扩张
2. 肺动脉瓣狭窄性病变
3. 肺动脉干
4. 右上腔静脉
5. 左上腔静脉
6. 升主动脉
7. 降主动脉
8. 下腔静脉

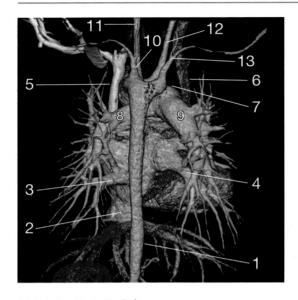

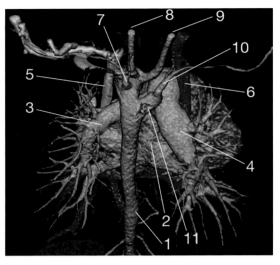

图 8.183　3D VRT 重建
1. 降主动脉
2. 下腔静脉
3. 左下肺静脉
4. 右下肺静脉
5. 左上腔静脉
6. 右上腔静脉
7. 肺动脉干
8. 左肺动脉
9. 右肺动脉
10. 左锁骨下动脉
11. 左颈总动脉
12. 右颈总动脉
13. 右锁骨下动脉

图 8.184　3D VRT 重建
1. 降主动脉
2. 单心房
3. 左肺动脉
4. 右肺动脉
5. 左上腔静脉
6. 右上腔静脉
7. 左锁骨下动脉
8. 左颈总动脉
9. 右颈总动脉
10. 右锁骨下动脉
11. Kommerell 憩室

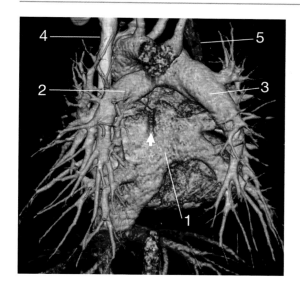

图 8.185 3D VRT 重建
1. 单心房
2. 左肺动脉
3. 右肺动脉
4. 左上腔静脉
5. 右上腔静脉
箭头：不完整的房间隔

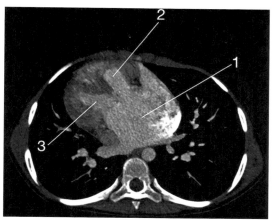

图 8.187 3D MIP 重建
1. 单心房
2. 右心室
3. 左心室

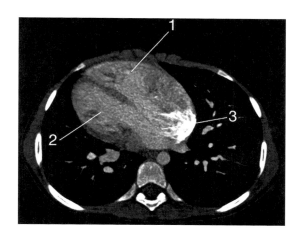

图 8.186 3D MIP 重建
1. 右心室
2. 左心室
3. 单心房

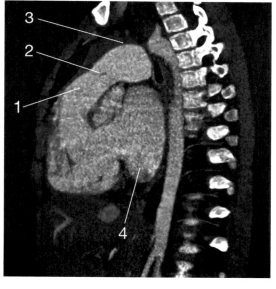

图 8.188 3D MIP 重建
1. 右流出道扩张
2. 肺动脉瓣狭窄性病变
3. 肺动脉干
4. 单心房

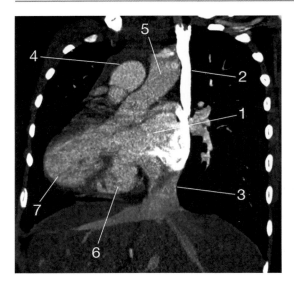

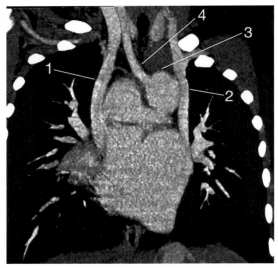

图 8.189　3D MIP 重建
1.　单心房
2.　左上腔静脉
3.　下腔静脉
4.　主动脉弓
5.　肺动脉干
6.　左心室
7.　右心室

图 8.191　3D MIP 重建
1.　右上腔静脉
2.　左上腔静脉
3.　主动脉弓
4.　右颈总动脉

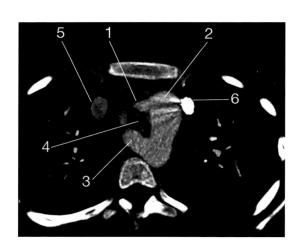

图 8.190　3D MIP 重建
1.　右颈总动脉
2.　主动脉弓
3.　Kommerell 憩室
4.　气管
5.　右上腔静脉
6.　左上腔静脉

8.18　重度主动脉弓发育不良；动脉导管未闭

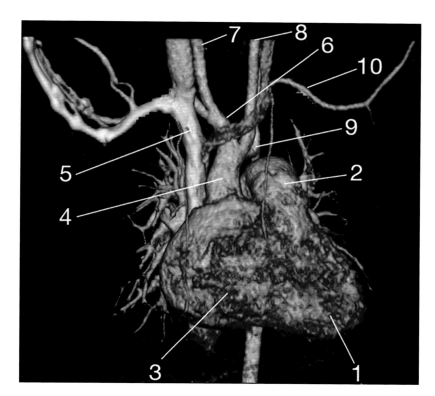

图 8.192　3D VRT 重建
1. 右心室
2. 肺动脉干
3. 右心房
4. 升主动脉
5. 上腔静脉
6. 头臂干
7. 右颈总动脉
8. 左颈总动脉
9. 主动脉弓发育不良
10. 左锁骨下动脉

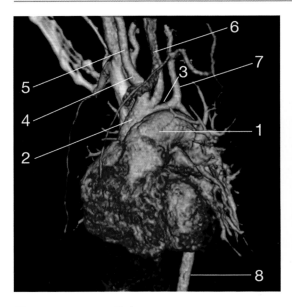

图 8.193   3D VRT 重建
1. 肺动脉干
2. 升主动脉
3. 主动脉弓发育不良
4. 头臂干
5. 右颈总动脉
6. 左颈总动脉
7. 左锁骨下动脉
8. 降主动脉

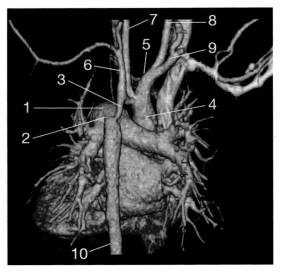

图 8.194   3D VRT 重建
1. 肺动脉干
2. 动脉导管未闭
3. 主动脉弓发育不良
4. 升主动脉
5. 头臂干
6. 左锁骨下动脉
7. 左颈总动脉
8. 右颈总动脉
9. 右锁骨下动脉
10. 降主动脉

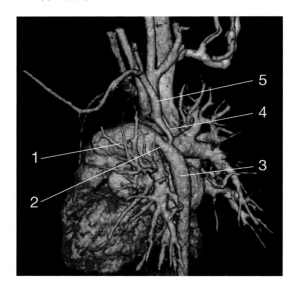

图 8.195   3D VRT 重建
1. 肺动脉干
2. 动脉导管未闭
3. 降主动脉
4. 主动脉弓发育不良
5. 左锁骨下动脉

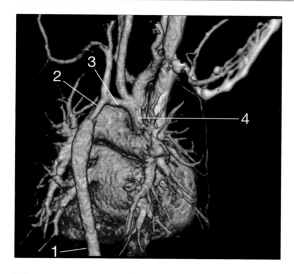

图 8.196 3D VRT 重建
1. 降主动脉
2. 主动脉弓发育不良
3. 主动脉弓发育不良
4. 升主动脉

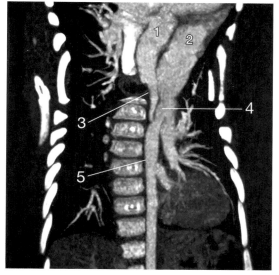

图 8.198 3D 曲面 MIP 重建
1. 升主动脉
2. 肺动脉干
3. 主动脉弓发育不良
4. 动脉导管未闭
5. 降主动脉

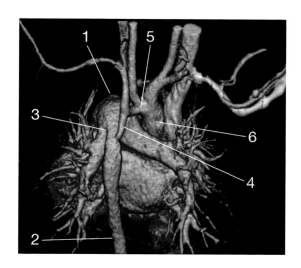

图 8.197 3D VRT 重建
1. 肺动脉干
2. 降主动脉
3. 动脉导管未闭
4. 主动脉弓发育不良
5. 主动脉弓发育不良
6. 升主动脉

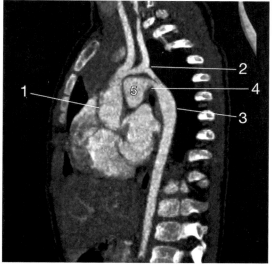

图 8.199 3D MIP 重建
1. 升主动脉
2. 主动脉弓发育不良
3. 降主动脉
4. 动脉导管未闭
5. 肺动脉干

8.19　右肺静脉回流异常（静脉窦）

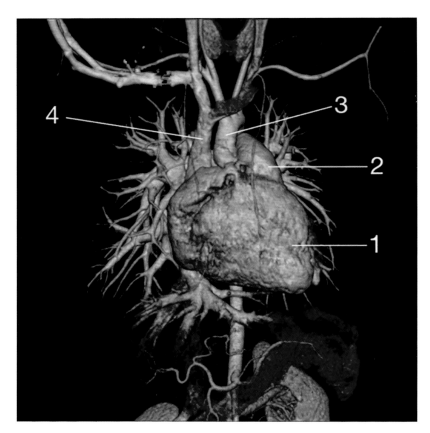

图 8.200　3D VRT 重建
1. 右心室
2. 肺动脉干
3. 主动脉弓
4. 上腔静脉

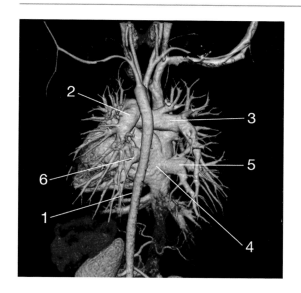

图 8.201　3D VRT 重建
1. 降主动脉
2. 左肺动脉
3. 右肺动脉
4. 左心房
5. 右下肺静脉
6. 左下肺静脉

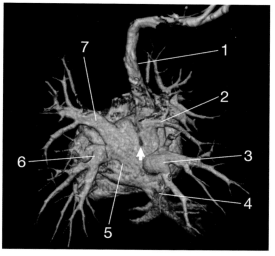

图 8.203　3D VRT 重建
1. 上腔静脉
2. 右上肺静脉
3. 右下肺静脉
4. 下腔静脉
5. 左心房
6. 左下肺静脉
7. 左上肺静脉
箭头：房间隔

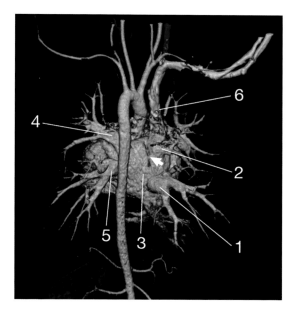

图 8.202　3D VRT 重建
1. 右下肺静脉
2. 右上肺静脉
3. 左心房
4. 左上肺静脉
5. 左下肺静脉
6. 上腔静脉
箭头：房间隔

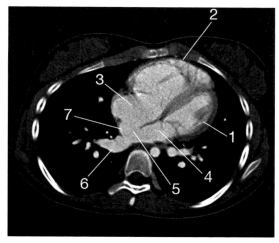

图 8.204　3D MIP 重建
1. 左心室
2. 右心室
3. 右心房
4. 左心房
5. 房间隔缺损
6. 右上肺静脉
7. 下腔静脉

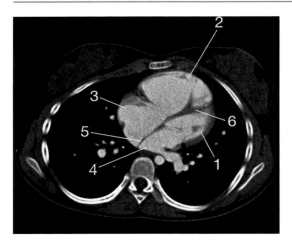

图 8.205 3D MIP 重建
1. 左心室
2. 右心室
3. 右心房
4. 左心房
5. 房间隔
6. 室间隔

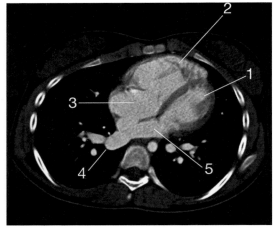

图 8.207 3D MIP 重建
1. 左心室
2. 右心室
3. 右心房
4. 右下肺静脉
5. 左心房

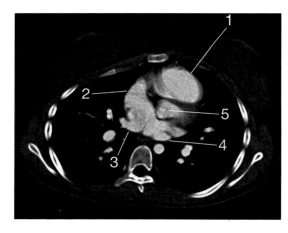

图 8.206 3D MIP 重建
1. 右心室
2. 右心房
3. 右上肺静脉
4. 左上肺静脉
5. 主动脉球部

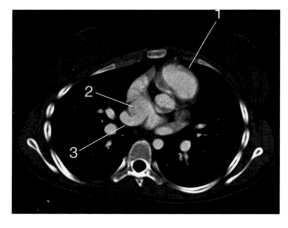

图 8.208 3D MIP 重建
1. 右心室
2. 上腔静脉
3. 右上肺静脉

8.20 冠状窦完全性肺静脉异位回流

8.20.1 冠状窦完全性肺静脉异位回流：术前

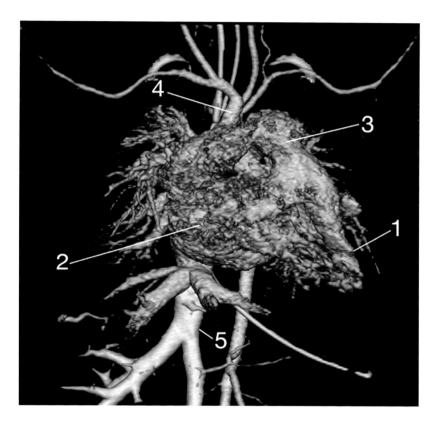

图 8.209 3D VRT 重建
1. 左心室
2. 右心室
3. 肺动脉干
4. 头臂干
5. 下腔静脉

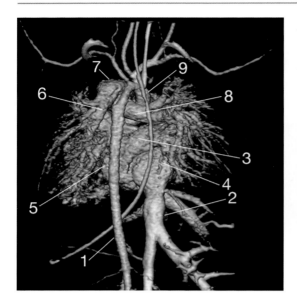

图 8.210　3D VRT 重建
1. 降主动脉
2. 下腔静脉
3. 右肺静脉
4. 右心房
5. 冠状窦
6. 左肺动脉
7. 肺动脉干
8. 右肺动脉
9. 主动脉弓

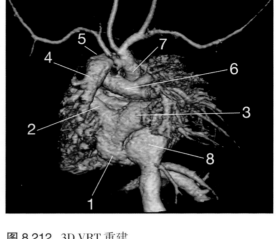

图 8.212　3D VRT 重建
1. 冠状窦
2. 左肺静脉
3. 右肺静脉
4. 左肺动脉
5. 肺动脉干
6. 右肺动脉
7. 升主动脉
8. 右心房

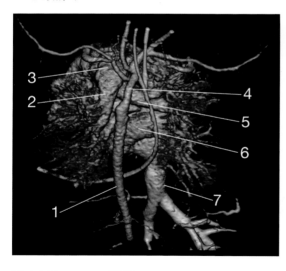

图 8.211　3D VRT 重建
1. 降主动脉
2. 左肺动脉
3. 肺动脉干
4. 主动脉弓 (发育不良)
5. 右肺动脉
6. 右肺静脉
7. 下腔静脉

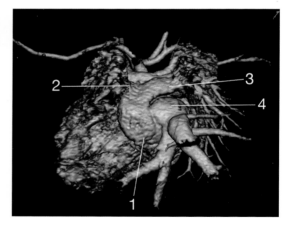

图 8.213　3D VRT 重建
1. 冠状窦
2. 左肺静脉
3. 右肺静脉
4. 右心房

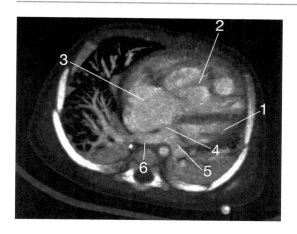

图 8.214 3D MIP 重建
1. 左心室
2. 右心室
3. 右心房
4. 冠状窦
5. 左肺静脉
6. 右肺静脉

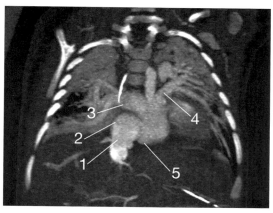

图 8.215 3D MIP 重建
1. 下腔静脉
2. 右心房
3. 右肺静脉
4. 左肺静脉
5. 冠状窦

8.20.2　冠状窦完全性肺静脉异位回流：术后

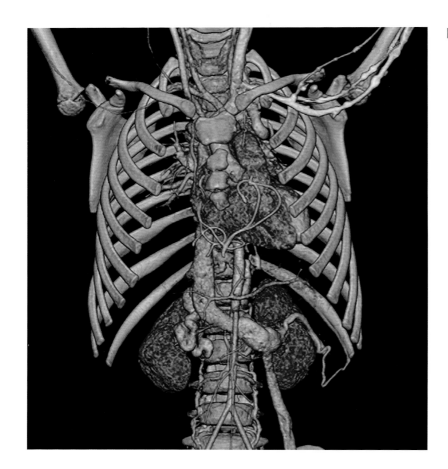

图 8.216　3D VRT 重建

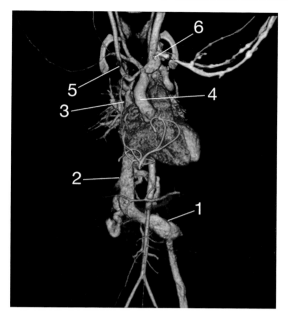

图 8.217 3D VRT 重建
1. 左肾静脉
2. 下腔静脉
3. 上腔静脉 (中断)
4. 升主动脉
5. 右头臂静脉 (静脉血栓)
6. 左头臂静脉

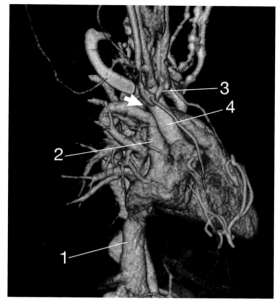

图 8.219 3D VRT 重建
1. 下腔静脉
2. 上腔静脉
3. 右头臂静脉
4. 升主动脉
箭头 : 被中断的上腔静脉

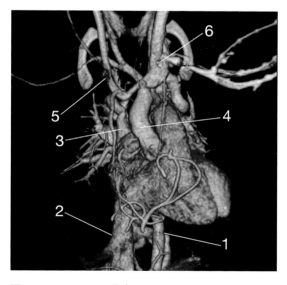

图 8.218 3D VRT 重建
1. 升主动脉
2. 下腔静脉
3. 上腔静脉
4. 升主动脉
5. 右头臂静脉 (静脉血栓)
6. 左头臂静脉

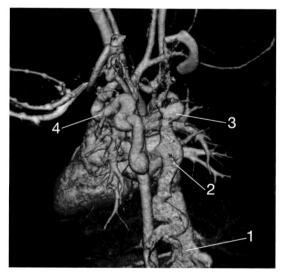

图 8.220 3D VRT 重建
1. 下腔静脉
2. 奇静脉 (扩张)
3. 奇静脉弓 (扩张)
4. 半奇静脉 (扩张)

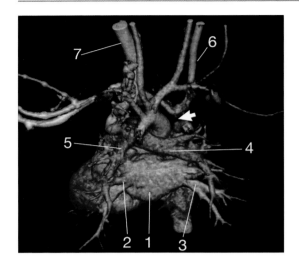

图 8.221　3D VRT 重建
1. 左心房
2. 左肺静脉
3. 右肺静脉
4. 右肺动脉
5. 左肺动脉
6. 右颈内静脉
7. 左颈内静脉
箭头：被中断的上腔静脉

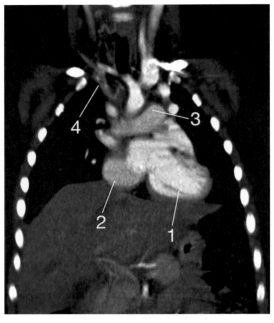

图 8.223　3D MIP 重建
1. 左心室
2. 左心房
3. 肺动脉干
4. 右头臂静脉血栓

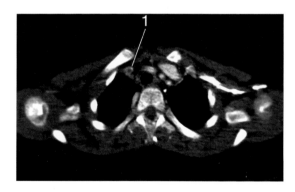

图 8.222　3D MIP 重建
1. 右头臂静脉血栓

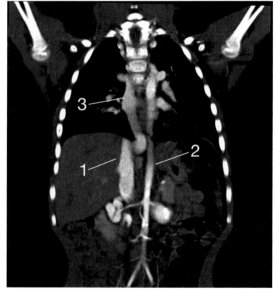

图 8.224　3D MIP 重建
1. 下腔静脉
2. 腹主动脉
3. 奇静脉（扩张）

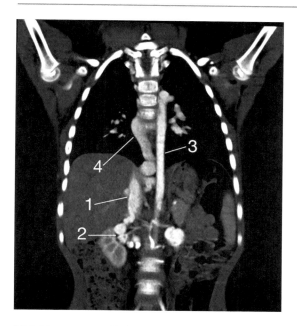

图 8.225 3D MIP 重建
1. 下腔静脉
2. 右肾静脉（扩张）
3. 降主动脉
4. 奇静脉

8.21 共同动脉干；肺动脉干和右肺动脉狭窄；起源于主动脉的左肺动脉；右主动脉弓伴左锁骨下动脉异位

8.21.1 共同动脉干；肺动脉干和右肺动脉狭窄；起源于主动脉的左肺动脉；右主动脉弓伴左锁骨下动脉异位：术前

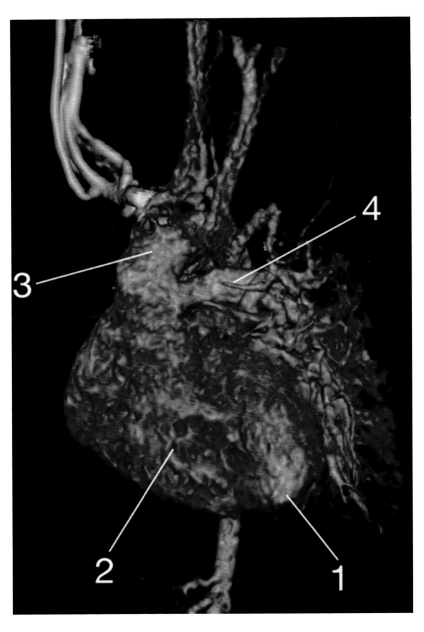

图 8.226 3D VRT 重建
1. 左心室
2. 右心室
3. 升主动脉
4. 左肺动脉

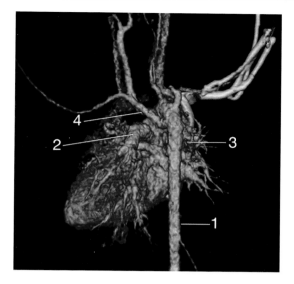

图 8.227　3D VRT 重建
1. 降主动脉
2. 左肺动脉
3. 右肺动脉
4. 左锁骨下动脉

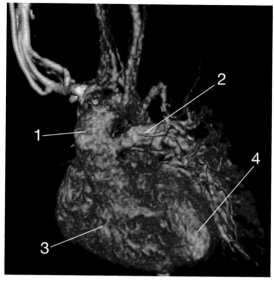

图 8.229　3D VRT 重建
1. 升主动脉
2. 左肺动脉
3. 左心室
4. 右心室

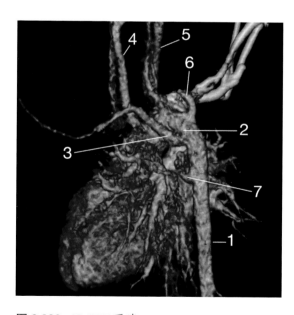

图 8.228　3D VRT 重建
1. 降主动脉
2. 主动脉弓
3. 左锁骨下动脉
4. 左颈总动脉
5. 右颈总动脉
6. 右锁骨下动脉
7. MAPCA（体肺动脉侧支）

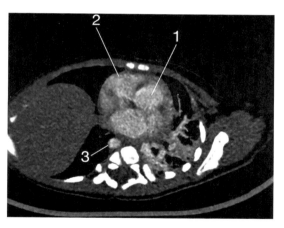

图 8.230　3D MIP 重建
1. 右心室
2. 右心房
3. 降主动脉

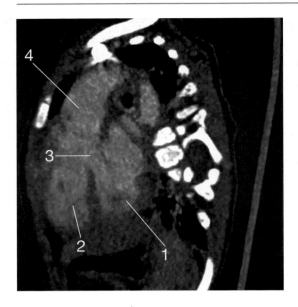

图 8.231　3D MIP 重建
1.　左心室
2.　右心室
3.　室间隔缺损
4.　升主动脉

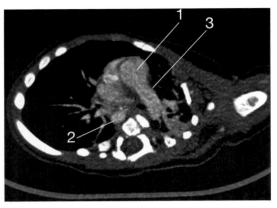

图 8.233　3D MIP 重建
1.　升主动脉
2.　降主动脉
3.　左肺动脉

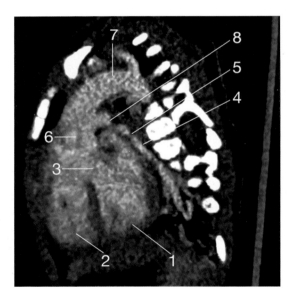

图 8.232　3D MIP 重建
1.　左心室
2.　右心室
3.　室间隔缺损
4.　右肺动脉
5.　右肺动脉狭窄性病变
6.　升主动脉
7.　主动脉弓
8.　肺动脉干狭窄性病变

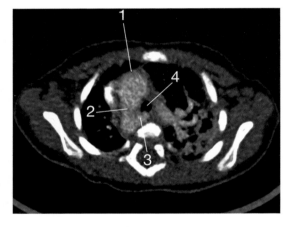

图 8.234　3D MIP 重建
1.　升主动脉
2.　主动脉弓
3.　左锁骨下动脉
4.　气管

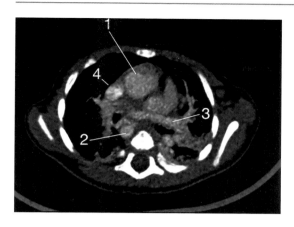

图 8.235 3D MIP 重建
1. 升主动脉
2. 降主动脉
3. 左上肺静脉
4. 上腔静脉

8.21.2　共同动脉干；肺动脉干和右肺动脉狭窄；起源于主动脉的左肺动脉；右主动脉弓伴左锁骨下动脉异位：术后

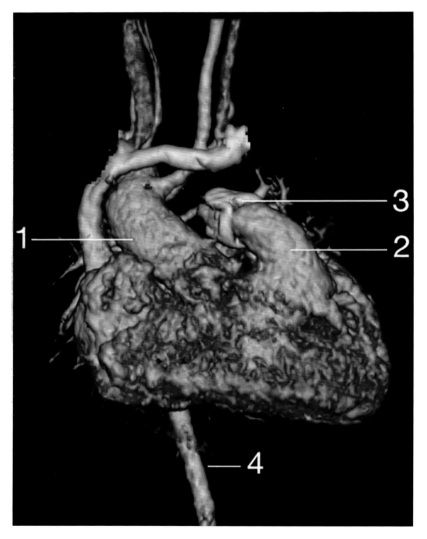

图 8.236　3D VRT 重建
1. 升主动脉
2. 右室流出道的带瓣血管
3. 肺动脉瓣
4. 降主动脉

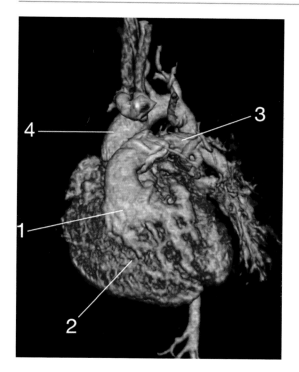

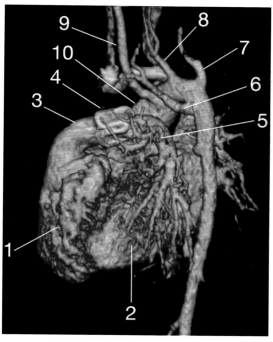

图 8.237　3D VRT 重建
1. 右室流出道的带瓣血管
2. 右心室
3. 左肺动脉
4. 升主动脉

图 8.238　3D VRT 重建
1. 右心室
2. 左心室
3. 右室流出道的带瓣血管
4. 肺动脉瓣
5. 左肺动脉
6. 左锁骨下动脉
7. 右锁骨下动脉
8. 右颈总动脉
9. 左颈总动脉
10. 升主动脉

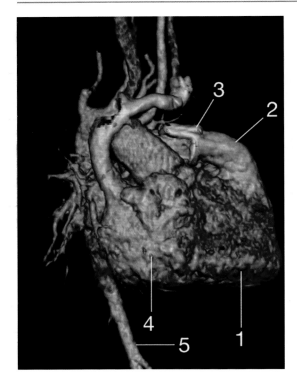

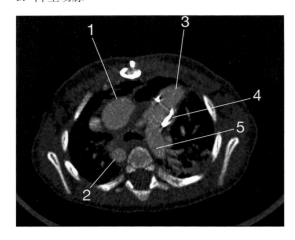

图 8.239 3D VRT 重建
1. 右心室
2. 右室流出道的带瓣血管
3. 肺动脉瓣
4. 右心房
5. 降主动脉

图 8.241 3D MIP 重建
1. 主动脉弓
2. 左颈总动脉
3. 左锁骨下动脉
4. 气管

图 8.240 3D MIP 重建
1. 升主动脉
2. 降主动脉
3. 右室流出道的带瓣血管
4. 肺动脉瓣
5. 左肺动脉

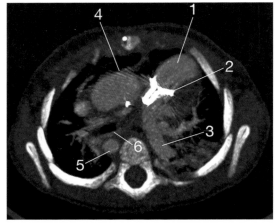

图 8.242 3D MIP 重建
1. 右室流出道的带瓣血管
2. 肺动脉瓣
3. 左肺动脉
4. 升主动脉
5. 降主动脉
6. MAPCA（主肺动脉侧支）

8.22 巨大左房动脉瘤

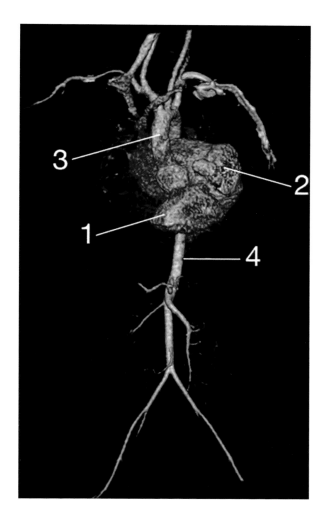

图 8.243 3D VRT 重建
1. 左心室
2. 左心房 (巨大左房动脉瘤)
3. 升主动脉
4. 降主动脉

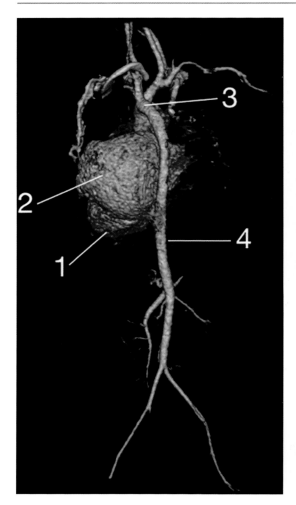

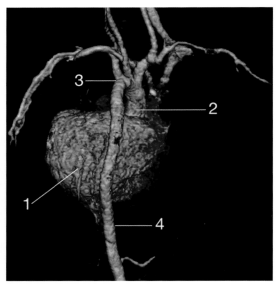

图 8.245　3D VRT 重建
1.　左心房 (巨大左房动脉瘤)
2.　升主动脉
3.　主动脉弓
4.　降主动脉

图 8.244　3D VRT 重建
1.　左心室
2.　左心房 (巨大左房动脉瘤)
3.　主动脉弓
4.　降主动脉

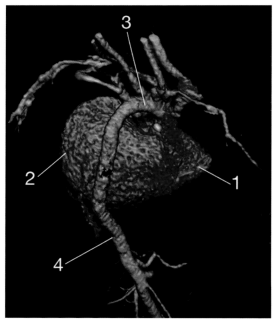

图 8.246　3D VRT 重建
1.　左心室
2.　左心房 (巨大左房动脉瘤)
3.　主动脉弓
4.　降主动脉

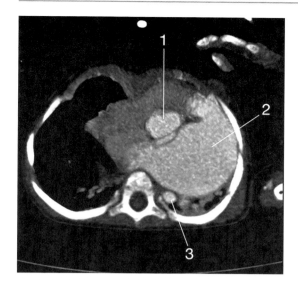

图 8.247 3D MIP 重建
1. 升主动脉
2. 左心房 (巨大左房动脉瘤)
3. 降主动脉

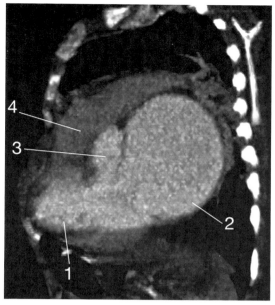

图 8.249 3D MIP 重建
1. 左心室
2. 左心房 (巨大左房动脉瘤)
3. 升主动脉
4. 右心室

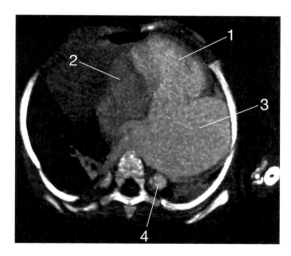

图 8.248 3D MIP 重建
1. 左心室
2. 右心室
3. 左心房 (巨大左房动脉瘤)
4. 降主动脉

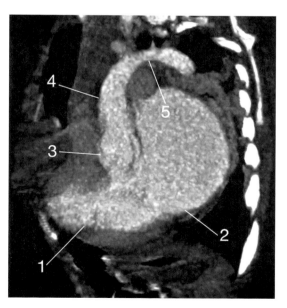

图 8.250 3D MIP 重建
1. 左心室
2. 左心房 (巨大左房动脉瘤)
3. 主动脉球部
4. 升主动脉
5. 主动脉弓

第 9 章 顺行下肢 CT 静脉造影

目录

9.1 下肢深静脉系统的解剖变异

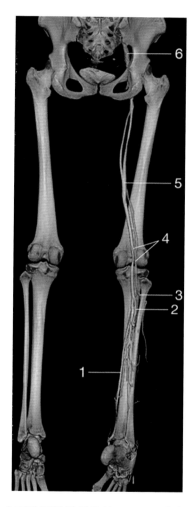

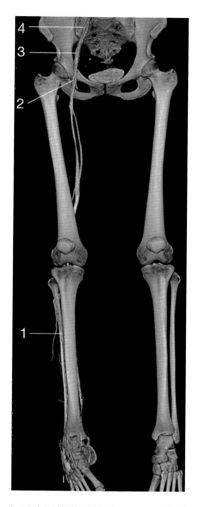

图 9.1 右下肢深静脉系统的 3D VRT 重建
1. 胫后静脉 (VvTP)
2. 腓静脉 (VvF)
3. 胫前静脉 (VvTA)
4. 腘静脉 (VP)—重建腘静脉
5. 股静脉 (VF)—重建股静脉
6. 髂外静脉 (VIE)

图 9.2 右下肢深静脉系统的 3D VRT 重建
1. 胫前静脉 (VvTA)
2. 股总静脉 (VFC)
3. 髂外静脉 (VIE)
4. 髂总静脉 (VIC)

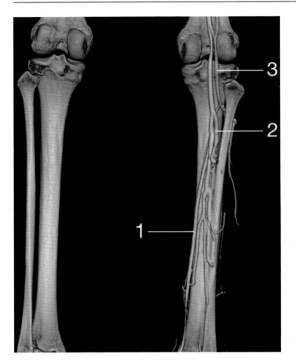

图 9.3　右下肢深静脉系统的 3D VRT 重建
1.　胫后静脉 (VvTP)
2.　腓静脉 (VvF)
3.　胫前静脉 (VvTA)

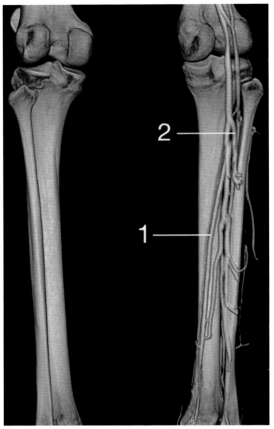

图 9.4　右下肢深静脉系统的 3D VRT 重建
1.　胫后静脉 (VvTP)
2.　腓静脉 (VvF)

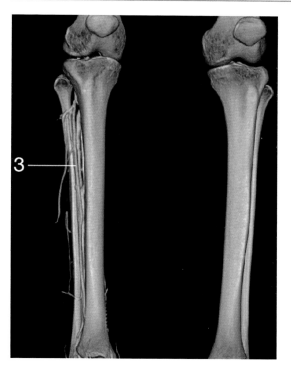

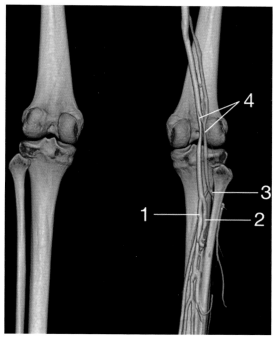

图9.5 右下肢深静脉系统的 3D VRT 重建
3. 胫前静脉 (VvTA)

图9.6 右下肢深静脉系统的 3D VRT 重建
1. 胫后静脉 (VvTP)
2. 腓静脉 (VvF)
3. 胫前静脉 (VvTA)
4. 腘静脉 (VP)—重建腘静脉

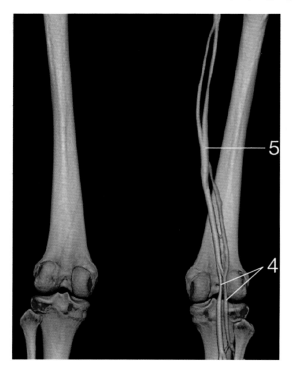

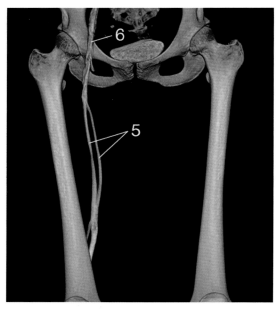

图 9.8 右下肢深静脉系统的 3D VRT 重建
5. 股静脉 (VF)—重建股静脉
6. 股总静脉 (VFC)

图 9.7 右下肢深静脉系统的 3D VRT 重建
4. 腘静脉 (VP)—重建腘静脉
5. 股静脉 (VF)—重建股静脉

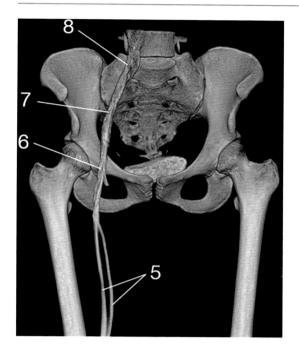

图 9.9　右下肢深静脉系统的 3D VRT 重建
5. 股静脉 (VF)—重建股静脉
6. 股总静脉 (VFC)
7. 髂外静脉 (VIE)
8. 髂总静脉 (VIC)

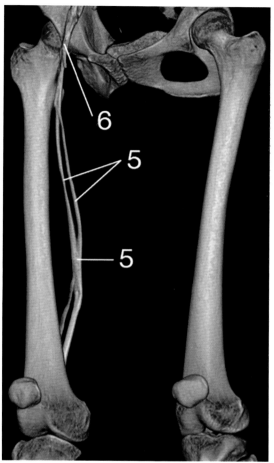

图 9.10　右下肢深静脉系统的 3D VRT 重建
5. 股静脉 (VF)—重建股静脉
6. 股总静脉 (VFC)

9.2　右小腿深静脉血栓后综合征

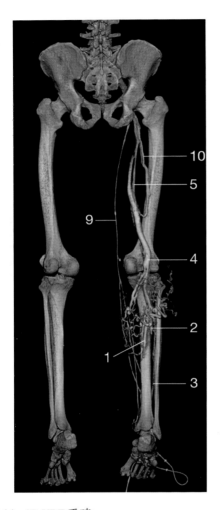 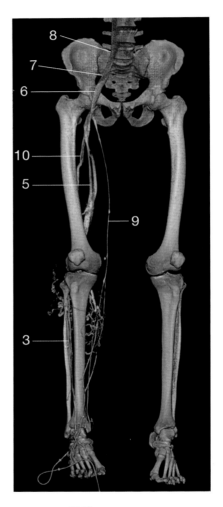

图 9.11　3D VRT 重建
1.　胫后静脉 (VvTP)—部分闭塞
2.　腓静脉 (VF)—部分闭塞
3.　胫前静脉 (VvTA)
4.　腘静脉 (VP)
5.　股静脉 (VF) 中段切开术
9.　大隐静脉 (VSM)
10.　股深静脉 (VPF)

图 9.12　3D VRT 重建
3.　胫前静脉 (VvTA)
5.　股静脉 (VF) 中段切开术
6.　股总静脉 (VFC)
7.　髂外静脉 (VIE)
8.　髂总静脉 (VIC)
9.　大隐静脉 (VSM)
10.　股深静脉 (VPF)

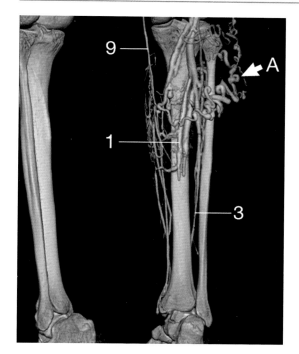

图 9.13　3D VRT 重建
1. 胫后静脉 (VvTP)—部分闭塞
3. 胫前静脉 (VvTA)
9. 大隐静脉 (VSM)
A. 静脉曲张

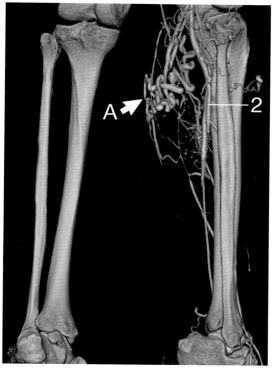

图 9.14　3D VRT 重建
2. 腓静脉 (VF)—部分闭塞
A. 静脉曲张

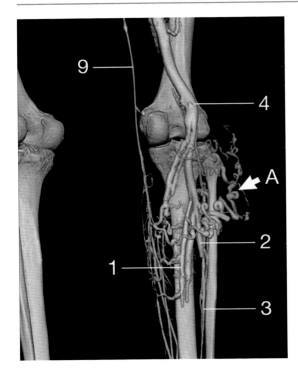

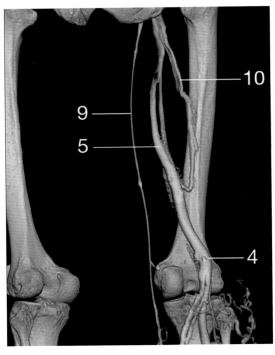

图 9.15 3D VRT 重建
1. 胫后静脉 (VvTP)—部分闭塞
2. 腓静脉 (VF)—部分闭塞
3. 胫前静脉 (VvTA)
4. 腘静脉 (VP)
9. 大隐静脉 (VSM)
A. 静脉曲张

图 9.16 3D VRT 重建
4. 腘静脉 (VP)
5. 股静脉 (VF) 中段切开术
9. 大隐静脉 (VSM)
10. 股深静脉 (VPF)

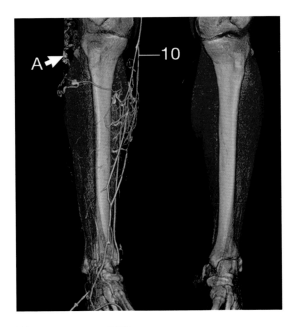

图 9.17 3D VRT 重建
10. 股深静脉 (VPF)
A. 静脉曲张

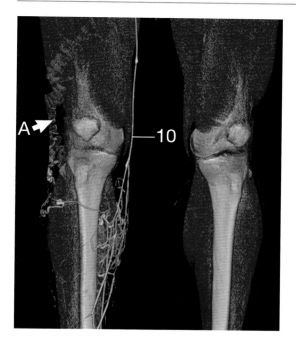

图 9.18 3D VRT 重建
10. 股深静脉 (VPF)
A. 静脉曲张

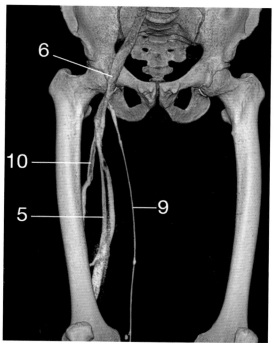

图 9.20 3D VRT 重建
5. 股静脉 (VF) 中段切开术
6. 股总静脉 (VFC)
9. 大隐静脉 (VSM)
10. 股深静脉 (VPF)

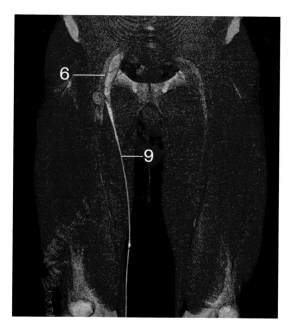

图 9.19 3D VRT 重建
6. 股总静脉 (VFC)
9. 大隐静脉 (VSM)

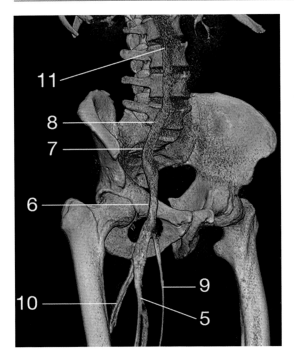

图 9.21 3D VRT 重建
5. 股静脉 (VF) 中段切开术
6. 股总静脉 (VFC)
7. 髂外静脉 (VIE)
8. 髂总静脉 (VIC)
9. 大隐静脉 (VSM)
10. 股深静脉 (VPF)
11. 下腔静脉 (VCI)

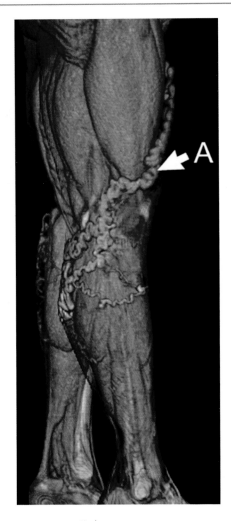

图 9.22 3D VRT 重建
A. 静脉曲张

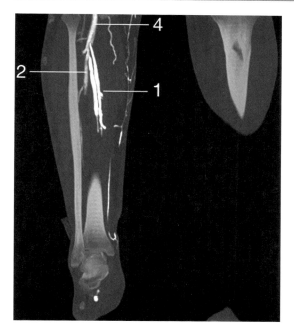

图 9.23 3D MIP 重建
1. 胫后静脉 (VvTP)—部分闭塞
2. 腓静脉 (VF)—部分闭塞
4. 腘静脉 (VP)

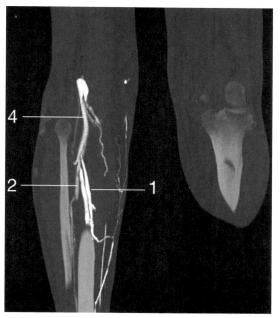

图 9.25 3D MIP 重建
1. 胫后静脉 (VvTP)—部分闭塞
2. 腓静脉 (VF)—部分闭塞
4. 腘静脉 (VP)

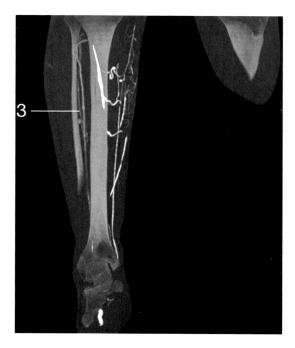

图 9.24 3D MIP 重建
3. 胫前静脉 (VvTA)

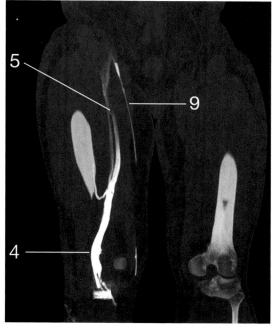

图 9.26 3D MIP 重建
4. 腘静脉 (VP)
5. 股静脉 (VF) 中段切开术
9. 大隐静脉 (VSM)

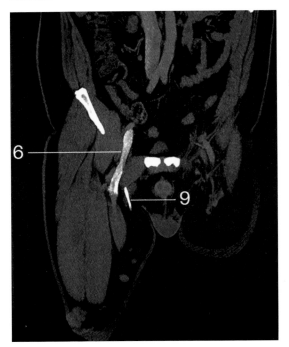

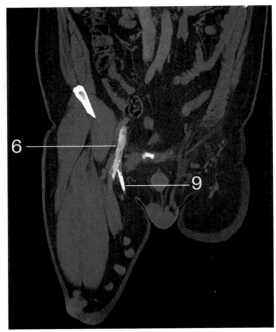

图 9.27　3D MIP 重建
6.　股总静脉 (VFC)
9.　大隐静脉 (VSM)

图 9.28　3D MIP 重建
6.　股总静脉 (VFC)
9.　大隐静脉 (VSM)

9.3 左小腿深静脉血栓形成合并大隐静脉曲张的 栓塞后综合征

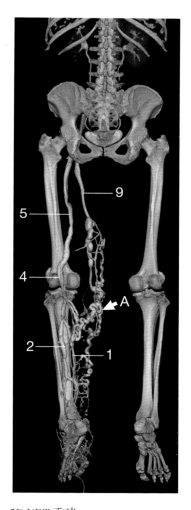

图 9.29 3D VRT 重建
1. 胫后静脉 (VvTP)
2. 腓静脉 (VF)
4. 腘静脉 (VP)
5. 股静脉 (VF)
9. 大隐静脉 (VSM)
A. 静脉曲张

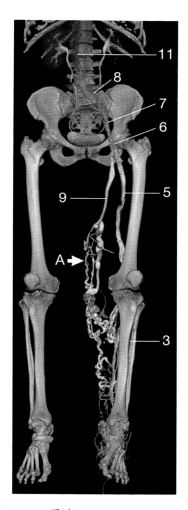

图 9.30 3D VRT 重建
3. 胫前静脉 (VvTA)—已闭塞
5. 股静脉 (VF)
6. 股总静脉 (VFC)
7. 髂外静脉 (VIE)
8. 髂总静脉 (VIC)
9. 大隐静脉 (VSM)
11. 下腔静脉 (VCI)
A. 静脉曲张

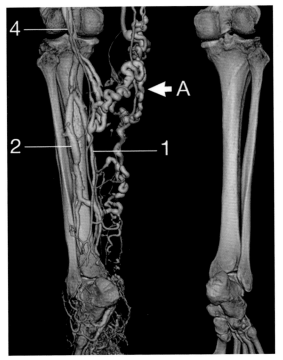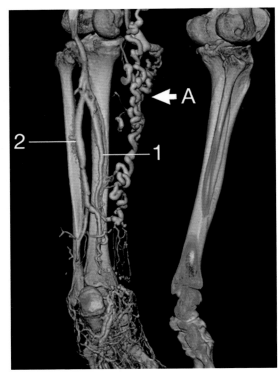

图 9.31　3D VRT 重建
1. 胫后静脉 (VvTP)
2. 腓静脉 (VF)
4. 腘静脉 (VP)
A. 静脉曲张

图 9.32　3D VRT 重建
1. 胫后静脉 (VvTP)
2. 腓静脉 (VF)
A. 静脉曲张

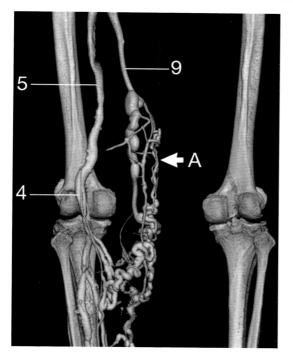

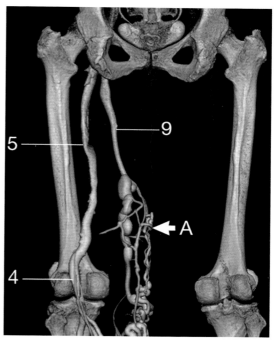

图 9.33 3D VRT 重建
4. 腘静脉 (VP)
5. 股静脉 (VF)
9. 大隐静脉 (VSM)
A. 静脉曲张

图 9.34 3D VRT 重建
4. 腘静脉 (VP)
5. 股静脉 (VF)
9. 大隐静脉 (VSM)
A. 静脉曲张

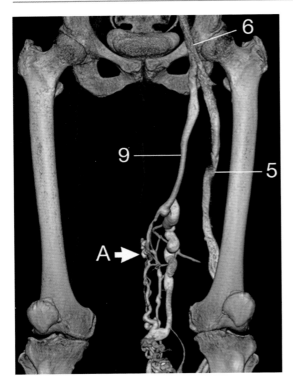

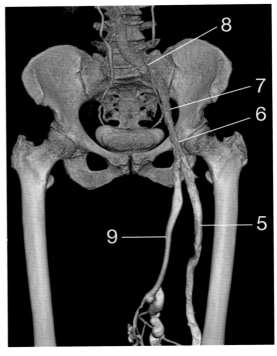

图 9.35　3D VRT 重建
5.　股静脉 (VF)
6.　股总静脉 (VFC)
9.　大隐静脉 (VSM)
A.　静脉曲张

图 9.36　3D VRT 重建
5.　股静脉 (VF)
6.　股总静脉 (VFC)
7.　髂外静脉 (VIE)
8.　髂总静脉 (VIC)
9.　大隐静脉 (VSM)

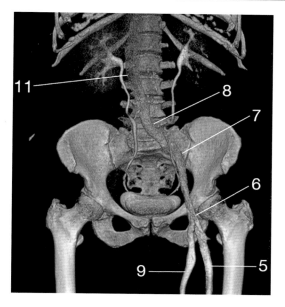

图 9.37 3D VRT 重建
5. 股静脉 (VF)
6. 股总静脉 (VFC)
7. 髂外静脉 (VIE)
8. 髂总静脉 (VIC)
9. 大隐静脉 (VSM)
11. 下腔静脉 (VCI)

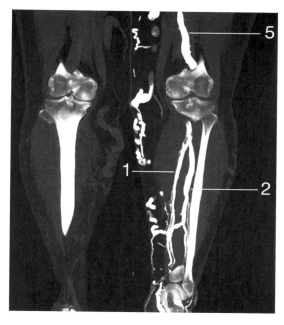

图 9.39 3D MIP 重建
1. 胫后静脉 (VvTP)
2. 腓静脉 (VF)
5. 股静脉 (VF)

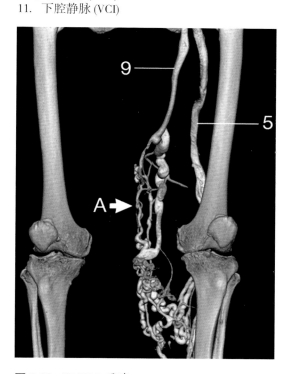

图 9.38 3D VRT 重建
5. 股静脉 (VF)
9. 大隐静脉 (VSM)
A. 静脉曲张

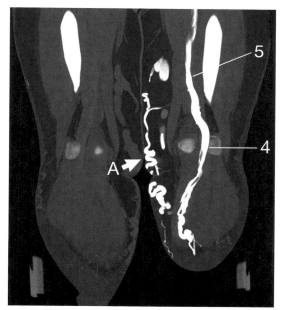

图 9.40 3D MIP 重建
4. 腘静脉 (VP)
5. 股静脉 (VF)
A. 静脉曲张

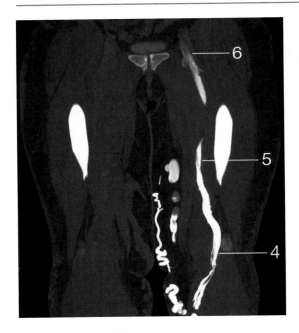

图 9.41   3D MIP 重建
4. 腘静脉 (VP)
5. 股静脉 (VF)
6. 股总静脉 (VFC)

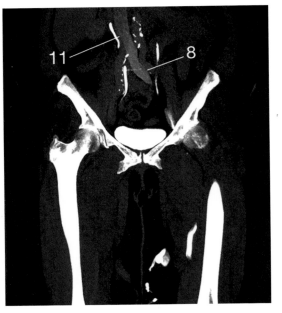

图 9.43   3D MIP 重建
8. 髂总静脉 (VIC)
11. 下腔静脉 (VCI)

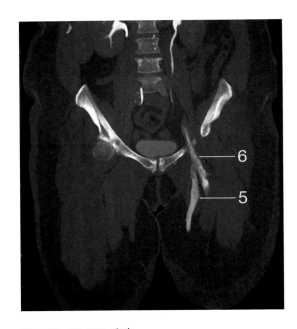

图 9.42   3D MIP 重建
5. 股静脉 (VF)
6. 股总静脉 (VFC)

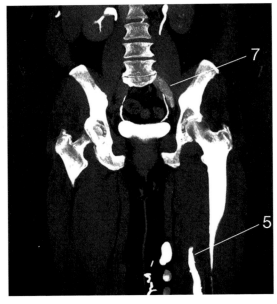

图 9.44   3D MIP 重建
5. 股静脉 (VF)
7. 髂外静脉 (VIE)

9.4 右小腿深静脉血栓伴胫前静脉栓塞合并大隐静脉曲张的栓塞后综合征

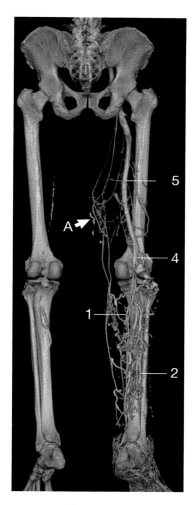

图 9.45 3D VRT 重建
1. 胫后静脉 (VvTP)
2. 腓静脉 (VF)
4. 腘静脉 (VP)
5. 股静脉 (VF)
A. 静脉曲张

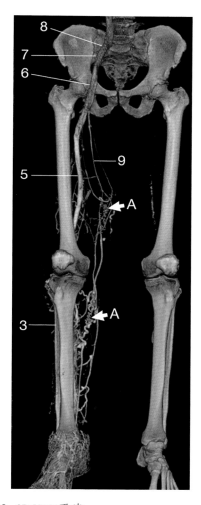

图 9.46 3D VRT 重建
3. 胫前静脉 (VvTA)—已闭塞
5. 股静脉 (VF)
6. 股总静脉 (VFC)
7. 髂外静脉 (VIE)
8. 髂总静脉 (VIC)
9. 大隐静脉 (VSM)
A. 静脉曲张

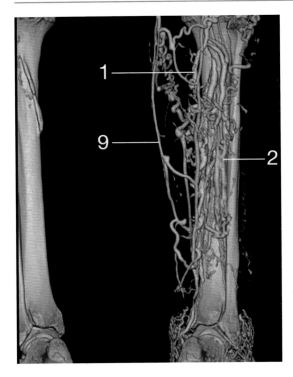

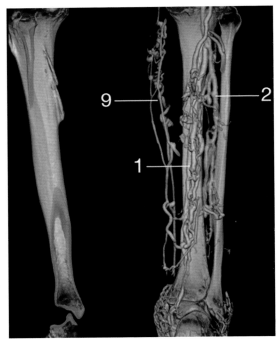

图 9.47 3D VRT 重建
1. 胫后静脉 (VvTP)
2. 腓静脉 (VF)
9. 大隐静脉 (VSM)

图 9.48 3D VRT 重建
1. 胫后静脉 (VvTP)
2. 腓静脉 (VF)
9. 大隐静脉 (VSM)

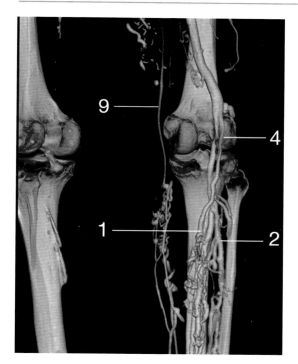

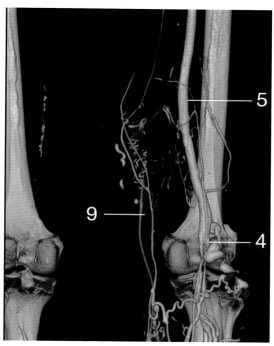

图 9.49　3D VRT 重建
1. 胫后静脉 (VvTP)
2. 腓静脉 (VF)
4. 腘静脉 (VP)
9. 大隐静脉 (VSM)

图 9.50　3D VRT 重建
4. 腘静脉 (VP)
5. 股静脉 (VF)
9. 大隐静脉 (VSM)

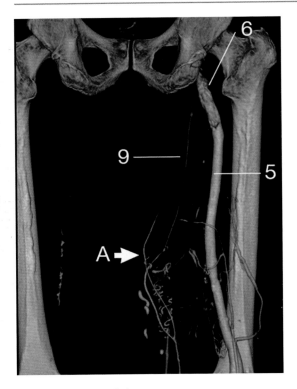

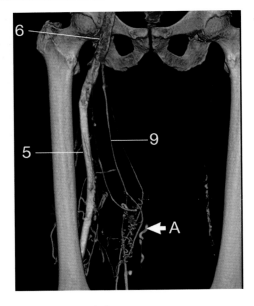

图 9.52 3D VRT 重建
5. 股静脉 (VF)
6. 股总静脉 (VFC)
9. 大隐静脉 (VSM)
A. 静脉曲张

图 9.51 3D VRT 重建
5. 股静脉 (VF)
6. 股总静脉 (VFC)
9. 大隐静脉 (VSM)
A. 静脉曲张

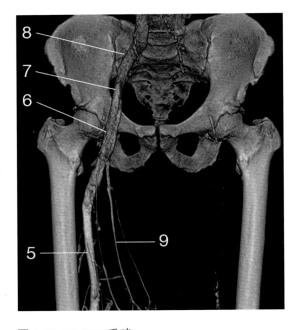

图 9.53 3D VRT 重建
5. 股静脉 (VF)
6. 股总静脉 (VFC)
7. 髂外静脉 (VIE)
8. 髂总静脉 (VIC)
9. 大隐静脉 (VSM)

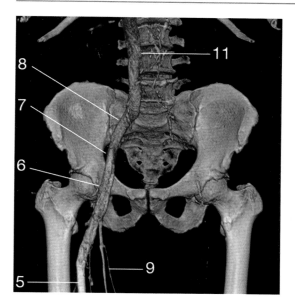

图 9.54　3D VRT 重建
5.　股静脉 (VF)
6.　股总静脉 (VFC)
7.　髂外静脉 (VIE)
8.　髂总静脉 (VIC)
9.　大隐静脉 (VSM)
11.　下腔静脉 (VCI)

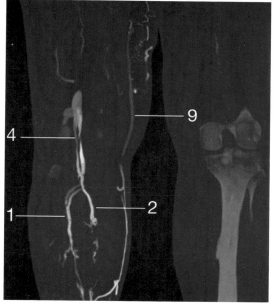

图 9.56　3D MIP 重建
1.　胫后静脉 (VvTP)
2.　腓静脉 (VF)
4.　腘静脉 (VP)
9.　大隐静脉 (VSM)

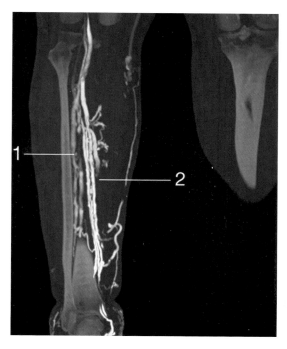

图 9.55　3D MIP 重建
1.　胫后静脉 (VvTP)
2.　腓静脉 (VF)

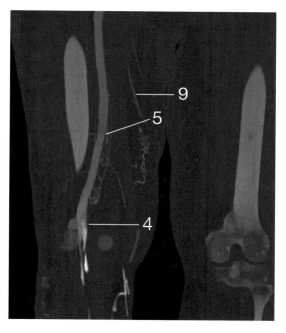

图 9.57　3D MIP 重建
4.　腘静脉 (VP)
5.　股静脉 (VF)
9.　大隐静脉 (VSM)

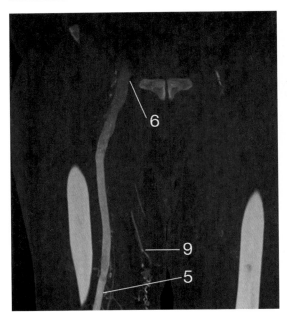

图 9.58　3D MIP 重建
5.　股静脉 (VF)
6.　股总静脉 (VFC)
9.　大隐静脉 (VSM)

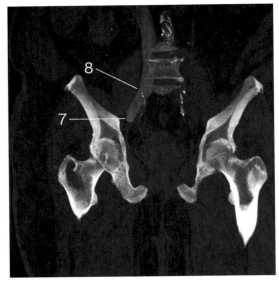

图 9.60　3D MIP 重建
7.　髂外静脉 (VIE)
8.　髂总静脉 (VIC)

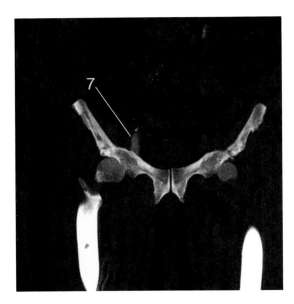

图 9.59　3D MIP 重建
7.　髂外静脉 (VIE)

9.5 胫前静脉与腓静脉完全闭塞和左小腿胫后静脉远端 1/3 闭塞

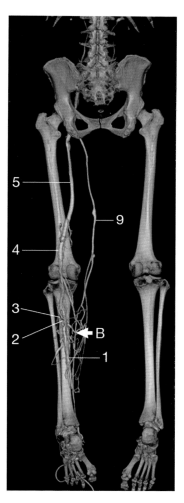

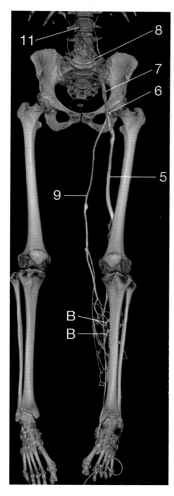

图 9.61 3D VRT 重建
1. 胫后静脉 (VvTP)
2. 腓静脉 (VF)—已闭塞
3. 胫前静脉 (VvTA)—已闭塞
4. 腘静脉 (VP)
5. 股静脉 (VF)
9. 大隐静脉 (VSM)
B. 交通静脉功能不全 (IPVs)—Cocket 血管穿支

图 9.62 3D VRT 重建
5. 股静脉 (VF)
6. 股总静脉 (VFC)
7. 髂外静脉 (VIE)
8. 髂总静脉 (VIC)
9. 大隐静脉 (VSM)
11. 下腔静脉 (VCI)
B. 交通静脉功能不全 (IPVs)—Cocket 血管穿支

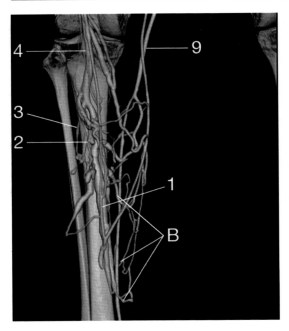

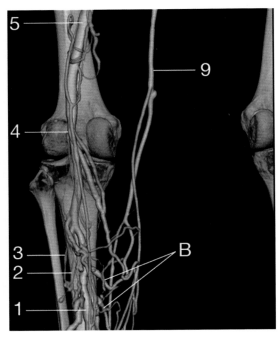

图 9.63 3D VRT 重建
1. 胫后静脉 (VvTP)
2. 腓静脉 (VF)—已闭塞
3. 胫前静脉 (VvTA)—已闭塞
4. 腘静脉 (VP)
9. 大隐静脉 (VSM)
B. 交通静脉功能不全 (IPVs)—Cocket 血管穿支

图 9.64 3D VRT 重建
1. 胫后静脉 (VvTP)
2. 腓静脉 (VF)—已闭塞
3. 胫前静脉 (VvTA)—已闭塞
4. 腘静脉 (VP)
5. 股静脉 (VF)
9. 大隐静脉 (VSM)
B. 交通静脉功能不全 (IPVs)—Cocket 血管穿支

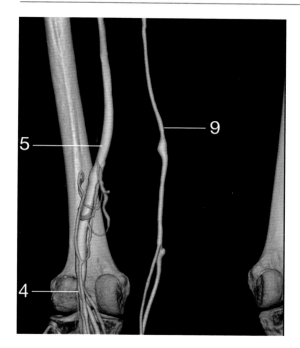

图 9.65 3D VRT 重建
4. 腘静脉 (VP)
5. 股静脉 (VF)
9. 大隐静脉 (VSM)

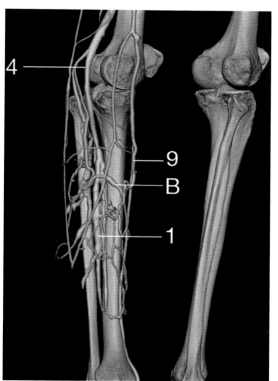

图 9.67 3D VRT 重建
1. 胫后静脉 (VvTP)
4. 腘静脉 (VP)
9. 大隐静脉 (VSM)
B. 交通静脉功能不全 (IPVs)—Cocket 血管穿支

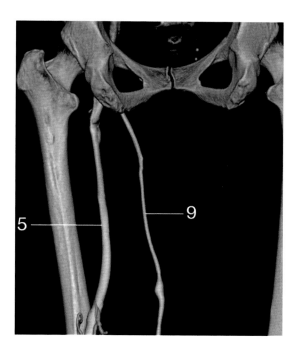

图 9.66 3D VRT 重建
5. 股静脉 (VF)
9. 大隐静脉 (VSM)

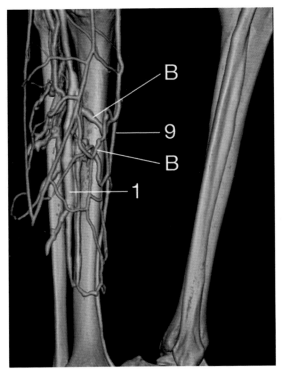

图 9.68 3D VRT 重建
1. 胫后静脉 (VvTP)
9. 大隐静脉 (VSM)
B. 交通静脉功能不全 (IPVs)—Cocket 血管穿支

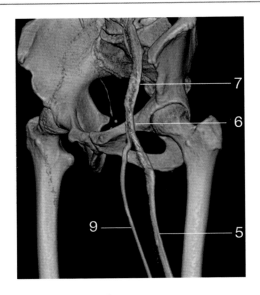

图 9.70 3D VRT 重建
5. 股静脉 (VF)
6. 股总静脉 (VFC)
7. 髂外静脉 (VIE)
9. 大隐静脉 (VSM)

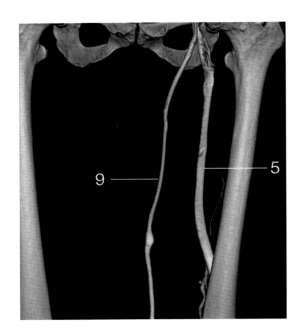

图 9.69 3D VRT 重建
5. 股静脉 (VF)
9. 大隐静脉 (VSM)

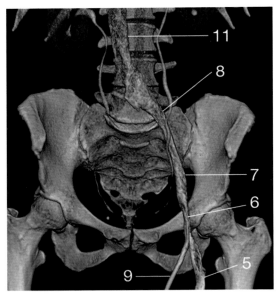

图 9.71 3D VRT 重建
5. 股静脉 (VF)
6. 股总静脉 (VFC)
7. 髂外静脉 (VIE)
8. 髂总静脉 (VIC)
9. 大隐静脉 (VSM)
11. 下腔静脉 (VCI)

9.6　胭静脉与右股静脉急性血栓形成

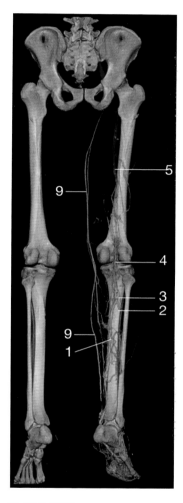

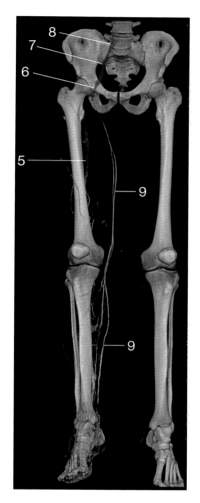

图 9.72 3D VRT 重建
1. 胫后静脉 (VvTP)
2. 腓静脉 (VF)—已闭塞
3. 胫前静脉 (VvTA)—已闭塞
4. 胭静脉 (VP)
5. 股静脉 (VF)
9. 大隐静脉 (VSM)

图 9.73 3D VRT 重建
5. 股静脉 (VF)
6. 股总静脉 (VFC)
7. 髂外静脉 (VIE)
8. 髂总静脉 (VIC)
9. 大隐静脉 (VSM)

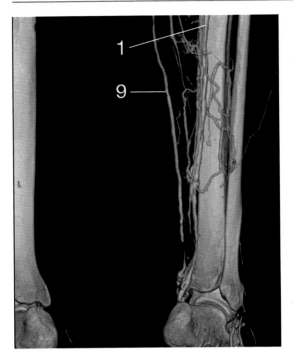

图 9.74　3D VRT 重建
1. 胫后静脉 (VvTP)
9. 大隐静脉 (VSM)

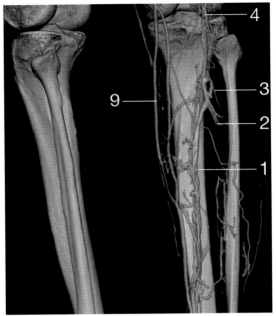

图 9.75　3D VRT 重建
1. 胫后静脉 (VvTP)
2. 腓静脉 (VF)—已闭塞
3. 胫前静脉 (VvTA)—已闭塞
4. 腘静脉 (VP)
9. 大隐静脉 (VSM)

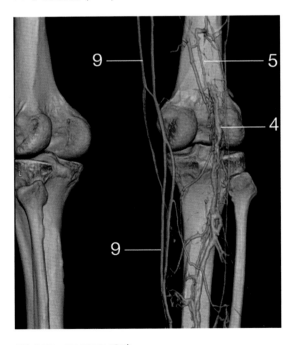

图 9.76　3D VRT 重建
4. 腘静脉 (VP)
5. 股静脉 (VF)
9. 大隐静脉 (VSM)

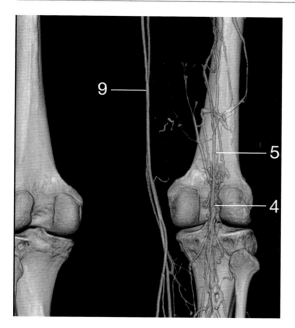

图9.77 3D VRT 重建
4. 腘静脉 (VP)
5. 股静脉 (VF)
9. 大隐静脉 (VSM)

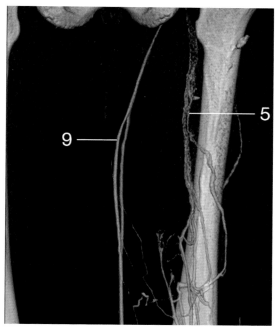

图9.79 3D VRT 重建
5. 股静脉 (VF)
9. 大隐静脉 (VSM)

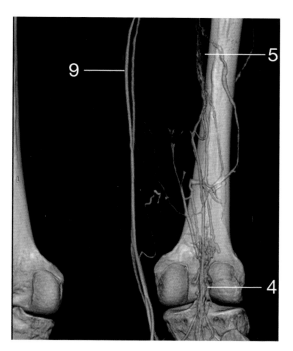

图9.78 3D VRT 重建
4. 腘静脉 (VP)
5. 股静脉 (VF)
9. 大隐静脉 (VSM)

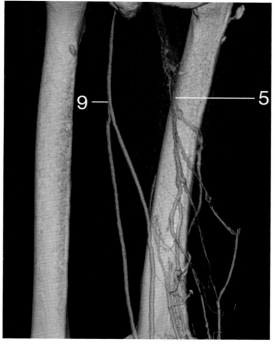

图9.80 3D VRT 重建
5. 股静脉 (VF)
9. 大隐静脉 (VSM)

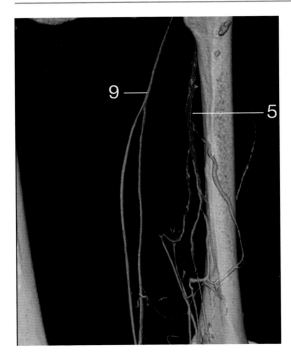

图 9.81　3D VRT 重建
5.　股静脉 (VF)
9.　大隐静脉 (VSM)

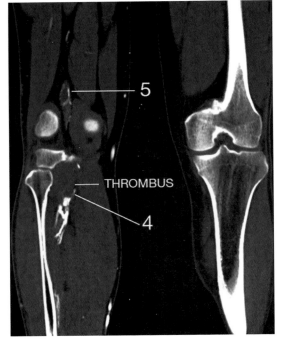

图 9.83　3D MIP 重建
4.　腘静脉 (VP)
5.　股静脉 (VF)
腘静脉内血栓

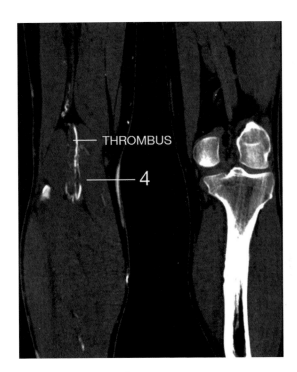

图 9.82　3D MIP 重建
4.　腘静脉 (VP)
腘静脉内血栓

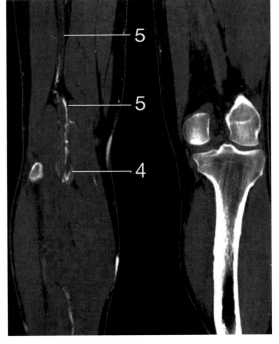

图 9.84　3D MIP 重建
4.　腘静脉 (VP)—静脉内血栓
5.　股静脉 (VF)—静脉内血栓

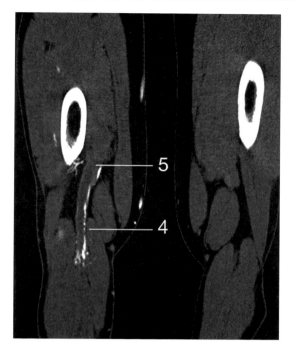

图 9.85　3D MIP 重建
4. 腘静脉 (VP)—静脉内血栓
5. 股静脉 (VF)—静脉内血栓

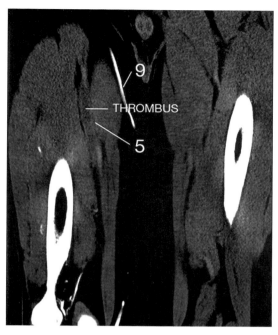

图 9.87　3D MIP 重建
5. 股静脉 (VF)—静脉内血栓
9. 大隐静脉 (VSM)

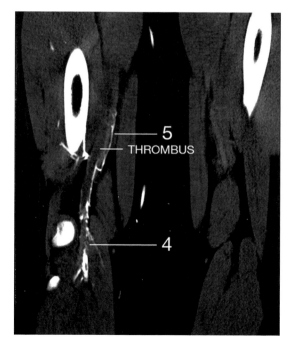

图 9.86　3D MIP 重建
4. 腘静脉 (VP)—静脉内血栓
5. 股静脉 (VF)—静脉内血栓

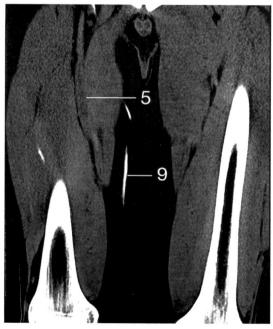

图 9.88　3D MIP 重建
5. 股静脉 (VF)—静脉内血栓
9. 大隐静脉 (VSM)

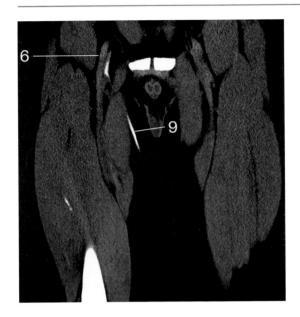

图 9.89   3D MIP 重建
6. 股总静脉 (VFC)
9. 大隐静脉 (VSM)

9.7　腓静脉闭塞

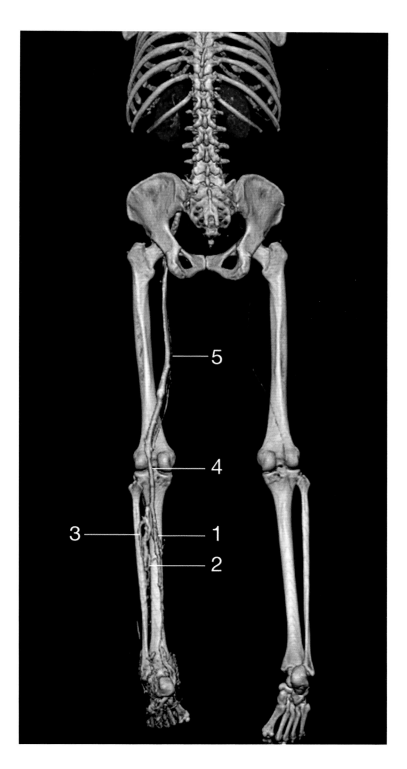

图 9.90　3D VRT 重建
1. 胫后静脉 (VvTP)
2. 腓静脉 (VF)— 已闭塞
3. 胫前静脉 (VvTA)
4. 腘静脉 (VP)
5. 股静脉 (VF)

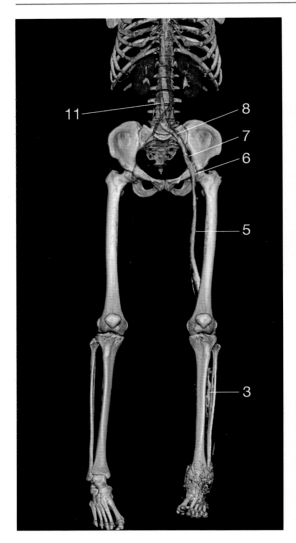

图 9.91　3D VRT 重建
3.　胫前静脉 (VvTA)—已闭塞
5.　股静脉 (VF)
6.　股总静脉 (VFC)
7.　髂外静脉 (VIE)
8.　髂总静脉 (VIC)
11.　下腔静脉 (VCI)

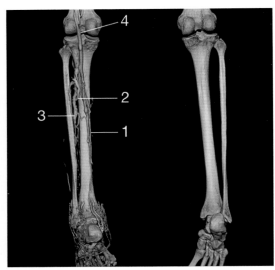

图 9.92　3D VRT 重建
1.　胫后静脉 (VvTP)
2.　腓静脉 (VF)—已闭塞
3.　胫前静脉 (VvTA)
4.　腘静脉 (VP)

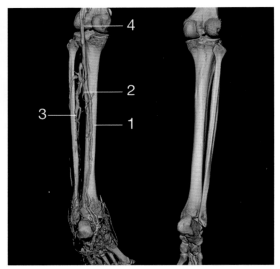

图 9.93　3D VRT 重建
1.　胫后静脉 (VvTP)
2.　腓静脉 (VF)—已闭塞
3.　胫前静脉 (VvTA)
4.　腘静脉 (VP)

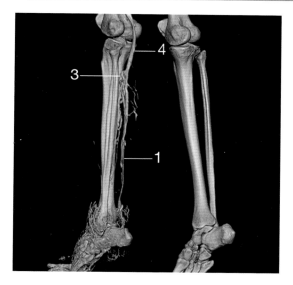

图 9.94 3D VRT 重建
1. 胫后静脉 (VvTP)
3. 胫前静脉 (VvTA)
4. 腘静脉 (VP)

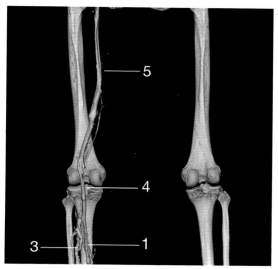

图 9.96 3D VRT 重建
1. 胫后静脉 (VvTP)
3. 胫前静脉 (VvTA)
4. 腘静脉 (VP)
5. 股静脉 (VF)

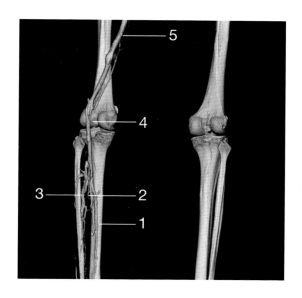

图 9.95 3D VRT 重建
1. 胫后静脉 (VvTP)
2. 腓静脉 (VF)—已闭塞
3. 胫前静脉 (VvTA)
4. 腘静脉 (VP)
5. 股静脉 (VF)

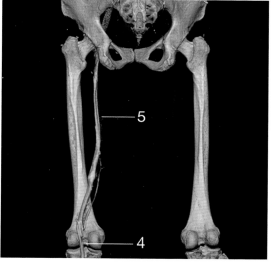

图 9.97 3D VRT 重建
4. 腘静脉 (VP)
5. 股静脉 (VF)

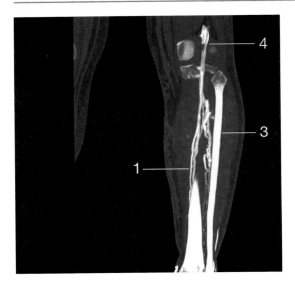

图 9.98 3D MIP 重建
1. 胫后静脉 (VvTP)
3. 胫前静脉 (VvTA)
4. 腘静脉 (VP)

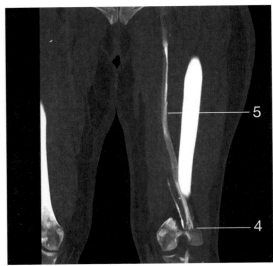

图 9.100 3D MIP 重建
4. 腘静脉 (VP)
5. 股静脉 (VF)

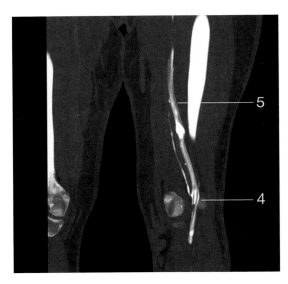

图 9.99 3D MIP 重建
4. 腘静脉 (VP)
5. 股静脉 (VF)

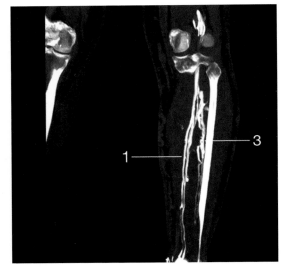

图 9.101 3D MIP 重建
1. 胫后静脉 (VvTP)
3. 胫前静脉 (VvTA)

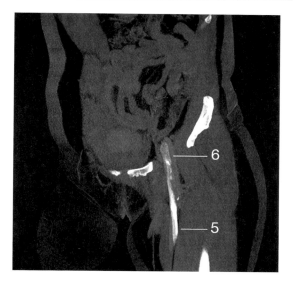

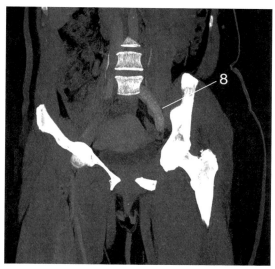

图 9.102　3D MIP 重建
5.　股静脉 (VF)
6.　股总静脉 (VFC)

图 9.103　3D MIP 重建
8.　髂总静脉 (VIC)

9.8　胫前静脉闭塞与左股静脉重建

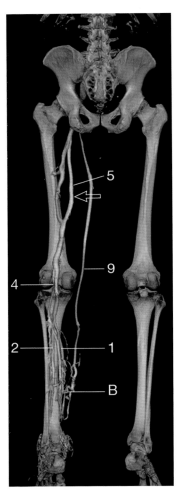

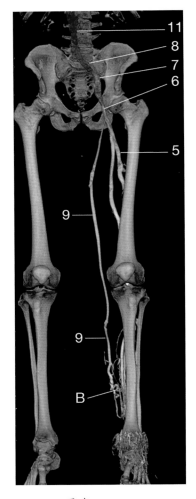

图 9.104　3D VRT 重建
1.　胫后静脉 (VvTP)
2.　腓静脉 (VF)
4.　腘静脉 (VP)
5.　股静脉 (VF) 重建 (空箭头)
9.　大隐静脉 (VSM)
B.　交通静脉功能不全 (IPVs)—Cocket 血管穿支

图 9.105　3D VRT 重建
5.　股静脉 (VF) 重建
6.　股总静脉 (VFC)
7.　髂外静脉 (VIE)
8.　髂总静脉 (VIC)
9.　大隐静脉 (VSM)
11.　下腔静脉 (VCI)
B.　交通静脉功能不全 (IPVs)—Cocket 血管穿支

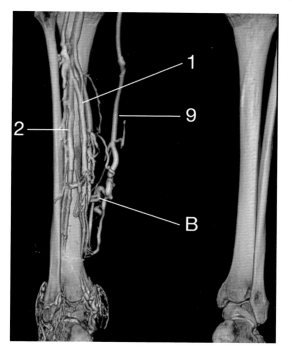

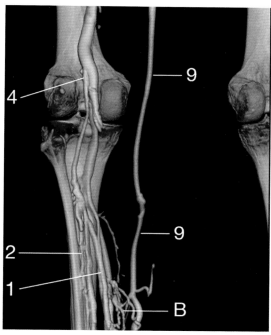

图 9.106 3D VRT 重建
1. 胫后静脉 (VvTP)
2. 腓静脉 (VF)
9. 大隐静脉 (VSM)
B. 交通静脉功能不全 (IPVs)—Cocket 血管穿支

图 9.107 3D VRT 重建
1. 胫后静脉 (VvTP)
2. 腓静脉 (VF)
4. 腘静脉 (VP)
9. 大隐静脉 (VSM)
B. 交通静脉功能不全 (IPVs)—Cocket 血管穿支

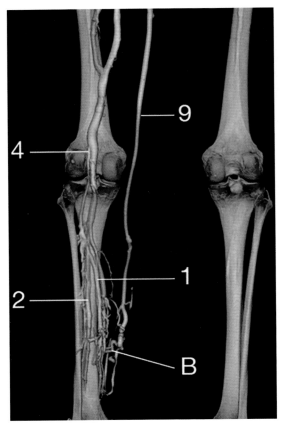

图 9.108　3D VRT 重建
1.　胫后静脉 (VvTP)
2.　腓静脉 (VF)
4.　腘静脉 (VP)
9.　大隐静脉 (VSM)
B.　交通静脉功能不全 (IPVs)—Cocket 血管穿支

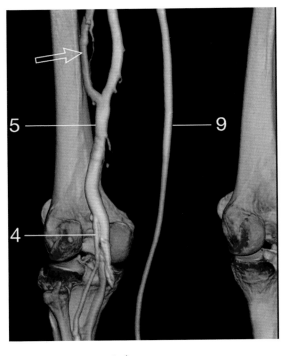

图 9.109　3D VRT 重建
4.　腘静脉 (VP)
5.　股静脉 (VF) 重建 (空心箭)
9.　大隐静脉 (VSM)

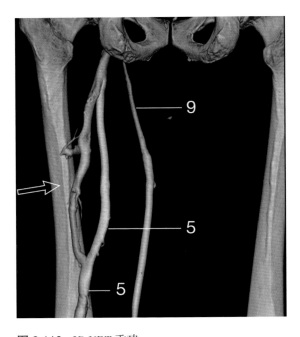

图 9.110　3D VRT 重建
5.　股静脉 (VF) 重建 (空心箭)
9.　大隐静脉 (VSM)

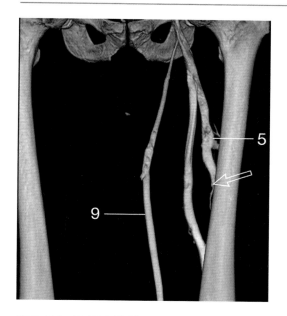

图 9.111　3D VRT 重建

5.　股静脉 (VF) 重建 (空心箭)
9.　大隐静脉 (VSM)

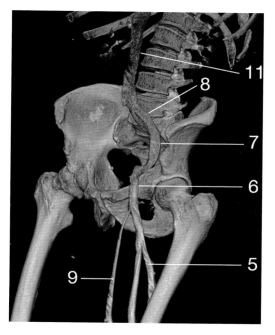

图 9.113　3D VRT 重建

5.　股静脉 (VF) 重建
6.　股总静脉 (VFC)
7.　髂外静脉 (VIE)
8.　髂总静脉 (VIC)
9.　大隐静脉 (VSM)
11.　下腔静脉 (VCI)

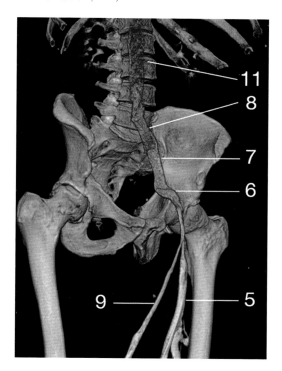

图 9.112　3D VRT 重建

5.　股静脉 (VF) 重建
6.　股总静脉 (VFC)
7.　髂外静脉 (VIE)
8.　髂总静脉 (VIC)
9.　大隐静脉 (VSM)
11.　下腔静脉 (VCI)

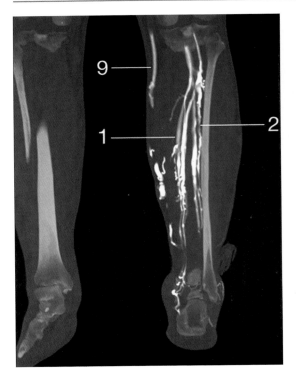 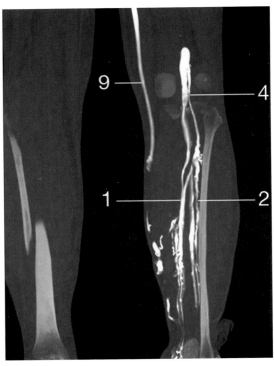

图 9.114 3D MIP 重建
1. 胫后静脉 (VvTP)
2. 腓静脉 (VF)
9. 大隐静脉 (VSM)

图 9.115 3D MIP 重建
1. 胫后静脉 (VvTP)
2. 腓静脉 (VF)
4. 腘静脉 (VP)
9. 大隐静脉 (VSM)

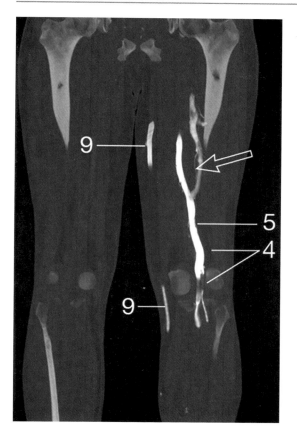

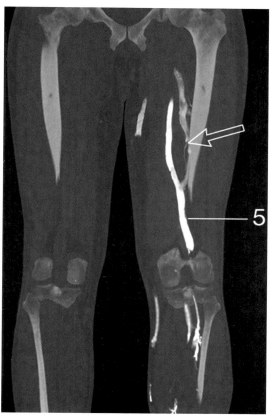

图 9.116　3D MIP 重建
4. 腘静脉 (VP)
5. 股静脉 (VF) 重建 (空心箭)
9. 大隐静脉 (VSM)

图 9.117　3D MIP 重建
5. 股静脉 (VF) 重建 (空心箭)

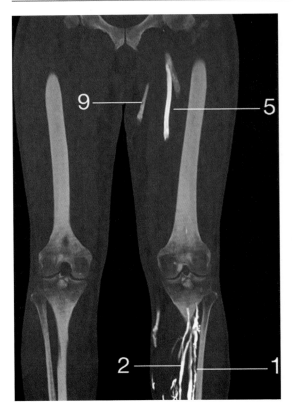

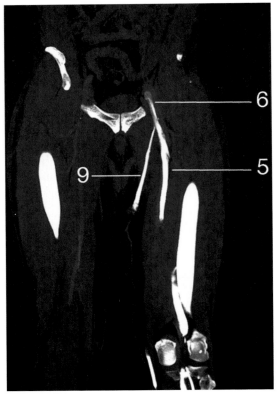

图 9.118 3D MIP 重建
1. 胫后静脉 (VvTP)
2. 腓静脉 (VF)
5. 股静脉 (VF) 重建 (空心箭)
9. 大隐静脉 (VSM)

图 9.119 3D MIP 重建
5. 股静脉 (VF) 重建 (空心箭)
6. 股总静脉 (VFC)
9. 大隐静脉 (VSM)

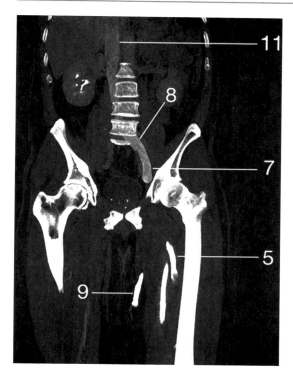

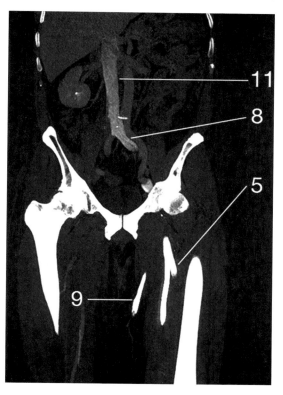

图 9.120 3D MIP 重建

5. 股静脉 (VF) 重建
7. 髂外静脉 (VIE)
8. 髂总静脉 (VIC)
9. 大隐静脉 (VSM)
11. 下腔静脉 (VCI)

图 9.121 3D MIP 重建

5. 股静脉 (VF) 重建
8. 髂总静脉 (VIC)
9. 大隐静脉 (VSM)
11. 下腔静脉 (VCI)

9.9　胫前静脉闭塞伴右大隐静脉急性血栓形成；髂外动脉压迫右髂外静脉

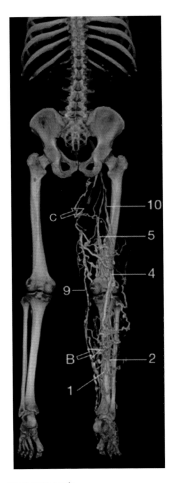

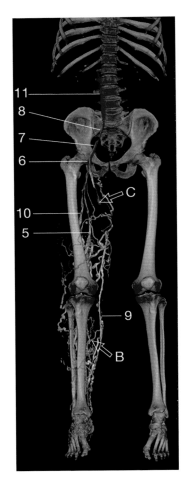

图 9.122　3D VRT 重建
1. 胫后静脉 (VvTP)
2. 腓静脉 (VF)
4. 腘静脉 (VP)
5. 股静脉 (VF)
9. 大隐静脉 (VSM)
10. 股深静脉 (VPF)
B. 交通静脉功能不全 (IPVs)—Cocket 血管穿支
C. 大隐静脉 (VSM) 内血栓

图 9.123　3D VRT 重建
5. 股静脉 (VF)
6. 股总静脉 (VFC)
7. 髂外静脉 (VIE)
8. 髂总静脉 (VIC)
9. 大隐静脉 (VSM)
10. 股深静脉 (VPF)
11. 下腔静脉 (VCI)
B. 交通静脉功能不全 (IPVs)—Cocket 血管穿支
C. 大隐静脉 (VSM) 内血栓

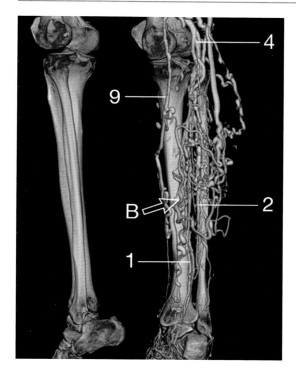

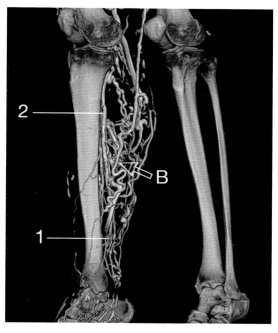

图 9.124 3D VRT 重建
1. 胫后静脉 (VvTP)
2. 腓静脉 (VF)
4. 腘静脉 (VP)
9. 大隐静脉 (VSM)
B. 交通静脉功能不全 (IPVs)—Cocket 血管穿支

图 9.125 3D VRT 重建
1. 胫后静脉 (VvTP)
2. 腓静脉 (VF)
B. 交通静脉功能不全 (IPVs)—Cocket 血管穿支

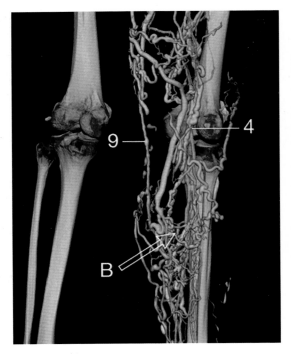

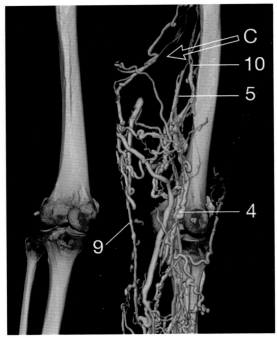

图 9.126 3D VRT 重建
4. 腘静脉 (VP)
9. 大隐静脉 (VSM)
B. 交通静脉功能不全 (IPVs)—Cocket 血管穿支

图 9.127 3D VRT 重建
4. 腘静脉 (VP)
5. 股静脉 (VF)
9. 大隐静脉 (VSM)
10. 股深静脉 (VPF)
C. 大隐静脉 (VSM) 内血栓

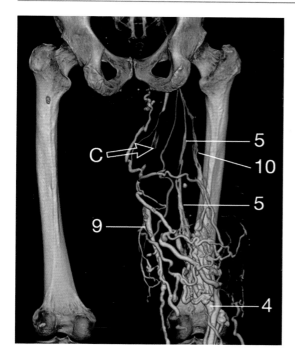

图 9.128　3D VRT 重建
4.　腘静脉 (VP)
5.　股静脉 (VF)
9.　大隐静脉 (VSM)
10.　股深静脉 (VPF)
C.　大隐静脉 (VSM) 内血栓

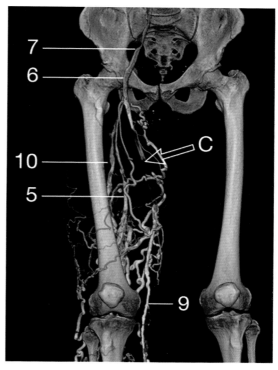

图 9.129　3D VRT 重建
5.　股静脉 (VF)
6.　股总静脉 (VFC)
7.　髂外静脉 (VIE)
9.　大隐静脉 (VSM)
10.　股深静脉 (VPF)
C.　大隐静脉 (VSM) 内血栓

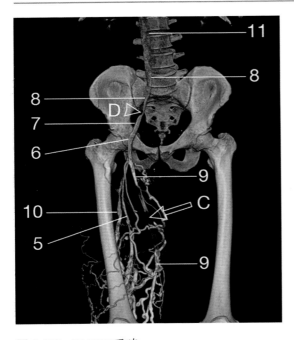

图 9.130 3D VRT 重建
5. 股静脉 (VF)
6. 股总静脉 (VFC)
7. 髂外静脉 (VIE)
8. 髂总静脉 (VIC)
9. 大隐静脉 (VSM)
10. 股深静脉 (VPF)
11. 下腔静脉 (VCI)
C. 大隐静脉 (VSM) 内血栓
D. 髂外动脉压迫右髂外静脉

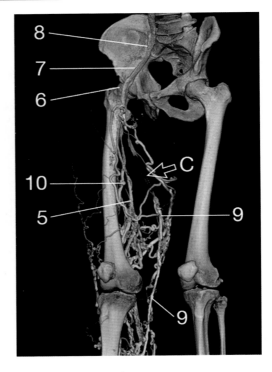

图 9.131 3D VRT 重建
5. 股静脉 (VF)
6. 股总静脉 (VFC)
7. 髂外静脉 (VIE)
8. 髂总静脉 (VIC)
9. 大隐静脉 (VSM)
10. 股深静脉 (VPF)
C. 大隐静脉 (VSM) 内血栓

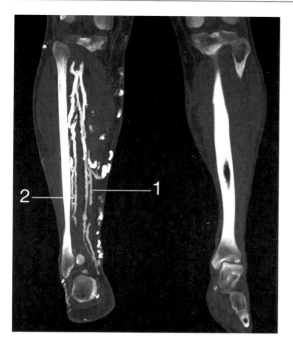

图 9.132 3D MIP 重建
1. 胫后静脉 (VvTP)
2. 腓静脉 (VF)

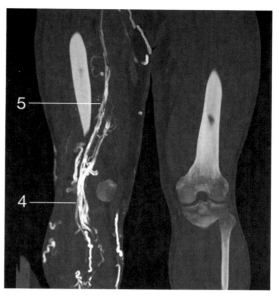

图 9.134 3D MIP 重建
4. 腘静脉 (VP)
5. 股静脉 (VF)

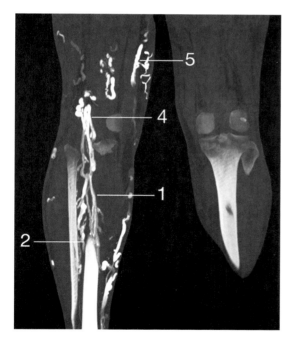

图 9.133 3D MIP 重建
1. 胫后静脉 (VvTP)
2. 腓静脉 (VF)
4. 腘静脉 (VP)
5. 股静脉 (VF)

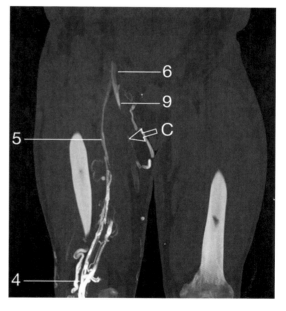

图 9.135 3D MIP 重建
4. 腘静脉 (VP)
5. 股静脉 (VF)
6. 股总静脉 (VFC)
9. 大隐静脉 (VSM)
C. 大隐静脉 (VSM) 内血栓

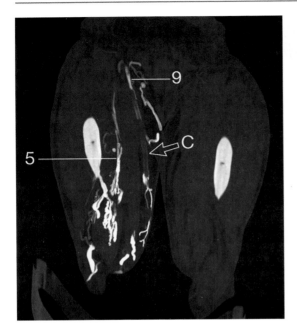

图 9.136　3D MIP 重建
5.　股静脉 (VF)
9.　大隐静脉 (VSM)
C.　大隐静脉 (VSM) 内血栓

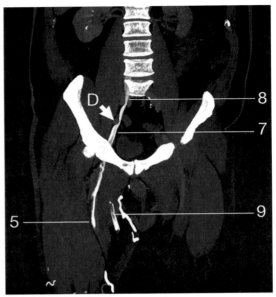

图 9.138　3D MIP 重建
5.　股静脉 (VF)
7.　髂外静脉 (VIE)
8.　髂总静脉 (VIC)
9.　大隐静脉 (VSM)
D.　髂外动脉压迫右髂外静脉

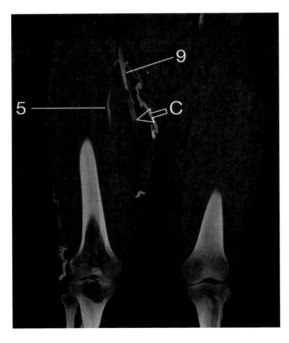

图 9.137　3D MIP 重建
5.　股静脉 (VF)
9.　大隐静脉 (VSM)
C.　大隐静脉 (VSM) 内血栓

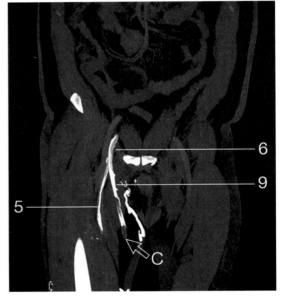

图 9.139　3D MIP 重建
5.　股静脉 (VF)
6.　股总静脉 (VFC)
9.　大隐静脉 (VSM)
C.　大隐静脉 (VSM) 内血栓

9.10 May–Thurner 综合征：左髂总静脉和左髂 外静脉完全闭塞，伴耻骨前侧支循环

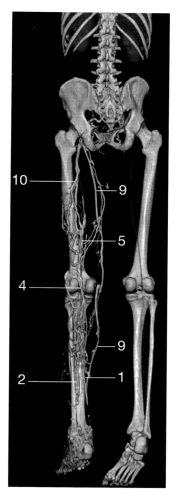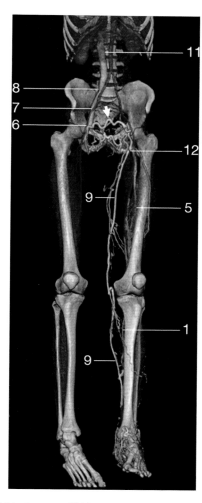

图 9.140　3D VRT 重建
1. 胫后静脉 (VvTP)
2. 腓静脉 (VF)
4. 腘静脉 (VP)
5. 股静脉 (VF)
9. 大隐静脉 (VSM)
10. 股深静脉 (VPF)

图 9.141　3D VRT 重建
1. 胫后静脉 (VvTP)
5. 股静脉 (VF)
6. 股总静脉 (VFC)—对侧（右）
7. 髂外静脉 (VIE)—对侧（右）
8. 髂总静脉 (VIC)—对侧（右）
9. 大隐静脉 (VSM)
11. 下腔静脉 (VCI)
12. 腹股沟下静脉汇合处 (CVS)
箭头：耻骨前侧支循环

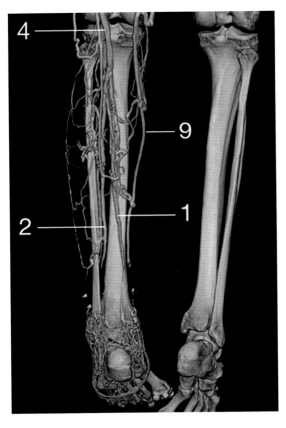

图 9.142　3D VRT 重建
1. 胫后静脉 (VvTP)
2. 腓静脉 (VF)
4. 腘静脉 (VP)
9. 大隐静脉 (VSM)

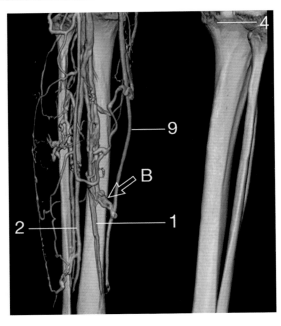

图 9.143　3D VRT 重建
1. 胫后静脉 (VvTP)
2. 腓静脉 (VF)
9. 大隐静脉 (VSM)
B. 交通静脉功能不全 (IPVs)—Cocket 血管穿支

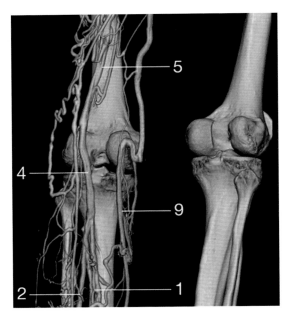

图 9.144　3D VRT 重建
1. 胫后静脉 (VvTP)
2. 腓静脉 (VF)
4. 腘静脉 (VP)
5. 股静脉 (VF)
9. 大隐静脉 (VSM)

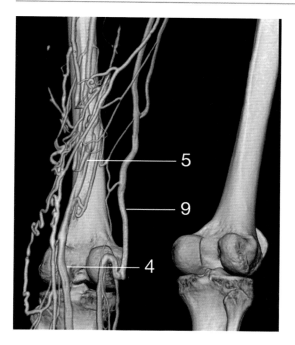

图 9.145　3D VRT 重建
4.　腘静脉 (VP)
5.　股静脉 (VF)
9.　大隐静脉 (VSM)

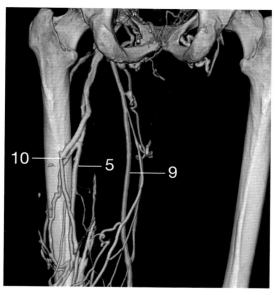

图 9.147　3D VRT 重建
5.　股静脉 (VF)
9.　大隐静脉 (VSM)
10.　股深静脉 (VPF)

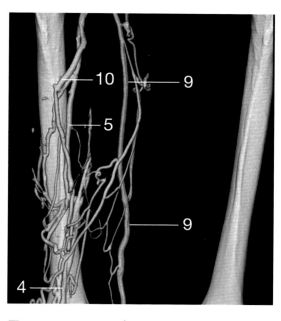

图 9.146　3D VRT 重建
4.　腘静脉 (VP)
5.　股静脉 (VF)
9.　大隐静脉 (VSM)
10.　股深静脉 (VPF)

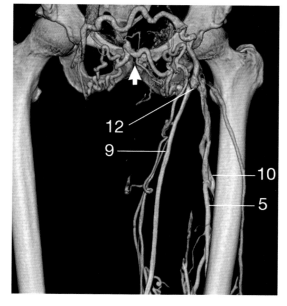

图 9.148　3D VRT 重建
5.　股静脉 (VF)
9.　大隐静脉 (VSM)
10.　股深静脉 (VPF)
12.　腹股沟下静脉汇合处 (CVS)
箭头 : 耻骨前侧支循环

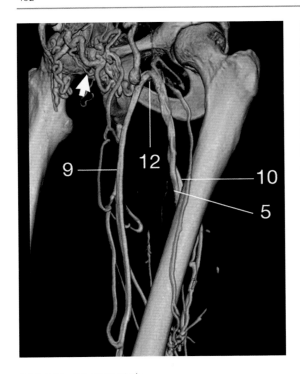

图 9.149　3D VRT 重建
5.　股静脉 (VF)
9.　大隐静脉 (VSM)
10.　股深静脉 (VPF)
12.　腹股沟下静脉汇合处 (CVS)
箭头 : 耻骨前侧支循环

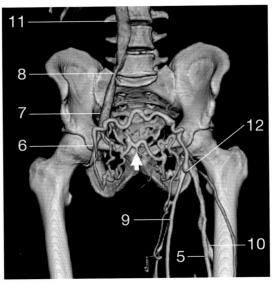

图 9.150　3D VRT 重建
5.　股静脉 (VF)
6.　股总静脉 (VFC)—对侧（右）
7.　髂外静脉 (VIE)—对侧（右）
8.　髂总静脉 (VIC)—对侧（右）
9.　大隐静脉 (VSM)
10.　股深静脉 (VPF)
11.　下腔静脉 (VCI)
12.　腹股沟下静脉汇合处 (CVS)
箭头 : 耻骨前侧支循环

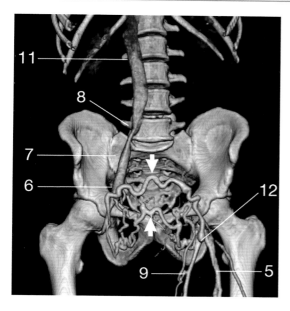 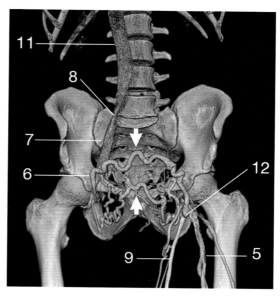

图 9.151　3D VRT 重建
5.　股静脉 (VF)
6.　股总静脉 (VFC)—对侧（右）
7.　髂外静脉 (VIE)—对侧（右）
8.　髂总静脉 (VIC)—对侧（右）
9.　大隐静脉 (VSM)
11.　下腔静脉 (VCI)
12.　腹股沟下静脉汇合处 (CVS)
箭头 : 耻骨前侧支循环

图 9.152　3D VRT 重建
5.　股静脉 (VF)
6.　股总静脉 (VFC)—对侧（右）
7.　髂外静脉 (VIE)—对侧（右）
8.　髂总静脉 (VIC)—对侧（右）
9.　大隐静脉 (VSM)
11.　下腔静脉 (VCI)
12.　腹股沟下静脉汇合处 (CVS)
箭头 : 耻骨前侧支循环

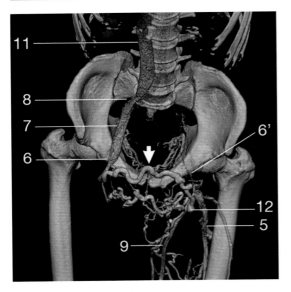

图 9.153 3D VRT 重建
5. 股静脉 (VF)
6. 股总静脉 (VFC)—对侧（右）
6'. 股总静脉 (VFC)
7. 髂外静脉 (VIE)—对侧（右）
8. 髂总静脉 (VIC)—对侧（右）
9. 大隐静脉 (VSM)
11. 下腔静脉 (VCI)
12. 腹股沟下静脉汇合处 (CVS)
箭头：耻骨前侧支循环

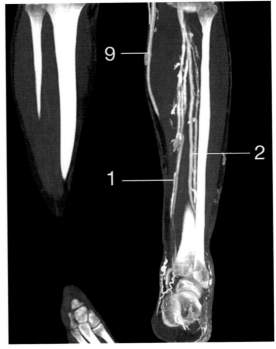

图 9.154 3D MIP 重建
1. 胫后静脉 (VvTP)
2. 腓静脉 (VF)
9. 大隐静脉 (VSM)

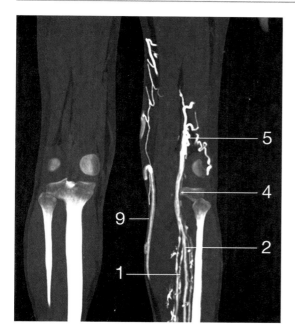

图 9.155 3D MIP 重建
1. 胫后静脉 (VvTP)
2. 腓静脉 (VF)
4. 腘静脉 (VP)
5. 股静脉 (VF)
9. 大隐静脉 (VSM)

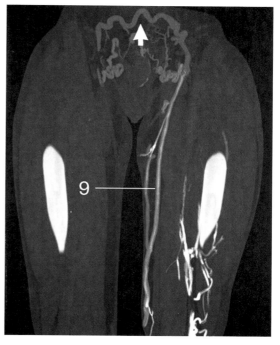

图 9.157 3D MIP 重建
9. 大隐静脉 (VSM)
箭头 : 耻骨前侧支循环

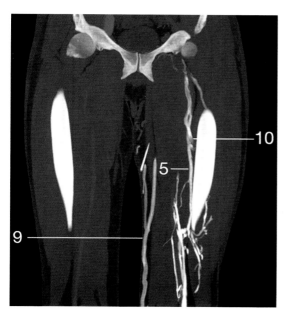

图 9.156 3D MIP 重建
5. 股静脉 (VF)
9. 大隐静脉 (VSM)
10. 股深静脉 (VPF)

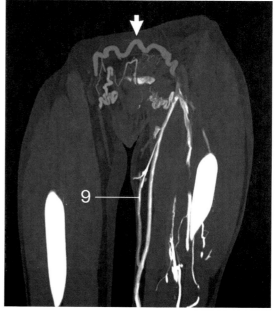

图 9.158 3D MIP 重建
9. 大隐静脉 (VSM)
箭头 : 耻骨前侧支循环

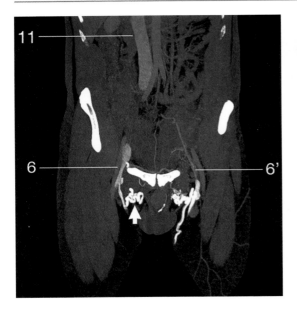

图 9.159　3D MIP 重建
6. 股总静脉 (VFC)—对侧（右）
6'. 股总静脉 (VFC)
11. 下腔静脉 (VCI)
箭头 : 耻骨前侧支循环

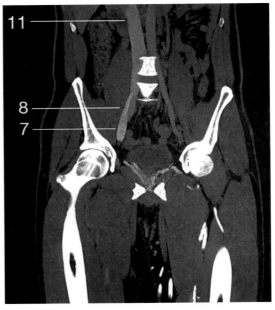

图 9.161　3D MIP 重建
7. 髂外静脉 (VIE)—对侧（右）
8. 髂总静脉 (VIC)—对侧（右）
11. 下腔静脉 (VCI)

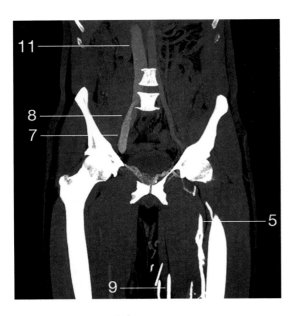

图 9.160　3D MIP 重建
5. 股静脉 (VF)
7. 髂外静脉 (VIE)—对侧（右）
8. 髂总静脉 (VIC)—对侧（右）
9. 大隐静脉 (VSM)
11. 下腔静脉 (VCI)

9.11 左腘静脉与左股静脉急性血栓形成伴 Cocket 血管穿支开放；左胫前静脉闭塞

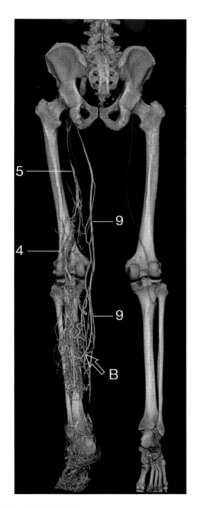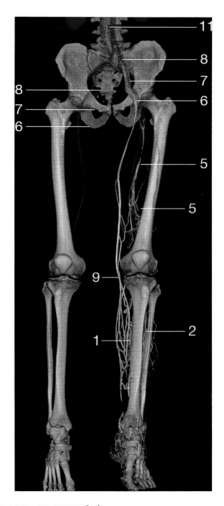

图 9.162 3D VRT 重建
4. 腘静脉 (VP)
5. 股静脉 (VF)
9. 大隐静脉 (VSM)
B. 交通静脉功能不全 (IPVs)—Cocket 血管穿支

图 9.163 3D VRT 重建
1. 胫后静脉 (VvTP)
2. 腓静脉 (VF)
5. 股静脉 (VF)
6. 股总静脉 (VFC)
7. 髂外静脉 (VIE)
8. 髂总静脉 (VIC)
9. 大隐静脉 (VSM)
11. 下腔静脉 (VCI)

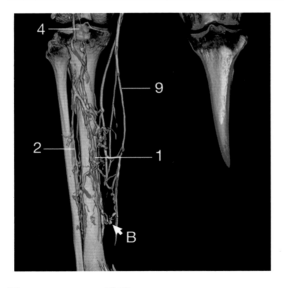

图 9.164　3D VRT 重建
1.　胫后静脉 (VvTP)
2.　腓静脉 (VF)
4.　腘静脉 (VP)
9.　大隐静脉 (VSM)
B.　交通静脉功能不全 (IPVs)—Cocket 血管穿支

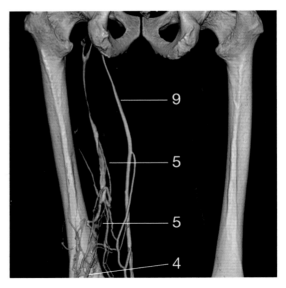

图 9.166　3D VRT 重建
4.　腘静脉 (VP)
5.　股静脉 (VF)
9.　大隐静脉 (VSM)

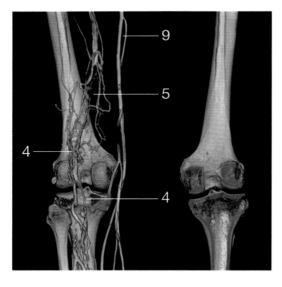

图 9.165　3D VRT 重建
4.　腘静脉 (VP)
5.　股静脉 (VF)
9.　大隐静脉 (VSM)

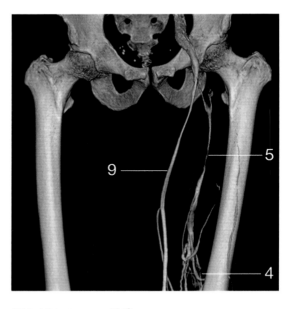

图 9.167　3D VRT 重建
4.　腘静脉 (VP)
5.　股静脉 (VF)
9.　大隐静脉 (VSM)

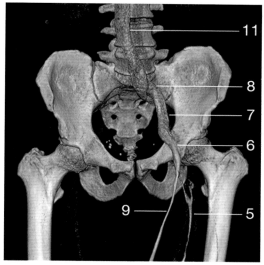

图 9.168　3D VRT 重建
5. 股静脉 (VF)
6. 股总静脉 (VFC)
7. 髂外静脉 (VIE)
8. 髂总静脉 (VIC)
9. 大隐静脉 (VSM)
11. 下腔静脉 (VCI)

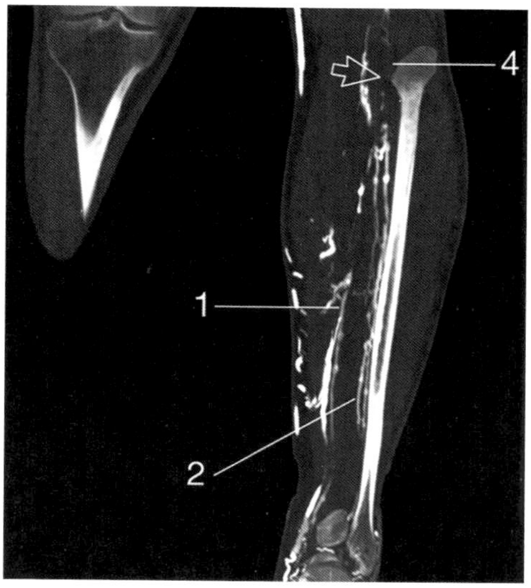

图 9.170　3D MIP 重建
1. 胫后静脉 (VvTP)
2. 腓静脉 (VF)
4. 腘静脉 (VP)
箭头 : 静脉内血栓

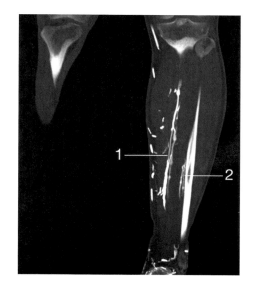

图 9.169　3D MIP 重建
1. 胫后静脉 (VvTP)
2. 腓静脉 (VF)

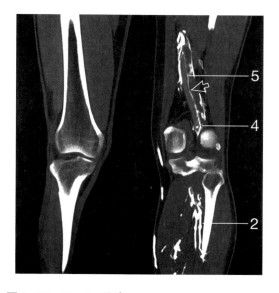

图 9.171　3D MIP 重建
2. 腓静脉 (VF)
4. 腘静脉 (VP)
5. 股静脉 (VF)
箭头 : 静脉内血栓

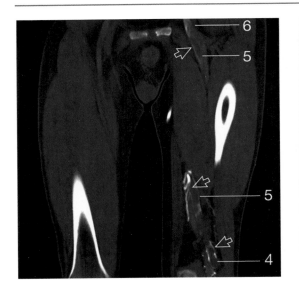

图 9.172　3D MIP 重建
4.　腘静脉 (VP)
5.　股静脉 (VF)
6.　股总静脉 (VFC)
箭头 : 静脉内血栓

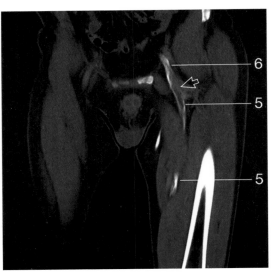

图 9.174　3D MIP 重建
5.　股静脉 (VF)
6.　股总静脉 (VFC)
箭头 : 静脉内血栓

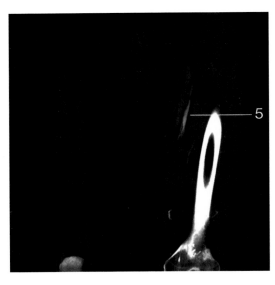

图 9.173　3D MIP 重建
5.　股静脉 (VF)

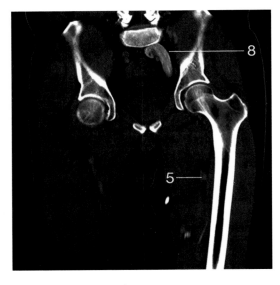

图 9.175　3D MIP 重建
5.　股静脉 (VF)
8.　髂总静脉 (VIC)

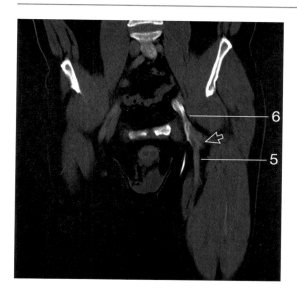

图 9.176　3D MIP 重建

5.　股静脉 (VF)
6.　股总静脉 (VFC)
箭头 : 静脉内血栓

9.12 同一病人经静脉再通术治疗后；两年后检查的情况；左胫前静脉闭塞

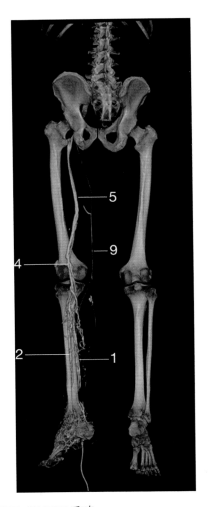 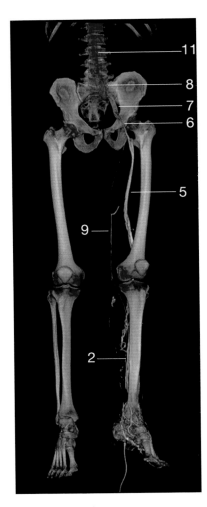

图 9.177 3D VRT 重建
1. 胫后静脉 (VvTP)
2. 腓静脉 (VF)
4. 腘静脉 (VP)
5. 股静脉 (VF)
9. 大隐静脉 (VSM)

图 9.178 3D VRT 重建
2. 腓静脉 (VF)
5. 股静脉 (VF)
6. 股总静脉 (VFC)
7. 髂外静脉 (VIE)
8. 髂总静脉 (VIC)
9. 大隐静脉 (VSM)
11. 下腔静脉 (VCI)

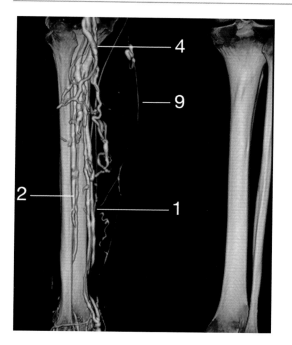

图 9.179 3D VRT 重建
1. 胫后静脉 (VvTP)
2. 腓静脉 (VF)
4. 腘静脉 (VP)
9. 大隐静脉 (VSM)

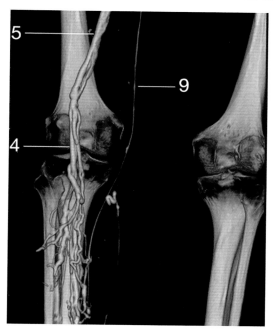

图 9.181 3D VRT 重建
4. 腘静脉 (VP)
5. 股静脉 (VF)
9. 大隐静脉 (VSM)

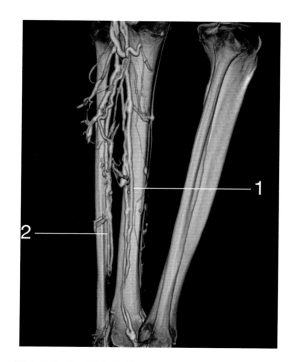

图 9.180 3D VRT 重建
1. 胫后静脉 (VvTP)
2. 腓静脉 (VF)

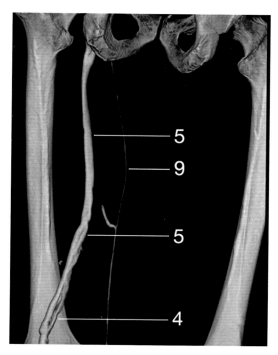

图 9.182 3D VRT 重建
4. 腘静脉 (VP)
5. 股静脉 (VF)
9. 大隐静脉 (VSM)

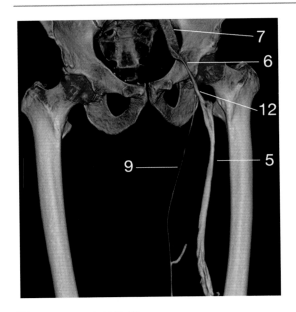

图 9.183 3D VRT 重建
5. 股静脉 (VF)
6. 股总静脉 (VFC)
7. 髂外静脉 (VIE)
9. 大隐静脉 (VSM)
12. 腹股沟下静脉汇合处 (CVS)

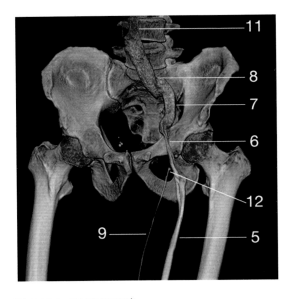

图 9.184 3D VRT 重建
5. 股静脉 (VF)
6. 股总静脉 (VFC)
7. 髂外静脉 (VIE)
8. 髂总静脉 (VIC)
9. 大隐静脉 (VSM)
11. 下腔静脉 (VCI)
12. 腹股沟下静脉汇合处 (CVS)

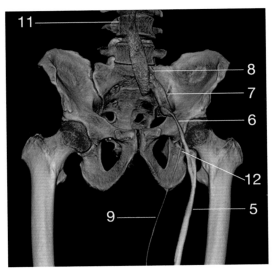

图 9.185 3D VRT 重建
5. 股静脉 (VF)
6. 股总静脉 (VFC)
7. 髂外静脉 (VIE)
8. 髂总静脉 (VIC)
9. 大隐静脉 (VSM)
11. 下腔静脉 (VCI)
12. 腹股沟下静脉汇合处 (CVS)

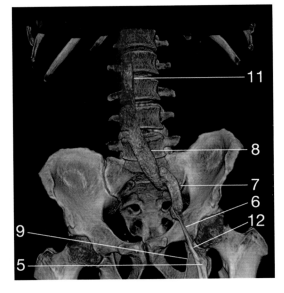

图 9.186 3D VRT 重建
5. 股静脉 (VF)
6. 股总静脉 (VFC)
7. 髂外静脉 (VIE)
8. 髂总静脉 (VIC)
9. 大隐静脉 (VSM)
11. 下腔静脉 (VCI)
12. 腹股沟下静脉汇合处 (CVS)

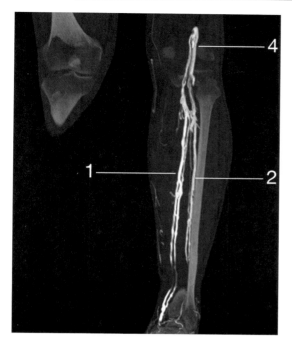

图 9.187 3D MIP 重建
1. 胫后静脉 (VvTP)
2. 腓静脉 (VF)
4. 腘静脉 (VP)

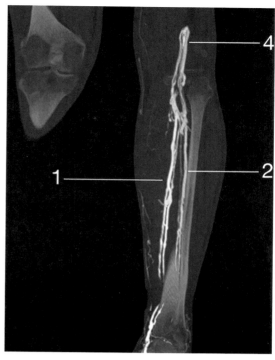

图 9.188 3D MIP 重建
1. 胫后静脉 (VvTP)
2. 腓静脉 (VF)
4. 腘静脉 (VP)

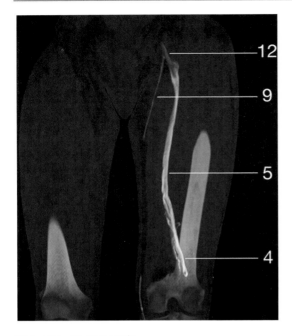

图 9.189 3D MIP 重建
4. 腘静脉 (VP)
5. 股静脉 (VF)
9. 大隐静脉 (VSM)
12. 腹股沟下静脉汇合处 (CVS)

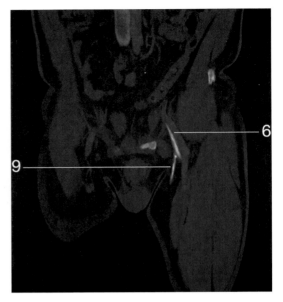

图 9.191 3D MIP 重建
6. 股总静脉 (VFC)
9. 大隐静脉 (VSM)

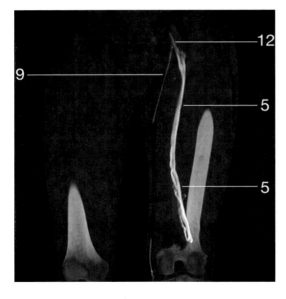

图 9.190 3D MIP 重建
5. 股静脉 (VF)
9. 大隐静脉 (VSM)
12. 腹股沟下静脉汇合处 (CVS)

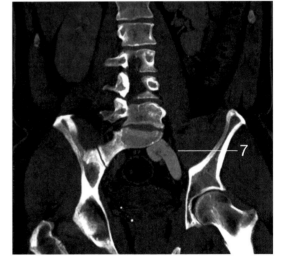

图 9.192 3D MIP 重建
7. 髂外静脉 (VIE)

9.13　右胫后静脉和腓静脉完全闭塞，右腘静脉 近端 1/3 闭塞和右股静脉闭塞

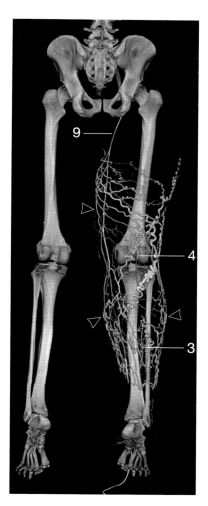

图 9.193　3D VRT 重建
3. 胫前静脉 (VvTA)
4. 腘静脉 (VP)
9. 大隐静脉 (VSM)
箭头：侧支静脉循环（浅静脉系统）

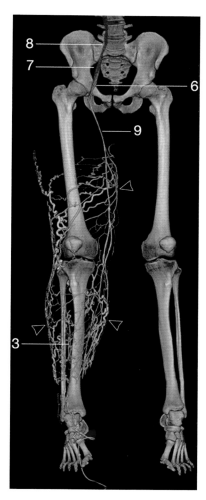

图 9.194　3D VRT 重建
3. 胫前静脉 (VvTA)
6. 股总静脉 (VFC)
7. 髂外静脉 (VIE)
8. 髂总静脉 (VIC)
9. 大隐静脉 (VSM)
箭头：侧支静脉循环（浅静脉系统）

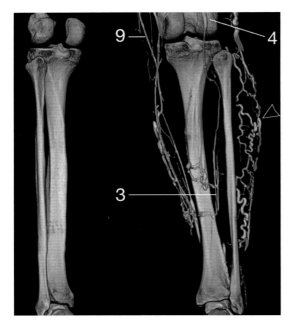

图 9.195 3D VRT 重建
3. 胫前静脉 (VvTA)
4. 腘静脉 (VP)
9. 大隐静脉 (VSM)
箭头：侧支静脉循环（浅静脉系统）

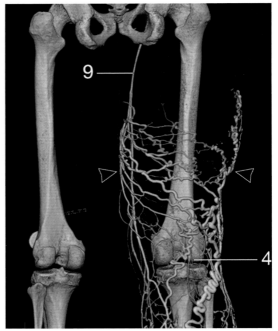

图 9.197 3D VRT 重建
4. 腘静脉 (VP)
9. 大隐静脉 (VSM)
箭头：侧支静脉循环（浅静脉系统）

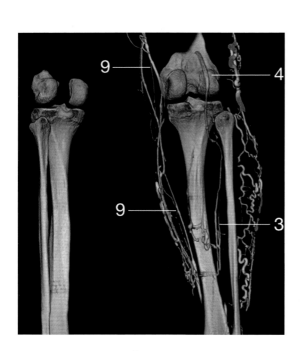

图 9.196 3D VRT 重建
3. 胫前静脉 (VvTA)
4. 腘静脉 (VP)
9. 大隐静脉 (VSM)

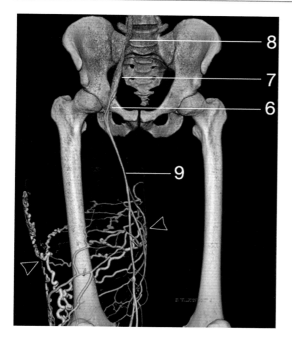

图 9.198 3D VRT 重建
6. 股总静脉 (VFC)
7. 髂外静脉 (VIE)
8. 髂总静脉 (VIC)
9. 大隐静脉 (VSM)
箭头：侧支静脉循环（浅静脉系统）

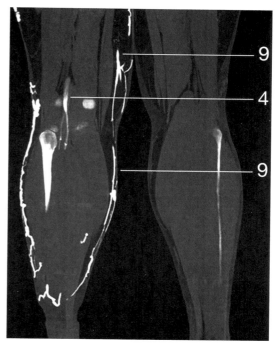

图 9.200 3D MIP 重建
4. 腘静脉 (VP)
9. 大隐静脉 (VSM)

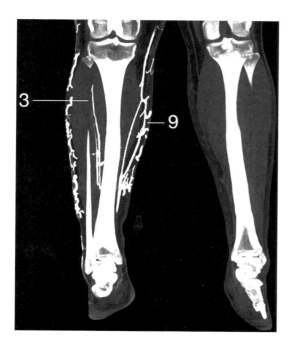

图 9.199 3D MIP 重建
3. 胫前静脉 (VvTA)
9. 大隐静脉 (VSM)

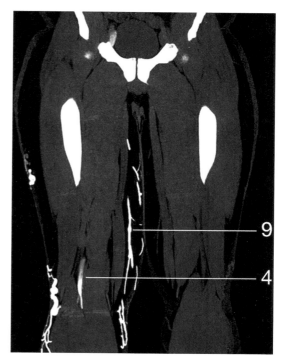

图 9.201 3D MIP 重建
4. 腘静脉 (VP)
9. 大隐静脉 (VSM)

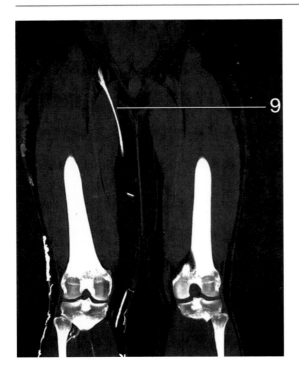

图 9.202 3D MIP 重建
9. 大隐静脉 (VSM)

9.14　May–Thurner 综合征；左股静脉中近端 1/3、左股总静脉、左髂外静脉、左髂总静脉闭塞

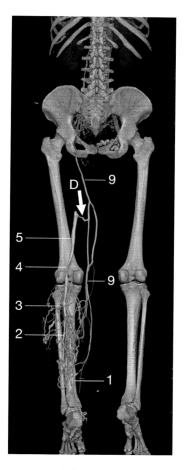

图 9.203　3D VRT 重建
1. 胫后静脉 (VvTP)
2. 腓静脉 (VF)
3. 胫前静脉 (VvTA)
4. 腘静脉 (VP)
5. 股静脉 (VF)
9. 大隐静脉 (VSM)
D. Dodd 血管穿支

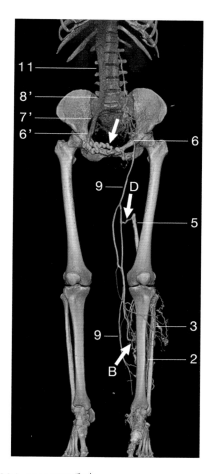

图 9.204　3D VRT 重建
2. 腓静脉 (VF)
3. 胫前静脉 (VvTA)
5. 股静脉 (VF)
6. 股总静脉 (VFC)
6'. 股总静脉 (VFC)—对侧（右）
7'. 髂外静脉 (VIE)—对侧（右）
8'. 髂总静脉 (VIC)—对侧（右）
9. 大隐静脉 (VSM)
11. 下腔静脉 (VCI)
B. 交通静脉功能不全 (IPVs)—Cocket 血管穿支
D. Dodd 血管穿支
箭头：耻骨前侧支循环

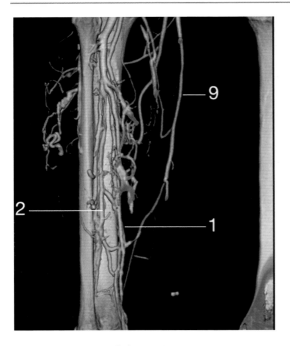

图 9.205 3D VRT 重建
1. 胫后静脉 (VvTP)
2. 腓静脉 (VF)
9. 大隐静脉 (VSM)

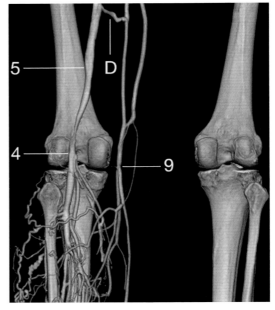

图 9.207 3D VRT 重建
4. 腘静脉 (VP)
5. 股静脉 (VF)
9. 大隐静脉 (VSM)
D. Dodd 血管穿支

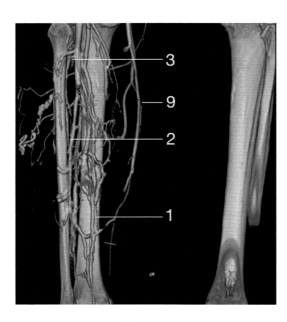

图 9.206 3D VRT 重建
1. 胫后静脉 (VvTP)
2. 腓静脉 (VF)
3. 胫前静脉 (VvTA)
9. 大隐静脉 (VSM)

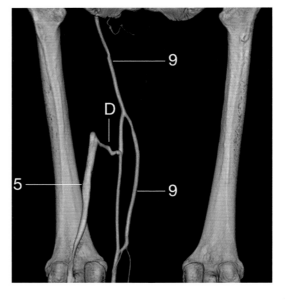

图 9.208 3D VRT 重建
5. 股静脉 (VF)
9. 大隐静脉 (VSM)
D. Dodd 血管穿支

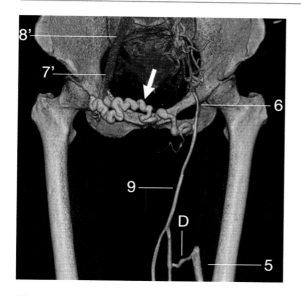

图 9.209　3D VRT 重建

5. 股静脉 (VF)
6. 股总静脉 (VFC)
7'. 髂外静脉 (VIE)—对侧（右）
8'. 髂总静脉 (VIC)—对侧（右）
9. 大隐静脉 (VSM)
D. Dodd 血管穿支
箭头 : 耻骨前侧支循环

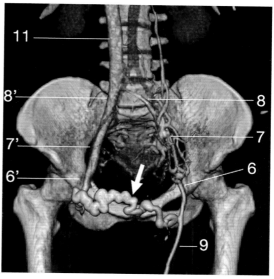

图 9.210　3D VRT 重建

6. 股总静脉 (VFC)
7. 髂外静脉 (VIE)
8. 髂总静脉 (VIC)
6'. 股总静脉 (VFC)—对侧（右）
7'. 髂外静脉 (VIE)—对侧（右）
8'. 髂总静脉 (VIC)—对侧（右）
9. 大隐静脉 (VSM)
11. 下腔静脉 (VCI)
箭头 : 耻骨前侧支循环

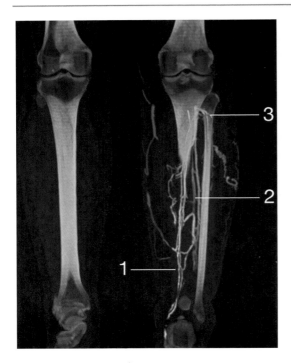

图 9.211　3D MIP 重建
1. 胫后静脉 (VvTP)
2. 腓静脉 (VF)
3. 胫前静脉 (VvTA)

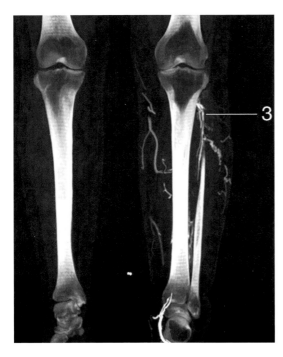

图 9.212　3D MIP 重建
3. 胫前静脉 (VvTA)

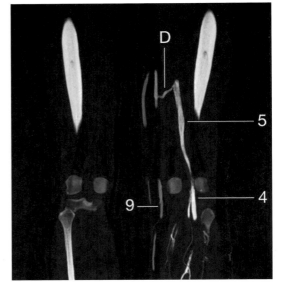

图 9.213　3D MIP 重建
4. 腘静脉 (VP)
5. 股静脉 (VF)
9. 大隐静脉 (VSM)
D.　Dodd 血管穿支

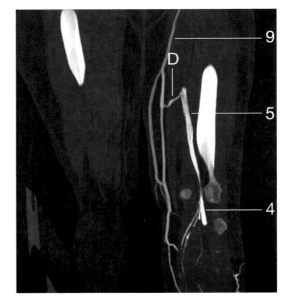

图 9.214　3D MIP 重建
4. 腘静脉 (VP)
5. 股静脉 (VF)
9. 大隐静脉 (VSM)
D.　Dodd 血管穿支

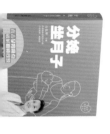
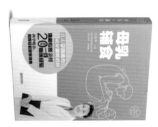
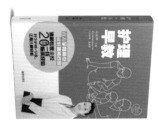
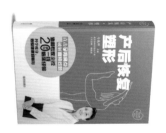

跟随协和专家做有力量的父母！

释疑解惑，告别焦虑，

科学孕育，共同成长。

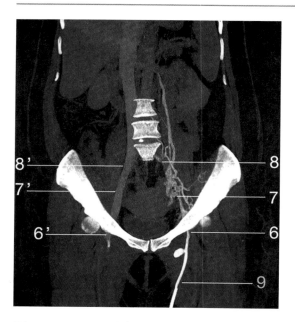

图 9.215 3D MIP 重建
6. 股总静脉 (VFC)
7. 髂外静脉 (VIE)
8. 髂总静脉 (VIC)
6'. 股总静脉 (VFC)—对侧（右）
7'. 髂外静脉 (VIE)—对侧（右）
8'. 髂总静脉 (VIC)—对侧（右）
9. 大隐静脉 (VSM)

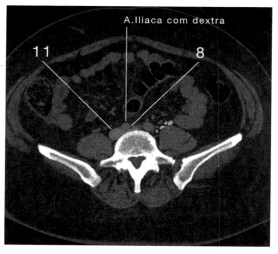

图 9.216 横断面 3D MIP 重建，右髂总动脉压迫
左髂总静脉
8. 髂总静脉 (VIC)
11. 下腔静脉 (VCI)
A. 右髂总动脉